常用临床护理技术与专科护理

褚　艳　等主编

上海科学普及出版社

图书在版编目（CIP）数据

常用临床护理技术与专科护理 / 褚艳等主编 . -- 上
海 : 上海科学普及出版社， 2024.6
ISBN 978-7-5427-8716-3

Ⅰ . ①常… Ⅱ . ①褚… Ⅲ . ①护理学 Ⅳ . ① R47

中国国家版本馆 CIP 数据核字（2024）第 093191 号

责任编辑　胡　伟

常用临床护理技术与专科护理

褚　艳　等主编

上海科学普及出版社出版发行

（上海中山北路 832 号　　邮政编码　200070）

http://www.pspsh.com

各地新华书店经销　　　　　　三河市铭诚印务有限公司印刷

开本　787×1092　　1/16　　印张　14　　字数 240 000

2024 年 6 月第 1 版　　　　　　2024 年 6 月第 1 次印刷

ISBN　978-7-5427-8716-3　　定价：98.00 元

《常用临床护理技术与专科护理》

编委会

主　编：褚　艳　枣庄市立医院

厉　娟　枣庄市妇幼保健院

姜姗姗　滕州市中医医院

邵珠红　枣庄市台儿庄古邵镇中心卫生院

袁素荣　枣庄市立医院

李永娜　枣庄市立医院

副主编：李璐辰　枣庄市中医医院

刘东芝　枣庄市中医医院

刘庆霞　枣庄市中医医院

孙保英　枣庄市薛城区沙沟镇中心卫生院

尹晓妹　枣庄市立医院

徐海静　枣庄市妇幼保健院

前　言

在医疗事业日新月异的今天，护理作为医疗体系中不可或缺的一环，其重要性日益凸显。随着医学技术的不断进步和患者健康需求的日益增长，护理工作的内涵与外延也在不断拓展与深化。《常用临床护理技术与专科护理》一书的编撰与出版，正是顺应了这一时代潮流，旨在为广大护理工作者提供一本集科学性、系统性、先进性与实用性于一体的护理指南。

本书的精华所在，莫过于对常见临床疾病护理的深入剖析。从内科、外科、妇产科、儿科等多个专科领域，本书均进行了全面而细致的阐述。每一章节都紧密围绕疾病特点、临床表现、治疗原则及护理要点展开，既涵盖了疾病的基础知识，又突出了护理实践中的重点与难点。通过这些内容的学习，护士们可以更加全面、深入地了解各类疾病的护理需求，为患者提供更加精准、个性化的护理服务。

在此基础上，本书特别强调了常用急救护理技术与急诊护理的重要性。面对突发的紧急情况，迅速、准确、有效的急救护理措施往往能够挽救患者生命，减少伤残，其意义非凡。因此，本书详细阐述了各类急救技能的操作流程与注意事项，旨在提升护士的应急反应能力和救治水平。

尤为值得一提的是，本书在编写过程中充分考虑了基层护理工作者的实际需求与特点。在保证内容前沿性、系统性的同时，注重实用性与可操作性，力求使每一位读者都能轻松掌握所学知识，并在实际工作中灵活运用。因此，本书不仅是一本适合护理专业学生学习的教材，更是一本广大基层护理工作者不可或缺的参考工具书。

目 录

第一章　常用急救技术

第一节　给氧

氧气是机体生存不可缺少的物质。机体通过呼吸运动与外界进行气体交换，呼吸运动的某个环节发生障碍即可引起缺氧。缺氧是指因组织的氧气供应不足或用氧障碍，而导致组织的代谢、功能和形态结构发生异常变化的病理过程。严重缺氧可以导致死亡。

氧气吸入疗法是供给患者氧气，通过给氧提高肺泡内氧分压，以纠正各种原因造成的缺氧状态，促进代谢，以维持机体的生命活动。

一、缺氧的症状

1.轻度　胸闷、心慌、乏力、精力不集中，血氧分压在6.67～9.33 kPa，二氧化碳分压大于6.67 kPa。

2.中度　憋气、呼吸深而急促、发绀、烦躁不安。血氧分压为4.67～6.67 kPa，二氧化碳分压大于9.33 kPa。

3.重度　嗜睡或昏迷，呼吸困难、发绀显著，血氧分压在4.67 kPa以下，而二氧化碳分压大于12 kPa。若患者极度缺氧很快就会休克死亡。

二、给氧的目的与适应症

给氧的目的是使患者动脉血氧张力以达到正常，以维持生理需要，改善缺氧的症状。

适应症为：影响呼吸的呼吸系统疾患，如哮喘、肺炎、气胸、呼吸道异物等；心功能不全导致的呼吸困难，如风湿性心脏病、心力衰竭；各种中毒引起的呼吸困难，使氧气不能由毛细血管渗入组织从而产生缺氧，如一氧化碳中毒、药物中毒等；昏迷患者，如脑血管意外、颅脑外伤患者；外科手术前后患者、大出血休克患者；分娩时产程过长致胎儿心音不良；贫血患者。

三、给氧方法

1.鼻吸氧法

（1）准备、检查氧气装置，湿化瓶内盛半瓶蒸馏水。

（2）告知患者后为患者清洁鼻腔。

（3）打开氧流量开关，调节流量，连接鼻导管，如为双塞塑料导管，将两塞置于鼻前庭内，固定。

（4）记录吸氧时间，观察患者缺氧改善状况。

（5）停止吸氧时应先取下导管再关氧气装置开关，并协助患者清洗面部、鼻腔，同时整理好衣物。

2.面罩法　此法多用于加压给氧，造合吸入较高浓度的氧的患者。

（1）佩戴面罩时应与患者面部贴紧，不漏气。

（2）面罩用带子固定在头颈部。

（3）氧流量以每分钟6～10L为宜。

3.氧气帐法

（1）将患者头胸部置于透明塑料薄膜制成的帐幕内，使用专业仪器控制氧流量，以保证帐内的氧浓度和湿度。

（2）此装置价格贵，耗氧量大，只限于新生儿及大面积烧伤患者抢救使用。

四、氧疗监护

观察氧疗效果，记录好给氧时间、浓度及患者缺氧状态改善情况；防止交叉感染。给氧鼻塞、导管、面罩、湿化瓶等应定期消毒更换；经常检查患者呼吸道并保证通畅，以提高氧疗效果；注意用氧安全，随时注意防火、防热及防易燃易爆物品。

五、氧浓度和氧流量的换算

可根据下列公式推算不同氧流量对应的氧浓度。为方便临床参考，可直接由下表氧流量的对应数据查出氧浓度（表1-1）。

表1-1　不同氧流量相应氧浓度对应数

氧流量（L/min）	1	2	3	4	5	6	7	8	9
氧浓度（%）	25	29	33	37	41	45	49	53	57

第二节　洗胃

对于口服有毒物中毒的患者,抢救能否成功往往取决于洗胃是否及时与彻底。洗胃是将胃管由患者鼻腔或口腔插入胃内,经管灌入大量溶液后再吸引出来。

一、应用范围

1.解毒。清除胃内毒物或刺激物,减轻或避免毒物吸收。

2.清除异物,缓解不适。清除胃内滞留食物,减轻胃黏膜水肿,从而缓解患者上腹胀闷、恶心、呕吐等不适。

3.为相关手术或检查做准备。

二、常用洗胃液及用量

常用液体有生理盐水、温清水、2%碳酸氢钠溶液、1∶5000高锰酸钾溶液等。中毒患者需根据毒物性质选择适宜的溶液。每次灌洗量400～500 mL,需反复灌洗,直至洗净为止。一般灌洗总量为2000～5000 mL。中毒患者灌洗总量为10000～20000 mL。洗胃液温度不宜过冷过热,以32～38℃为宜。

三、洗胃方法

1.漏斗胃管洗胃法。运用虹吸原理,将洗胃液灌入胃内后再吸引出。

(1)患者取坐位或半坐位,胸前佩戴橡皮围裙,污水桶应放于患者身旁。插胃管操作同鼻饲法。

(2)确认胃管入胃后,将漏斗放置低于胃部的位置,挤压橡皮球,抽尽胃内容物。必要时留取标本送检。

(3)举漏斗过头部30～50 cm,将洗胃液倒入300～500 mL。当漏斗内存余少量溶液时,迅速将漏斗降至低于胃部的位置,并倒置于污水桶内,利用虹吸作用引出胃内溶液。若引流不畅可挤压橡胶球。待溶液流尽再次高举漏斗重新灌注洗胃液。如此反复清洗,直至流出灌洗液体为澄清、无味为止。

(4)洗胃完毕,反折胃管迅速拔出。协助患者漱口,并安排休息。整理用物并记录灌洗量及洗胃过程中患者的情况。

2.自动洗胃机洗胃法洗。洗胃机具有快速、彻底、效果好、不良反应少等优点,已在临床广泛使用。

（1）接通电源，检查确认机器正负压力。

（2）按洗胃法插入胃管与机器连接。

（3）将配好的洗胃液放入桶内与机器药管连接，放置一空桶在污水管口。

（4）按"自动"键后，机器对胃自动冲洗。待冲洗干净，按"停机"键，机器停止工作，拔出胃管。

（5）洗毕，按"清洗"键，机器自动清洗各部管腔，待机器内的水完全排净，关机，收拾清理用物。

3.注意事项

（1）急性中毒患者，尤其是进食后中毒者，宜先催吐后洗胃。洗胃时最好选用粗胃管，防止食物残渣堵塞胃管，使洗胃顺利，减少毒物吸收。

（2）当中毒物质不明时，要先取胃内容物标本进行实验室检查。洗胃液先选用温开水或等渗盐水，待毒物查明后，再采用拮抗剂洗胃。

（3）严格掌握适应症与禁忌症。若为强腐蚀性毒物，如强酸、强碱中毒，或有消化道出血、穿孔、胃癌及肝硬化食管静脉曲张患者应谨慎洗胃或禁止洗胃，避免发生食管或胃穿孔、大出血等并发症。

（4）洗胃过程中患者如出现腹痛、虚脱或吸出液呈血性时，应立即停止洗胃，并通知医生进行紧急处理。

（5）把握液体灌入量和洗出量的平衡，防止进多出少引起急性胃扩张、胃撕裂及水中毒。若出现流出液少的情况时应暂停灌洗，查明并去除诱因，否则应停止洗胃。

（6）用电动吸引器洗胃时，压力不宜过大，以免损伤胃黏膜。一般负压维持在13.3kPa即可。

第三节　心、肺、脑复苏

呼吸、心脏骤停是临床最为紧急的情况。若抢救不及时，将导致患者重要器官缺氧、缺血而死亡。因此，必需分秒必争进行心肺复苏术，迅速建立起有效的呼吸和循环，防止脑损害的发生。

一、心跳骤停的抢救

1.心脏骤停的原因

（1）各类心脏病，如急性心肌梗死、病毒性心肌炎或严重心律失常等。

（2）过敏性休克、药物中毒，如青霉素过敏及洋地黄药物使用过量。

（3）意外事故，如电击、溺水、严重创伤、大出血或窒息。

（4）电解质紊乱与酸碱平衡失调，如高钾血症、酸中毒等。

2.心跳骤停的判断标准

（1）突然的意识丧失。

（2）表浅大动脉搏动消失。

（3）瞳孔散大、呼吸停止。

3.心脏复苏 亦称胸外心脏按压，即用人工方法在胸外间接地按压心脏，使血液灌入主动脉和肺动脉，从而建立起大小循环，暂时代替心脏自然收缩，为心脏自主节律的恢复创造条件。

具体方法是：

（1）一旦发现心脏骤停，应立即就地抢救。

（2）患者仰卧于硬板床或地上。

（3）操作者两手交叉重叠，下面一手的掌根部放在患者胸骨下1/3处，两臂伸直，依靠身体重力和臂力有节律地垂直施加压力，使胸骨下陷3~4cm，将左心室血液挤出。然后迅速放松，解除压力使胸骨复原，形成胸腔负压，促进于心室舒张，回心血量增加。为小儿行胸外心脏按压时，用一只手即可。若为新生儿则可用拇指或示、中两指进行挤压。

（4）按压次数，成人为每分钟60~80次，小儿每分钟80~100次。

（5）按压时注意用力均匀，深度适当。不可用力过猛，以免发生肋骨或剑突骨折。

二、呼吸骤停的抢救

呼吸停止往往与心跳停止相继发生，因此呼吸复苏应与心脏复苏同时进行，这是保证机体重要器官供氧以减少死亡的重要措施。常采用人工呼吸的方法，使气体有节律地被动吸入肺内并排出。维持患者肺内氧气和二氧化碳的交换，从而使机体正常供氧。

1.口对口人工呼吸 是最简便且行之有效的方法。

具体步骤为：

（1）患者取仰卧位，头尽量后仰使气管伸直。

（2）迅速清除口腔内分泌物、异物及假牙，盖一清洁纱布或手绢。

（3）操作者左手托起患者下颌，并用拇指和示指轻按环状软骨，使其压迫食管防止空气入胃，右手捏紧患者鼻孔防止漏气，深吸一口气紧贴患者口唇吹入，使胸廓隆起。吹气后松开捏鼻孔的手使胸廓及肺部自行回缩，或用手压胸部使气体排出，如上有节律地反复进行。

（4）吹气次数，成人每分钟16～20次。吹气与心脏按压次数的比例为1：4或1：5。

（5）根据患者年龄、体质适当吹气。吹气不可过猛，尤其是小儿，防止肺泡破裂。若患者牙关紧闭，可改为口对鼻人工呼吸，关键是要能维持有效的气体交换。

2.简易呼吸器的使用　简易呼吸器由呼吸囊、呼吸活瓣、面罩及连接管等组成，可持久地进行有效的人工呼吸，适合抢救时应用。

（1）清除患者上呼吸道分泌物或呕吐物，使其头后仰，扣紧面罩。

（2）间歇性有节律地挤压呼吸囊。挤压时，空气由气囊进入肺部；放松时，肺部气体经活瓣排出，1次挤压可有500～1000 mL空气入肺。

（3）速率为每分钟16～20次，连接氧气使用效果更佳。

3.自动呼吸器　使用机械方式进行人工呼吸，效果最好。适用于各种呼吸衰竭的抢救及麻醉期的呼吸管理。

呼吸器分压力控制型和容量控制型两类。压力控制型呼吸器以高压氧舱或压缩空气为动力，把含氧的混合空气送入肺泡。此型呼吸器的频率、潮气量和呼吸时比都不能直接调节，而是在使用中随肺弹性和气道阻力而变动，故适用于同步辅助呼吸。

容量控制型呼吸器多以电为动力。吸气期呼吸器将预定潮气量压入呼吸道使肺泡扩张，呼气时呼吸道压力降至大气压，使肺回缩，肺泡内气体排出体外。经一定间歇，呼吸器充满新鲜空气后再转入吸气期。

适用于无自主呼吸、肺泡通气不足或急性呼吸窘迫综合征的患者。

（1）使用时需先行气管插管，然后连接呼吸器。

（2）检查机器各部件并正确连接。打开电源开关，观察机器运转情况，有无漏气等。可先连接模拟肺，观察压力表指数及模拟肺胀缩情况，确定正常后方可使用。

（3）调节好各项参数：呼吸时间比例为1.5～2：1；压力为1.76～2.45 kPa；潮气量为400～600 mL；呼吸频率为16～20次/分。

（4）使用呼吸器必需有雾化装置。一般使用氧气浓度为40%。

（5）严密观察患者使用呼吸器情况，发现呼吸道阻塞或有管道扭曲时要及时处理，随时根据血气分析结果调节呼吸器各项参数。

（6）停用时，先分开呼吸器导管再关闭呼吸器及氧气。对呼吸器螺纹管及各接头配件等消毒后备用。

三、脑复苏

脑复苏是衡量复苏成败的重要指标。人脑重量虽只占体重的2%，却接受心排血量的15%，占全身耗氧量的20%～25%。可见脑对氧气和热能需要量之大。神经细胞在丧失血氧供应10秒后即常出现病理变化，因此，国内外许多专家认为，脑血流阻断4分钟以上，即使心肺复苏成功也有可能遗留下严重的脑功能障碍。过去对脑复苏不够重视，导致有些患者出现了"去脑强直"状态，虽恢复了生命却成为没有意识的植物人。因此，必需从心肺复苏开始就同时进行脑保护，防止脑缺氧性损害的发展，否则时间拖得越长，发生后遗症的可能性也越大。

1.低温疗法 低温可降低脑代谢率，提高脑细胞对缺氧的耐受性，减缓脑细胞受损的进程，有利于脑细胞恢复。此外，低温有降低颅内压、改善脑细胞渗透性及控制脑组织损害后产生反应性高热的作用。

（1）与心脏复苏同步，力争在脑水肿未发生之前应用冰帽或冰槽给头部降温。

（2）心脏复苏后应行全身降温，可用冰毯或冰水灌肠等。

（3）低温疗法应持续3～5日，过早中止会使病情再度恶化。

2.脱水疗法 脱水疗法可缩小脑体积，保持脑细胞的完整，促进脑循环自动调节功能的恢复，加速脑水肿的消散。应根据医嘱给予25%甘露醇、50%葡萄糖溶液和其他利尿脱水剂。

（褚 艳 厉 娟 姜姗姗 邵珠红 袁素荣 李永娜 赵 宏）

第二章　内科疾病护理

第一节　呼吸系统疾病护理

一、急性上呼吸道感染

急性上呼吸道感染是病毒或细菌在鼻、咽喉部产生的急性感染性炎症，是常见的呼吸道传染病。其病因一般可分为病毒和细菌感染两类。其中病毒感染约占70%～80%，细菌感染继发于病毒感染之后。

急性上呼吸道感染的临床表现为头痛、畏寒、发热、鼻塞、喷嚏、流涕、咽部干痛、咳嗽、全身肌肉酸痛、乏力及食欲减退等。

对此类疾病目前尚无特效的抗病毒药物，主要治疗方式为对症处理和预防并发症（鼻窦炎、支气管炎等）。

上呼吸道感染患者的护理：

1.一般护理　发热时应卧床休息，多饮水，每日需补充2000～4000 mL水，并给予流质或半流质清淡易消化饮食。日常保暖的同时还应注意室内空气流通，降低空气中的微生物数量。

2.健康教育　病毒具有高度的传染性，易通过飞沫在空气中传播，亦可借污染的食具或物品传播，所以应教育患者做好呼吸道隔离，戴口罩，尽量不去公共场所，并将所用水杯、毛巾、脸盆、碗筷与其他人分开使用，以免传染。

室内亦可用食醋熏蒸或用艾卷燃熏，隔日1次，每次1小时，以以达到空气消毒的目的。

其他人的鼻咽部经常有一些病毒和细菌存在，受凉、疲劳等因素均可减弱机体抗病能力导致病。所以，平时应加强身体锻炼，注意避免发病诱因，增强自身抗病能力。

二、肺炎

肺炎是常见的呼吸道疾病。按病因学分类，肺炎可分为细菌性、病毒性、支原体性、立克次体性及真菌性等。目前临床中常见的肺炎有军团菌肺炎和支原体肺炎等。本节重点介绍军团菌肺炎。

军团菌肺炎是由军团菌引起的急性肺部感染，其高危人群为老人和免疫功能低下者。

军团菌可分泌含锌的金属蛋白酶，该酶可能是引起肺组织溶解破坏、形成空洞的元凶。

军团菌肺炎起病时往往有乏力、肌痛或头痛，有时也有咽痛、畏光、流涕等症状。发病的1～2日内可发热，体温高者可超过39℃时常伴干咳及剧烈的胸痛，10%～33%的患者咯血。

治疗以控制感染和对症治疗为主要原则，控制感染柔红霉素为首选药物。

肺炎患者的护理：

1.一般护理 军团菌耐热，在蒸馏水中可存活139天，在人工管道水源中可定居，一般通过气溶雾吸方式感染人群。所以，要注意定时开窗通风，保持室内空气新鲜，建议台面用0.5%洗消净擦拭，吸氧管、湿化罐、雾化器每周应彻底消毒1次。通风时注意患者的保暖，避免冷空气直吹或对流。急性期或者高热期间需绝对卧床休息，恢复期需适当活动。胸痛剧烈者取患侧卧位，以减轻痛苦。呼吸困难者取半卧位并给予氧气吸入。给予高蛋白质、高热量、高维生素、易消化的饮食，多食富含维生素C的水果。鼓励患者多饮水，每日至少2000～4000 mL。

2.症状及并发症的观察和护理

（1）高热：可行冰袋、温水擦浴、酒精擦浴等物理降温法，减轻患者的痛苦，增加其舒适感。由于高热时唾液分泌减少，口唇干裂，易发生口腔炎，可用生理盐水或复方硼砂溶液漱口，口唇干裂者亦可涂液状石蜡，防止发生口腔炎。

（2）咳嗽：军团菌肺炎好发于年老体弱者，这类人群活动量少，痰液多蓄积于体内，无力咳出。此时可指导患者学习有效咳嗽的方法，鼓励自行咳痰。若痰液黏稠不易咳出或无力咳出时，可行雾化吸入、翻身、体位引流、应用祛痰剂等，以保持呼吸道的通畅。

（3）水、电解质紊乱和肾功能异常：军团菌可释放毒素引起低血钠，所以应定期检查患者血电解质、尿常规及肾功能。发现异常应积极协助医生治疗抢救。

3.药物治疗的观察和护理 红霉素为治疗军团菌肺炎的首选药物，可口服亦可静脉滴注，一般疗程为2～3周。输注时患者常出现局部疼痛、胃肠道不适（恶心、呕吐）等，故宜慢速滴入并做好生活护理，及时清除呕吐物，鼓励患者少食多餐，适量进食。

4.健康教育 肺炎多因机体抵抗力降低，细菌乘虚而入所致，好发于冬春季。所以，应加强机体自身耐寒能力的锻炼，避免受凉，预防感冒，养成不吸烟、不饮酒的好习惯。同时，还应注意保持周围环境的清洁，避免水源的污染。

四、肺结核

肺结核是由结核分枝杆菌感染肺组织所引起的慢性传染病。结核分枝杆菌常通过呼吸道传播，在人体免疫力低下或大量毒力强的结核分枝杆菌侵袭时才发病。结核分枝杆菌感染人体后，类脂质能引起病变部位单核细胞增多及上皮样细胞和淋巴细胞浸润，形成结核结节。

主要临床表现：午后低热、夜间盗汗、消瘦、乏力、食欲不振、咳嗽及咯血等。

治疗肺结核以应用抗结核化学药物治疗（简称化疗）及营养支持治疗为主。而药物使用又以早期、规律、全程、联合和适量为原则。

肺结核患者的护理如下：

1.一般护理 为患者提供空气新鲜、阳光充足、安静的休养环境；给予高热量、高蛋白质、多维生素的饮食，如牛奶、禽蛋、鱼肉、豆制品、新鲜蔬菜和水果等；每日测量体温4次，尤应注意午后的温度；鼓励患者多饮水，每日3000mL左右；盗汗的患者做好皮肤护理，并及时更换床单及衣裤。

2.症状的观察和护理 观察痰的颜色，有无血痰和咯血的征象。如发现痰中带血或咯血，及时通知医生，并留取痰液标本送检。若痰菌检验结果阳性，应将患者转到结核病防治所治疗。其痰液应吐在纸上烧掉或吐在痰杯里用20%漂白粉溶液浸泡6～8小时灭菌后处理。

3.药物治疗及不良反应的观察和护理 在抗结核药物使用上要指导患者遵医嘱有规律的长期服药，严格掌握药物使用的剂量、方法及时间，观察不良反应。常用抗结核药有链霉素、利福平、乙胺丁醇、异烟肼、吡嗪酰胺、对氨基水杨酸钠及卡那霉素等。药物的不良反应分述如下：

（1）链霉素：一般为肌肉注射。当患者出现眩晕、耳鸣及听力减退时应及时报告医生，调整药物使用。

（2）利福平：空腹口服。尿液呈红色为正常现象。对肝肾有毒性损害。

（3）乙胺丁醇：口服。久用对视神经有损伤，患者常主诉视物模糊。若早期改药，不适症状可恢复。

（4）异烟肼：口服。主要不良反应为周围神经炎及肝功能异常。

（5）吡嗪酰胺：口服。不良反应有关节痛，对肝毒性较大。

（6）对氨基水杨酸钠：避光静脉使用。不良反应为严重的胃肠道反应及变态反应。

（7）卡那霉素：肌肉注射使用。对第八对脑神经有损伤，患者常出现听力障碍及肾功能异常。

抗结核治疗是一个长期过程，一般需6～9个月或更长时间，应指导患者坚持按时服药、定期复查。

4.健康教育

（1）加强心理咨询，掌握患者心理动态，告知患者只要积极配合治疗，是可以治愈的。

（2）对患者及家属进行卫生宣传教育，普及结核病防治知识。养成不随地吐痰，有痰吐在纸上，然后焚烧的习惯。患者咳嗽、打喷嚏时应以手帕掩住口鼻，防止飞沫传播，并及时消毒手帕。食具应煮沸消毒10～15分钟，用过的被服、书籍在烈日下暴晒4～6小时灭菌。

（3）锻炼身体，增强肌体的抵抗力与免疫力。感染了结核菌后，亦可因强健的身体、良好的免疫功能将细菌消灭而不致发病。

（4）新生儿应接种卡介苗，以提高免疫力。

第二节 循环系统疾病护理

一、冠状动脉粥样硬化性心脏病

是指冠状动脉的粥样硬化和血管痉挛使血管腔狭窄、闭塞，导致心肌缺血、缺氧、损伤和坏死的心脏病。主要病因如高脂血症、高血压、吸烟、缺乏运动及过度疲劳。

临床上表现为剧烈的胸骨后疼痛，实验室检查可见血清心肌酶增高和动态心电图改变等心肌梗死的表现，进而发生心力衰竭、心律失常和心脏骤停。

治疗原则为控制导致冠心病的危险因素，应用心血管药物，介入性治疗等。介入性治疗有冠状动脉造影及冠状动脉腔内成形术。心肌梗死发病12小时内无溶栓禁忌症者可采用溶栓疗法。有手术指征者可行冠状动脉搭桥术。

冠心病患者的护理：

1.一般护理　日常生活中应避免诱因，如吸烟、饮烈性酒、激动、生气、劳累、不适当运动、血压高且不易控制等。进食宜清淡易消化，不要暴饮暴食。冠心病发作时应卧床休息，遵医嘱及时服药。

2.病情观察　心绞痛发作时，含服速效救心丸或硝酸甘油后可缓解；不缓解者应观察心电图动态改变。心肌梗死患者要注意胸痛缓解时间、血清心肌酶变化及心电图ST段回落情况。心源性休克患者可出现面色苍白、四肢湿冷、意识改变、心率增快、血压下降及尿少等，要配合医生给予扩充血容量及升压等治疗。心力衰竭患者可突然出现呼吸困难或原有呼吸困难加重，不能平卧，憋喘、咳嗽、咳痰。血氧饱和度降低及其他血气指标不正常，肺部有湿啰音等，要配合医生给予强心利尿剂治疗。心律失常患者常出现室性心律失常、房性心律失常、窦性心律失常及传导阻滞，要及时发现，遵医嘱给药并观察疗效。

3.药物疗效观察　应用硝酸甘油扩张冠状动脉治疗时，要观察输液速度及胸闷胸痛症状缓解情况。有些患者常出现头痛或血压偏低等现象，应用利多卡因治疗室性心律失常时，要注意输液速度，少数患者常出现意识障碍、烦躁等精神症状，停药后精神症状很快消失。溶栓治疗的患者常出现寒战、发热、皮疹及出血等变态反应。溶栓成功血管再通时，患者药物使用2小时内常出现胸痛突然缓解，心电图抬高的ST段回落50％以上，短暂的一过性的心律失常（即再灌注心律失常），血清心肌酶升高的峰值前移。

4.冠状动脉造影患者　术后卧床24小时，观察穿刺部位渗血、血肿情况。观察患侧肢体感觉、皮肤温度、色泽及足背动脉搏动情况，防止血栓栓塞。观察血清心肌酶、心电图情况，防止造影导致心肌梗死。鼓励患者多饮水，尽快将造影剂排出。

5.健康教育　冠心病的高危因素中动脉硬化与高脂血症关系密切。要指导患者控制饮食，限制胆固醇及动物脂肪的摄入。有家族史的患者应定期检查血脂水平，做好预防工作。嘱患者按医生要求服药，不得随意增减药物。服药不能控制症状时，应及时到医院诊治，以免耽误时机。不论自我感觉如何，一定要定期到医院随诊。

（二）心肌炎

心肌炎是指由于物理化学因素、毒素及免疫反应所引起的心肌局限性或弥漫性炎性病变。常见病因为发病前1～4周有上呼吸道感染史。

发病前1～4周有上呼吸道感染史。临床表现：发热、与发热不相称的窦性心动过速、气短、心脏扩大及胸痛。轻者可无明显症状，重者常出现心源性休克、心力衰竭、心律失常甚至猝死。

治疗原则为卧床休息及药物治疗，应用改善心肌细胞营养、代谢及调节细胞免疫功能的药物；应用抗生素防止或控制感染。积极治疗原发疾病和出现的并发症。

心肌炎患者的护理如：

1.一般护理 早期无并发症的患者，卧床休息到症状消失及心电图恢复正常，这对今后的生活很重要。有并发症的患者，要延长卧床休息时间，以控制心脏扩大及病情发展。

2.病情观察 卧床休息有助于病情控制，预防并发症的发生。若患者出现突然不能平卧、心慌、气短、憋气、咳嗽、咳痰及心率快，要考虑急性左心衰竭，尽快通知医生，并遵医嘱应用强心利尿剂治疗。

3.观察药物疗效 心肌炎患者对洋地黄耐受性降低，因此心衰患者在应用洋地黄药物治疗时要密切观察有无中毒症状。观察心律失常患者药物使用后症状改善情况，及时配合医生抢救治疗。

4.健康教育 卧床休息时间较长，易使患者产生悲观情绪，治疗信心不足。应告知患者疾病的危害，帮助患者了解疾病转归知识，讲明卧床休息的重要性，指导患者合理安排作息时间，需适当看书，与他人聊天，听音乐等。指导患者按时服药及进餐，使其主动参与治疗和自身护理。

（三）心肌病

心肌病迄今病因不明，考虑与遗传、自身免疫和代谢紊乱有关，劳累、感染和毒素常为诱发因素。

临床表现包括心脏扩大、心力衰竭、心律失常及栓塞。限制型心肌病早期可见嗜酸粒细胞增多，并发出现发热及淋巴结肿大等表现。

治疗原则一般为强心、利尿、改善心肌能量代谢的药物治疗。严重扩张型心肌病患者可行心脏移植；肥厚型心肌病需慎用强心剂，严重者可手术切除肥厚心肌；限制型心肌病除对症治疗外，还可采用手术方法剥离组织增生的纤维。

心肌病患者的护理如下：

1.一般护理　心肌病以年轻人多见，具有易反复，预后差的特点。应鼓励患者适量运动，增强机体抵抗力。饮食宜清淡、富含营养、易消化吸收，心力衰竭者应限制钠盐摄入量。

2.病情观察　心力衰竭患者给予吸氧，监测血氧、心率、呼吸及血压变化。定时复查血气指标，调节氧流量及浓度。在应用利尿剂情况下，及时复查电解质，要准确记录出入量，观察水肿状况及肺部啰音情况，判断治疗效果。心律失常患者易发生猝死，要密切观察病情变化，配合医生抢救。注意预防便秘，嘱患者排便勿用力，以免诱发心衰、栓塞及猝死。观察有无动脉栓塞表现，及时发现并配合医生实施抗凝治疗。抗凝治疗中注意观察有无出血倾向。

3.药物观察　应用强心剂治疗的患者，要定时复查血药浓度，观察有无中毒症状。应用利尿剂应防止电解质紊乱。

（四）心包炎

心包炎是由多种病因造成的心包膜脏层和壁层的炎性病变，有急性和慢性之分。急性心包炎分为感染性、非感染性、过敏或自身免疫有关的三大类。慢性心包炎一般由急性心包炎发展转变而来，常出现不同程度的粘连、缩窄、心包积液和心脏压塞从而影响心脏功能。

临床表现有胸痛，可随呼吸、咳嗽、体位改变而加剧，干咳，心包摩擦音，心电图ST-T特征性变化，以及发热、倦怠、头晕等非特征性表现。转为慢性以后可表现为易疲劳、消瘦、劳力性呼吸困难、肝大、腹水、水肿及心包叩击音等。

治疗原则为积极查找并治疗原发病，卧床休息，保证营养，对症治疗。有心包积液时行心包穿刺放液；化脓性心包炎应用抗生素治疗；缩窄性心包炎尽早行心包剥离术。

心包炎患者的护理：

1.急性心包炎患者在发热、胸痛症状未消失前建议卧床休息。发热患者定时观察体温变化；高热患者给予温水或酒精擦浴；无效时遵医嘱应用退热剂，并观察其降温效果；大汗患者注意防止感冒、虚脱，并及时更换衣服，应叮嘱患者多饮水。

2.观察心脏压塞症状。患者突然出现呼吸困难加重、烦躁、静脉压上升、血压下降、心搏减弱症状时，应立即采取半卧位，给予吸氧，配合医生抢救，进行心包穿刺引流。

3.进行心包积液引流的患者，要观察引流管的位置是否移动及脱开，伤口部位有无渗液或感染，引流液的量和性质等。保持引流管的通畅，记录引流量。遵医嘱应用抗生素并注意观察药物使用效果。

第三节 消化系统疾病护理

一、消化性溃疡

消化性溃疡是一种常见的慢性胃肠道疾病，通常指发生在胃或十二指肠的溃疡。病因复杂，主要是因胃和十二指肠黏膜的损害与黏膜自身防御失去平衡所致。损害因素有：胃酸、胃蛋白酶、胆盐、药物及微生物等；胃肠自身保护因素有：黏膜屏障、黏膜血流量、黏膜细胞更新及前列腺素E的抑酸分泌作用等。其他还与遗传因素、幽门螺杆菌感染、吸烟、饮食习惯及精神因素有关。

典型溃疡病的临床表现为节律和周期性疼痛，与进食有关，十二指肠溃疡疼痛部位在中上腹偏右，疼痛出现在两餐之间和午夜；胃溃疡疼痛部位在中上腹偏左，疼痛一般在餐后1小时。其他症状有：反酸、嗳气、恶心、呕吐、食欲减退，病程迁延可致消瘦、贫血、失眠、心悸及头晕等症状。

治疗原则为减少胃酸分泌，加强胃、十二指肠黏膜的防御能力，缓解症状，促进溃疡愈合，预防并发症，防止复发。

消化性溃疡患者的护理：

1.一般护理 溃疡病患者应避免劳累和精神紧张，要求生活规律，保持乐观情绪，注意睡眠和休息；养成良好的饮食习惯，采用定时、少量多餐、逐渐增加饮食的原则，忌食刺激胃酸分泌的酸辣、生冷、油炸食物和咖啡等，禁烟戒酒。

2.并发症的观察和护理

（1）出血：上消化道出血是消化性溃疡常见的并发症，出血前可有疼痛加重，出血后疼痛减轻或消失，其原因是胃酸被血液稀释、中和。溃疡出血的临床表现取决于出血的速度和量，出血量在50~100 mL时，临床即常出现黑便；出血量在1000 mL以上影响循环功能；若快速出血在1500 mL以上时，会出现休克症状，即脉细速、收缩压低于10.6 kPa，皮肤湿冷、苍白、呼吸浅促、口渴、焦躁不安。因肾血流灌注不足出现少尿，细胞缺氧出现代谢性酸中毒。此时，患者应绝对卧床休息，观测血压、脉搏及呼吸，详细记录病情、出血量和血液性状，迅速建立静脉通道，保证各种有效治疗措施及时准确进行，如输血、输液、升压及止血等。做好口腔护理，呕血后及时漱口，更换被血污染的衣物，消除不良刺激因素。出血量少可进少量冷流食以中和胃酸，按时服用止血药。严重出血保守治疗无效时，应做好手术前准备，并做好安慰和解释工作。

（2）穿孔：溃疡深达肌层、浆膜层可发生穿孔，出现急性弥漫性腹膜炎，突然有剧烈腹痛，腹肌呈板状，伴明显压痛、反跳痛，肝浊音界消失，恶心、呕吐、面色苍白、脉细速、血压下降。要认真听取患者主诉，协助医生给予禁食、补液、配血，做好手术准备。

（3）幽门梗阻：典型症状是上腹饱胀，餐后加重，吐有酸臭味的隔餐或隔夜食物，吐后症状缓解。查体上腹饱满，有胃型和振水声。症状轻者可进流食，重症者禁食、补液。每晚洗胃或胃肠减压。此时注意补充足量的水、电解质，维持体内酸碱平衡。对胃肠减压患者要观察和掌握负压吸引力，不可因负压过大损伤黏膜造成出血。对长时间呕吐、禁食、洗胃或胃肠减压的患者要加强口腔护理，预防口腔和呼吸道并发症，严格记录24小时出入量。经内科治疗效果不佳应做好手术准备。

3.指导患者合理药物使用　护士应熟悉掌握所药物使用物的药理作用和不良反应，督促患者按时服用。抑酸剂应在餐后1~2小时研碎服，胃动力药应餐前15~30分钟服，且不宜与抗胆碱能药同服，以免影响药效。硫糖铝和复方铋剂需在酸性环境中才能发挥作用，故应空腹服，若与H_2受体拮抗剂同用，要提前30分钟给药。H_2-受体拮抗剂及质子泵抑制剂有较强的抑酸作用，是治疗溃疡病的主要药物。为抑制夜间胃酸分泌高峰，睡前应加服1次。清除幽门螺杆菌，可以降低溃疡病的复发率，所以对幽门螺杆菌阳性的患者应该同时进行杀菌治疗。

二、上消化道出血

上消化道出血是指十二指肠悬韧带以上的消化道，包括食管、胃、十二指肠、空肠上段，及胆管、胰管等部位病变引起的出血。上消化道出血的原因很多，最常见的是消化性溃疡、食管胃底静脉曲张破裂、食管贲门黏膜撕裂出血、糜烂性胃炎、应激性溃疡及胃癌等。

上消化道出血的临床表现依据病变的部位、性质、出血的速度和量、患者的身体状况而有所不同。主要表现为呕血和黑便，大量快速出血者表现头晕、心悸、出汗、恶心、口渴、无力、晕厥、精神萎靡、烦躁不安、意识模糊、脉搏细速及血压下降等急性循环衰竭症状。休克控制后出现低热，体温通常在38.5℃以下，持续3～5日。

治疗原则为针对出血原因采取止血措施，积极抢救，恢复和维持血容量及有效循环量，防止发生周围循环衰竭，同时行胃镜检查，明确出血病因，治疗原发病。

上消化道出血患者的护理：

1.患者应绝对卧床，禁食，头偏向一侧，保持呼吸道通畅，防止因大量呕血吸入气道导致窒息。对患者进行安慰，以减少恐惧心理。建立静脉通道，及时施行扩容、止血及升压等抢救措施，密切观察生命体征变化，并详细记录。

2.密切观察出血，预估出血量。幽门以上出血常为呕血，幽门以下出血则表现为黑便；如出血量少而缓慢，即使出血部位在幽门以上，亦可表现为黑便，反之出血量大而急，出血部位虽在幽门以下亦可反流入胃，引起呕血，并有黑便。呕血和黑便除反映出血部位外，还可以反映出血的速度和量，如每日出血量在5mL时，大便隐血即为阳性，出现黑便时出血量至少在50mL以上，若胃内潴血达250～300mL则出现呕血。消化道出血在500mL以下，多数患者只有轻度头晕；出血量在500～1000mL时，常出现口渴、烦躁不安、心慌、头晕，收缩压下降至12kPa，脉搏每分钟100次；出血量在1000～1500mL以上时，可有周围循环衰竭表现，如面色苍白、出冷汗、脉细速，每分钟120次以上，收缩压下降至8～10.6kPa以下，尿少、尿闭等失血性休克表现。

3.配合医生实施以下止血措施

（1）食管胃底静脉曲张破裂出血：三腔二囊管压迫止血：三腔管使用前应进行充气、试压，检查是否漏气，向患者做好解释。置管后胶布固定必需牢固，防止因脱管气囊压迫气道，引起窒息死亡，应设专人看护。压迫过程中每隔12小时放气5～10分钟，以免受压时间过长致黏膜缺血糜烂。放气期间注意观察出血情况。为防止管壁和黏膜粘连，可间歇吞服5～10mL液状石蜡。注意保持胃管通畅，每2小时用生理盐水冲洗1次，置管2～3日病情稳定可考虑拔管。拔管前依次将食管囊、胃囊气体抽空，置管保留12小时观察有无出血。拔管时口服液状石蜡20～30mL，润滑管壁，防止因牵拉再次引起出血，操作动作要轻稳。置管期间做好口鼻及皮肤护理，注意观察体温、脉搏、呼吸、血压、胃内容物及大便次数、颜色和量，判断止血效果。

（2）食管静脉曲张硬化剂治疗：内窥镜下用胃镜注射针向静脉内或静脉周围，或静脉内及静脉周围多次注射适当的硬化剂，使静脉栓塞、机化，以达到止血目的。一般在出血时或止血稳定后进行。治疗前做好解释，消除患者紧张情绪。治疗当日禁食，取下义齿，肌内注射安定和丁溴东莨菪碱。术后给予静脉补液并应用抗生素。8小时后可进少量冷流食，每次治疗间隔1周，4～6周为1个疗程。整个硬化剂治疗期间进流食，术后密切观察病情变化，注意有无食管溃疡、食管狭窄、发热、穿孔、出血及胸骨后疼痛等并发症。

（3）降低门静脉压力药物治疗：可用生长抑素或垂体后叶素。静脉输注垂体后叶素时，注意保持管道通畅，防止药液外渗，造成组织损伤。

4.非食管静脉曲张出血。冰盐水洗胃止血法：下胃管抽净胃内容物和积血，注入冰盐水100～200mL。嘱患者变换体位，使冰水与胃黏膜充分接触，降低胃黏膜温度，使血管收缩，减少出血，以达到止血目的。10～15分钟后将冰水全部抽出，反复数次，至抽出液完全澄清。再自胃管注入去甲肾上腺素冰盐水、凝血酶、云南白药或吉胃乐、安胃得等药物，帮助止血，中和胃酸，保护胃黏膜。此法对小动脉出血非常有效，治疗中应密切观察患者全身情况，对年老体弱者尤要注意心率、呼吸及血压变化，观察腹部情况，有无急性腹痛及腹膜炎等。冰水灌注量一般不宜过多，以免造成胃扩张并影响凝血。

协助内镜下局部喷洒止血药、注射止血剂、压迫止血、微波、激光等治疗并观察疗效。

三、肝硬化

肝硬化是一种常见的慢性进行性肝病，由一种或多种病因长期反复作用导致肝纤维化发展而来。常见病因为病毒性乙型肝炎、丙型肝炎、慢性血吸虫病、慢性酒精中毒伴营养不良、心功能不全所致瘀血性肝硬化、胆道疾病引起的胆汁性肝硬化等；其他因素如代谢性疾病、药物和不明原因的肝硬化。

肝硬化的临床表现与病程和肝脏受损程度有关，肝功能代偿期症状无特征性，仅有食欲减退、乏力、腹胀、恶心、上腹不适、腹泻及消瘦等。肝功能失代偿期除以上症状外，还有门静脉高压和肝功能严重受损表现，并伴有各种并发症，面容憔悴，体型消瘦呈营养不良状；有出血倾向伴贫血。门静脉高压表现有脾肿大、腹水、水肿和电解质紊乱等。

治疗原则为综合性治疗，首先治疗导致肝硬化的原发病，其次进行一般支持治疗、保肝治疗及并发症治疗。

肝硬化患者的护理：

1. 一般护理　保证患者充足的睡眠和休息，减轻肝脏负担；合理调配饮食，予以高热量、高蛋白质、高维生素、低脂肪饮食。忌食坚硬、有刺激性食品，以免造成食管静脉曲张破裂出血。水肿或腹水者，应限制盐的摄入；肝性脑病患者严格限制蛋白；黄疸可致皮肤瘙痒，因患者营养状况差，抵抗力较弱，血小板少，应做好皮肤护理，可用温热水擦浴或涂止痒痒剂，防止抓伤皮肤引起出血、感染。对久治不愈的慢性肝病患者的悲观失望情绪，医护人员应给以安慰；做好口腔护理，消除臭味，增进食欲，减少继发感染。

2. 并发症的护理　密切观察肝硬化患者的病情变化，如体温、意识、出血、腹水及肝、肾功能等，发现异常及时处理。

（1）腹水患者的护理：大量腹水导致呼吸困难者，可取半卧位，使膈肌下降，增加肺活量，减少肺瘀血，增加舒适感。发生脐疝时注意局部皮肤保护，可使用护带，防止脐疝破溃引起腹水外漏，增加感染机会。有水肿的卧床患者，避免长时间局部受压，为防止皮损，可勤翻身，按摩骨突位置，使用气褥或气垫交替托起受压部位。使用热水袋时注意防止烫伤。每日测量腹围，定时测量体重，观察腹水消长情况，详细记录24小时出入量。在使用利尿剂时注意抽血查电解质。放腹水可改善腹压增高的不适，但放腹水不可过快过多，应于放水同时束紧腹带，防止减压后出现腹腔脏器充血。放水后观察意识变化，发现肝昏迷先兆及早处理。

（2）出血的护理：肝脏受损致凝血酶原、纤维蛋白原、各种凝血因子生成抑制，加之脾功能亢进易发生出血。护士应密切观察患者有无鼻出血、牙龈出血及便血。注意保持大便通畅，避免排便用力，引起肛周血管破裂出血。详见（二）上消化道出血。

四、结核性腹膜炎

结核性腹膜炎是结核分枝杆菌感染引起的慢性弥漫性腹膜炎症，发病以中青年女性居多，一般继发于机体其他部位的结核病。一旦抵抗力低下，输卵管结核、肠结核、肠系膜淋巴结结核、胸膜结核及脊柱结核可直接蔓延至腹膜，而机体其他部位的结核病灶，如活动性肺结核、骨结核及结核性脑膜炎也会经血行播散至腹膜引起炎症。

因原发病灶、传染途径、机体反应、病理类型不同，临床表现：较大差异，多为慢性发病。全身症状有：发热、盗汗、乏力、消瘦及食欲减退等症状，腹胀、腹痛、腹泻或腹泻与便秘交替症状也常见。粘连型及干酪型结核，查体可见患者腹部有大小不一的肿块，腹部膨隆，有压痛腹部柔韧感。

治疗原则为增加营养，适当休息及有效的抗结核治疗。

结核性腹膜炎患者的护理：

1.一般护理　发热时注意卧床休息，大量腹水可取半卧位，恢复期需适当增加户外活动。给高热量、高蛋白质、多维生素及易消化的膳食，注意色、香、味的调配以增进食欲。对持续发热或盗汗患者，需加强口腔及皮肤护理，及时擦浴，更换衣服。

2.观察腹痛的性质　如在原有腹部隐痛的基础上突然出现剧痛，应警惕是否出现肠穿孔、肠梗阻或腹腔内结核性干酪坏死灶破溃，应及时协助处理。

3.腹水患者应观察腹水的消长　可定时测量腹围和体重。腹水引起腹胀可使用利尿剂或放水治疗。放液时注意腹水量、颜色、性状，并采集标本送检。

4.药物治疗的护理　早期、规律、联合、适量、全程抗结核治疗是治愈的关键，嘱患者按时服药，坚持药物使用1～2年。观察抗结核药的毒不良反应，如恶心、呕吐、听力下降等；注意定期复查肝、肾功能。

第四节　血液系统疾病护理

一、再生障碍性贫血

再生障碍性贫血(简称再障)，是因骨髓造血组织减少，引起造血功能衰竭而发生的一类贫血。它与化学物质、药物、放射线、感染或免疫反应等因素有关。可查明原因称继发性再障，原因不明的称原发性再障。

因全血细胞减少，临床表现：出血、感染、发热及贫血等症状。症状的轻重依病程长短及发病缓急而不同。

急性再障发病急，来势凶猛，以严重感染并发出血为主，常见皮肤大片瘀斑或瘀点，牙龈、鼻腔出血以及肺部感染。

慢性再障发病相对缓慢，以贫血为主。病程时间长，可发病数年或更长。

治疗原则为寻找和去除病因；支持疗法；药物治疗；骨髓移植。

再障患者的护理：

1.一般护理 根据病情，适当活动，活动时防止滑倒或碰伤；不宜使用锐利的工具，如小刀等，以免刺伤后出血。重症患者应绝对卧床，给予高热量、多维生素及高蛋白质易消化的饮食。消化道出血时，应禁食。

2.预防并发症

（1）出血倾向：观察患者出血情况，如皮肤黏膜出血点、瘀斑、鼻出血、牙龈出血、眼底及颅内出血等。①注意口腔、鼻腔的清洁、湿润，避免剔牙及挖鼻；选用软毛牙刷刷牙；鼻腔出血可用冰袋、冷毛巾局部外敷或用吸收性明胶海绵、药物纱条填塞压迫止血，填塞时间不可超过72小时。取条前，局部滴入适量油液，待充分浸润纱条后，再慢慢取出。避免撕拉损伤鼻腔黏膜，造成新的出血创面。②密切观察患者，若突然出现头痛、恶心、呕吐、视物模糊或意识改变，需警惕颅内出血。应保持安静，患者取平卧位，头偏向一侧，保持呼吸道通畅。做好各种抢救的准备工作。及时记录病情变化。③进行各种穿刺或注射后，注意局部按压，避免出血、渗血。静脉穿刺后，应沿血管走向按压。

（2）预防感染：预防原则是多方面阻止外部细菌的侵入。病室应环境整洁、空气清新，温度、湿度适宜。病床应平整、清洁，无食物残渣。长期卧床患者应定时翻身、叩背，预防压疮及肺部感染。口腔是病原微生物侵入人体的途径之一，应注意清洁，积极预防感染。有口腔疾患，如溃疡、脓肿、糜烂者，应给予特殊的口腔护理和药物处理。真菌感染常选用2%碳酸氢钠溶液漱口或将制霉菌素片剂研磨成粉状，配以液状石蜡调制成糊状，涂于清洁后的局部，每日3~4次；口腔黏膜出血、牙龈出血，选用1.5%过氧化氢液（双氧水）含漱或局部擦拭，药物使用后局部可产生气泡。双氧水有清除血块及坏死组织的功能，但高浓度对组织有较强的刺激性，使用时应注意药液配制。绿脓杆菌感染常用1‰醋酸液漱口；所用口腔护理器械应注意消毒。肛周护理是预防感染的重要环节，患者应保持肛周清洁、干燥，养成每日便后局部清洗的习惯。有肛周疾病患者，每次便后以1：5000高锰酸钾水坐浴。注意保持排便通畅，防止肛裂。肛周糜烂、脓肿的患者，应定时清洁创面，必要时脓肿部位切开放盐水纱条引流，促进伤口愈合，创面亦可用抗生素纱布覆盖，预防感染。各种注射、操作均应严格无菌要求。患者白细胞低于$0.5 \times 10^9 / L$，应行保护性隔离，有条件住单间病房，谢绝家属探视，严格无菌操作。

3.药物治疗护理　再障患者常规给予抗生素治疗，应密切观察患者对药物的反应及体温变化等。一般患者慎用退热药物，禁用怀疑与本病发病有关的药物，必要时，应在病历上注明。发热患者降温应注意保暖，嘱患者多饮水，及时更换被汗液浸湿的衣物、被服。使用雄激素治疗，患者会出现痤疮、毛发增多或女性男性化等，应提前告知，消除疑虑。长期注射丙酸睾酮，易引起局部硬结甚至脓肿，需深部肌肉注射，并交替变换注射部位。反复输血的患者易产生白细胞抗体，输血时要注意速度，观察患者反应情况，发现问题，及时给予处理。

二、缺铁性贫血

缺铁性贫血是指人体内可以用来制造血红蛋白的贮存铁用尽，从而导致红细胞生成障碍的贫血。造成缺铁性贫血的常见原因有：体内铁需求量增大而摄入量不足，多见于生长发育的婴幼儿、青少年及育龄妇女等。吸收障碍，如胃及十二指肠手术患者、胃炎和胃酸缺乏者及饭后大量饮茶等，均会造成铁的吸收障碍；丢失过多或慢性失血是成年人患缺铁性贫血最为常见的病因，多见于女性月经量过多、男性长期的消化道出血及慢性血管内溶血等。

临床表现为皮肤苍白、乏力、心悸、头晕、耳鸣、皮肤干皱；指（趾）甲脆、薄、缺乏光泽、反甲；口腔炎、舌炎、舌痛、吞咽困难；异食癖，食石子、泥土等；也会出现精神方面的改变，如异常兴奋、躁动等。

治疗原则为补充铁剂和积极寻找治疗原发病。

贫血患者的护理如下：

1.一般护理　依贫血患者症状护理，酌情卧床休息，适当活动；纠正偏食习惯，有针对性地增加富含铁的食物，如肝类、瘦肉、蛋黄、豆类、木耳、香菇及海带等；并积极寻找病因，治疗原发病。

2.药物治疗及不良反应的护理　掌握铁剂药物使用的知识与不良反应。口服液体铁剂，应使用吸管吸入，避免药液与牙齿接触。两餐服用铁剂，不应与茶、抗酸药物同服，因食物和抗酸药物可降低铁的吸收。同时服用维生素C，可促进铁的吸收。铁剂药物刺激性大，若患者出现恶心及呕吐等症状，给予甲氧氯普胺片镇吐药，以减轻症状。服用铁剂后，粪便呈黑色，属正常情况，应先向患者说明，消除疑虑。注射铁剂宜采取深部肌内注射，并应双侧交替，注射后会出现发热、局部疼痛、皮疹、淋巴结炎及头痛等症状。偶有过敏性休克，应注意观察。静脉输注铁剂应在穿刺成功后，再将药物注入液体瓶内，以免药物渗出导致静脉炎症。

三、溶血性贫血

溶血性贫血是因红细胞破坏加速而骨髓造血功能代偿不足所致的贫血。与先天性红细胞内在缺陷及免疫、物理、化学、生物及感染等因素有关。

依溶血发生的缓急，分为急性和慢性溶血。急性溶血发病急，随红细胞破坏程度加重。患者贫血、缺氧症状明显，并表现出寒战、高热、头痛、腰背酸痛、烦躁、排茶色或酱油色尿，严重者常出现肾功能衰竭、意识改变、休克及昏迷。慢性溶血多表现为乏力、皮肤苍白、心悸、气短等。

治疗原则为消除病因，对症治疗，缓解贫血。

溶血性贫血患者的护理如下：

1.一般护理 急性溶血患者应绝对卧床，密切观察并记录病情变化：包括皮肤、体温、呼吸、脉搏、血压、意识、尿量及尿色。寒战患者注意防护和保暖，高热患者注意降温。

2.并发症护理 协助患者寻找病因，避免接触与病因有关的因素，以免加重病情。幼红细胞被破坏，血红蛋白入血浆，形成高胆红素血症，致黄疸出现，患者会有不同程度的皮肤瘙痒瘙痒。此时，应安慰患者，嘱其勿搔抓皮肤，避免皮下出血；定时温水擦浴，减轻症状。随病情加重，还会出现血红蛋白尿，尿色为红茶或酱油色，甚至少尿、尿闭致急性肾功能衰竭及意识障碍，应及时发现病情变化，通知医生，嘱患者绝对卧床并做好相应的护理工作。

遵医嘱输血、输液防止休克。急性血管内溶血患者全血输注不应作为首选常规治疗，对于病情危重、组织缺氧明显者，可酌情考虑输注经生理盐水洗涤后的红细胞，并注意掌握成分输血方法，调节输血速度，密切观察患者的反应，防止急性充血性心力衰竭的发生。

四、淋巴瘤

淋巴瘤是一组原发于淋巴结或其他淋巴组织的恶性肿瘤。发病原因不明确，与病毒、感染、免疫缺陷及某些药物有关。

淋巴瘤分为霍奇金病与非霍奇金淋巴瘤，均表现为无痛性淋巴结肿大，肿大的淋巴结可引起邻近器官的压迫症状，伴发热、贫血及消瘦等全身症状。

治疗原则为诊断明确后，采取放疗、化疗或手术治疗方法。

淋巴瘤患者的护理如下：

1.一般护理　早期淋巴瘤患者需适当休息，晚期患者应卧床。化疗、放疗及发热使患者机体消耗量增大，食欲差，故饮食上应注意营养调配，给予高热量、高蛋白质及富含维生素的食品。

2.并发症护理　肿大的淋巴结会引起邻近器官的压迫症状。如纵隔淋巴结严重受累时，患者会出现呼吸困难、发绀等症状，应给予吸氧，半卧位，并安慰患者，避免紧张。消化道受累，常出现腹痛、腹泻及肠梗阻。应注意调节饮食，以流食或少渣食物为主，肠梗阻患者应禁食。骨骼受累时易发生骨折，应减少活动量，注意保护，防止外伤。此外，护士应注意听取患者的主诉，观察病情变化，给予相应的对症护理。

放疗患者易出现口干、恶心及腹泻，应及时对症处理。给予清淡、易消化的食物，鼓励患者进餐。放疗后局部皮肤发红，继而呈黑色，部分患者出现局部瘙痒、疼痛，应注意皮肤护理，保持皮肤的清洁、干燥，不宜搔抓，避免摩擦及风吹日晒。可局部涂抹紫草油、维生素软膏或薄荷淀粉类药物，缓解上述症状。

3.药物不良反应护理　联合化疗，对解除或缓解症状效果显著，应遵医嘱顺序给药。静脉滴注药液勿外渗。怀疑或已有外渗时，应立即停止注射，回抽注射器，尽量减少渗出。因多种化疗药液可致局部组织坏死，应立即给予普鲁卡因局部封闭，并局部冰敷，减轻损害。严密监测患者出入量，及时补充体液量，注意避免电解质紊乱。督促患者多饮水，以促进排尿，使药物代谢产物迅速稀释，排出体外。

第五节　肾脏疾病护理

一、慢性肾功能衰竭

慢性肾功能衰竭是指各种慢性肾脏疾病引起的进行性严重代谢紊乱及其他损害所组成的临床综合征。常见的病因有：肾小球肾炎、间质性肾炎、高血压、糖尿病及梗阻性肾病，多囊肾、遗传性肾病及狼疮性肾炎也较常见。

慢性肾功能衰竭可分成若干阶段。代偿期，患者可没有任何症状，或仅有乏力腰酸、夜尿增多的表现。慢性肾功能衰竭失代偿期以后，乏力、食欲不振、酸中毒及贫血等逐渐明显。进入尿毒症期后，症状进一步加重，常出现恶心、呕吐、皮肤瘙痒、手足抽搐、心慌、气短、呼出尿素味及反应迟钝等表现。尿毒症晚期，上述症状可继续存在并加重，有的还出现嗜睡、谵妄、心包炎、消化道出血、高钾血症及肺水肿等症状。

治疗原则：①减少尿毒症毒素的蓄积，利用肾外途径增加尿毒症毒素的排出。②避免或消除急性肾功能衰竭急剧恶化的危险因素，如血容量不足、严重高血压及严重感染等。③控制慢性肾功能衰竭渐进性发展的因素。减轻肾小球高滤过、高脂血症、继发甲状旁腺功能亢进等；积极控制肾脏基础病变，进行病因治疗。④针对不同的临床表现和并发症，采用综合治疗措施，减轻或消除症状。

慢性肾功能衰竭患者的护理如下：

1.一般护理

（1）慢性肾功能衰竭患者症状严重时应卧床休息，症状缓解后需适当活动，避免过度劳累。病情较重、心功能衰竭及尿毒症脑病的患者应绝对卧床休息，必要时加床档，保证患者安全。

（2）慢性肾功能衰竭的患者由于长期营养不良、贫血及高血压，血管脆性及硬度增加。因此，检查、治疗、静脉输液时，应注意有计划地选择使用血管，尽量保留前臂、肘、踝等大静脉，以备用于血透等治疗。

（3）护理慢性肾功能衰竭患者时，应严密观察病情变化，监测患者的心率、血压、瞳孔、意识、尿量、出血倾向及有无继发感染等。尤其应注意有无神经精神方面的异常。对重症及昏迷患者应加强护理，防止发生意外。

（4）饮食治疗应以高热量、高维生素、低磷、低蛋白质饮食为宜。慢性肾功能衰竭患者血中非必需氨基酸增多，而必需氨基酸减少。故在低蛋白质饮食基础上应限制植物蛋白的摄入，补充优质蛋白质。

（5）对于少尿、无尿的患者应严格控制水分的摄入，并准确记录出入量。

2.症状及并发症的观察和护理

（1）慢性肾功能衰竭，因肾功能严重损害，导致体内非蛋白氮等代谢产物蓄积，使患者出现胃肠道症状，口中有氨味及皮肤色素霜沉积等。因此，做好口腔及皮肤护理尤为重要。

（2）慢性肾衰竭患者由于长期营养不良，多伴有不同程度的贫血，晚期患者可有出血倾向，出现皮下出血点、瘀斑、胃肠道出血及脑出血等。因此，对于低蛋白质饮食治疗的患者，除选择优质蛋白质外，还应补充肾用必需氨基酸、铁剂和叶酸；亦可使用促红细胞生成素皮下注射。输入肾用必需氨基酸时要严格无菌操作，缓慢滴入，一般250mL，4小时滴完。输液过程中如有恶心、呕吐可少量用止吐剂、镇静剂，同时减慢输液速度。切勿在氨基酸内加入其他药物，以免引起不良反应。

（3）慢性肾衰患者可见尿毒性脑病。早期出现疲乏、呆滞、记忆力减退、健忘、失眠、精神委靡、肌肉颤动或不自主抖动，严重者常出现定向力障碍、谵语、躁动、惊厥甚至昏迷等。因此，要加强病情观察，仔细倾听患者主诉，必要时应给患者约束或加床档，保证患者安全。

3.药物治疗和毒不良反应的观察及护理

（1）降压治疗：慢性肾功能衰竭患者多伴有不同程度的高血压，护理同慢性肾炎。

（2）导泻疗法：常用的导泻疗法是大黄制剂口服或保留灌肠，对尿毒症前期患者可缓解部分症状。给予大黄制剂保留灌肠时应注意：①使用前先将大黄制剂用200mL开水充分溶解，浸泡10分钟再加温水到800mL，温度与体温相同。②嘱患者尽量排空粪便，保持肠黏膜和灌肠液充分接触。③操作时插入肛管要深（15～20cm），注药液时速度要慢，一般保留20分钟。④灌肠液不能过凉，以免造成患者因剧烈腹痛而影响灌肠效果。

（3）护理：透析治疗的护理同血液透析和腹膜透析。

二、肾小管酸中毒

肾小管酸中毒是由于远端肾小管泌 H^+ 障碍和近端肾小管对 HCO_3^- 重吸收障碍所引起的尿酸化异常，而导致慢性酸中毒和电解质平衡失调的一组临床综合征。此病的病因尚未完全清楚，一般分为原发性和继发性两种。原发性与遗传有关，多有家族史，有的在幼儿期间即常出现症状；继发性则可由多种疾病，如肾盂肾炎、药物中毒、自身免疫缺陷症及钙代谢异常等引起。

临床表现：①远端肾小管酸中毒，可引起高氯性酸中毒，表现为虚弱无力、厌食、恶心、呕吐；低血钾，表现为肌无力；低钠血症，表现为头痛、表情淡漠、血压偏低；低钙血症，表现为手足抽搐及肾性骨病。②近端肾小管酸中毒主要表现为高氯性酸中毒和低钾血症。

肾小管酸中毒患者的护理：

1.一般护理

（1）肾小管酸中毒严重者需卧床休息。

（2）应给予高热量、高蛋白质及富含多种维生素的饮食。

（3）出入量是反映患者机体内水、电解质和酸碱平衡的重要指标，可直接反映病情变化，而各项实验室检查又为临床诊治提供良好的依据。所以应准确记录出入量，正确收集各种标本并及时送检。

（4）肾小管酸中毒易反复发作，要为患者合理安排饮食起居，避免上呼吸道感染及其他部位的感染，加强锻炼，增强肌体抵抗力。

2.症状及并发症的观察和护理

（1）肾小管酸中毒患者较常见酸碱失衡、电解质紊乱，如低血钾。患者表现为肌无力、腹胀，严重者常出现周期性瘫痪。一般口服或静脉补钾，症状可缓解。因此，在护理患者观察症状的同时，要指导患者按时服药，以确保治疗效果，减少并发症的发生。

（2）肾性骨病，肾小管酸中毒常伴钙代谢异常，对因低血钙出现手足搐搦的患者可静脉或口服钙剂。对此类患者要限制活动，必要时卧床休息，加强护理，防止病理性骨折。

三、急性肾小球肾炎

急性肾小球肾炎（AGN）简称急性肾炎，是一组起病急，以血尿、蛋白尿、水肿和高血压为主要表现，可伴有一过性氮质血症的疾病。本病常有前驱感染，多见于链球菌感染后，其他细菌、病毒和寄生虫感染后亦可引起。本节主要介绍链球菌感染后的急性肾小球肾炎。

急性肾小球肾炎护理：

1.饮食护理　发病初期一般给予高糖、低盐饮食。急性期应严格限制盐的摄入，以减轻水肿和心脏负担，对于严重水肿、高血压或心力衰竭者，更应严格控制。每日进盐应低于3g，对于特别严重病例应完全禁盐。当病情好转，血压下降，水肿消退，尿蛋白减少后，即可由低盐饮食逐步转为正常饮食，防止长期低钠饮食及应用利尿剂引起的水、电解质紊乱或其他并发症。

除限制钠盐外，也应限制饮水量和钾的摄入。每日进水量应为不显性失水量（约

500mL）加上24小时尿量，此进水量包括饮食、饮水、服药、输液等所含水分的总量。进水量的控制应本着宁少毋多的原则。肾功能正常时，给予正常量的蛋白质摄入（1g/kg·d），但当出现氮质血症时，应限制蛋白质的摄入，以优质动物蛋白质为主，如牛奶、鸡蛋、鱼等含必需氨基酸的蛋白质，防止止血中BuN等含氮代谢产物的潴留增加。另外，饮食应注意热量充足、易消化和吸收。

2.休息和运动　为患者创造良好的休息环境。急性期患者应绝对卧床休息，以增加肾血流量和尿量，改善肾功能，减少血尿、蛋白尿。症状比较明显者，嘱其卧床休息4～6周，待水肿消退、肉眼血尿消失、血压平稳、尿常规及其他检查基本正常后，方可逐步增加活动量。病情稳定后可做一些轻体力活动，避免劳累和剧烈活动，坚持1～2年，待完全康复后才能恢复正常的体力劳动。

3.心理护理　限制儿童的活动可使其产生焦虑、烦躁、抑郁等心理反应，故对儿童及青少年患者，应使其充分理解急性期卧床休息及恢复期限制运动的重要性。患者卧床休息期间，应尽量多关心、巡视患者，及时询问患者的需要并予以解决。

4.密切观察血压及体重改变情况　体重的增加更能反映水在体内的潴留，血压的变化能反映血管内血容量的变化，对于指导治疗有重要意义。准确记录24小时出入量，每日测血压2次。

5.观察水肿的程度　水肿较严重的患者应避免穿紧身衣服，衣服宜宽大、柔软，卧床休息时抬高下肢，增加静脉回流，以减轻水肿。经常变换体位，协助患者做好全身皮肤清洁，避免损伤水肿的皮肤。注意观察皮肤有无红肿、破损、化脓等情况发生。尽量避免肌内注射，静脉药物使用时，防止液体从针口渗漏，注意无菌操作。

第六节　慢性肾小球肾炎护理

慢性肾小球肾炎是一种多病因组成的原发性肾小球疾病，多数患者病因不明。

典型的慢性肾小球肾炎多发生在青壮年，出现症状时年龄多数在20～40岁。大多数病例起病缓慢，病程迁延，病程长，从2～3年到数十年不等。临床表现：蛋白尿、血尿、管型尿、水肿、高血压，后期出现贫血和肾功能衰竭。少数病例在整个病程无明显症状，直至出现贫血或尿毒症为首发症状。

慢性肾小球肾炎的治疗以保护肾功能和防止肾功能恶化为原则。

慢性肾小球肾炎患者的护理：

1.一般护理

（1）患者若无明显水肿、高血压、血尿，尿蛋白微量，无肾功能不全表现，可以从事较轻的工作或学习，但要避免过度劳累及受凉，防止呼吸道感染，不使用肾毒性药物。有明显水肿、持续高血压或肾功能进行性减退，应卧床休息，并积极治疗。若有发热或感染，应尽快控制。

（2）盐、蛋白质和水分的供给，应视水肿、高血压和肾功能情况而定，一般给予低盐、适量蛋白质、富含维生素食品。

（3）给予利尿剂治疗的患者应严格准确地记录出入量。

（4）慢性肾炎患者的自然病程变化很大，有部分患者的病情比较稳定，经5～6年，甚至20～30年，才发展到肾功能不全期，极少数患者可自行缓解；另一部分患者病情持续发展或反复急性发作，2～3年内即发展到肾功能衰竭。一般认为，慢性肾炎有持续性高血压及持续性肾功能减退时预后差。总之，慢性肾炎是具有进行性加重倾向的肾小球疾病，预后是比较差的。

2.症状及并发症的观察护理

（1）血尿和蛋白尿是慢性肾炎最常见的症状，患者表现为尿蛋白（+～+++），24小时尿蛋白定量在1.5～2.5g，尿红细胞＞10个/高倍视野，并伴有不同程度的管型尿。护理患者时，要严格记录出入量，同时密切观察患者尿的性质和量，指导并教会患者留取各种尿标本，如清洁中段尿、24小时尿、清晨第一次尿等标本，并告知取尿时的注意事项。

（2）慢性肾炎患者常有不同程度的高血压，尤其是慢性肾炎高血压型的患者，以持续血压增高为主要表现，特别是舒张压持续升高。当舒张压高于13.3kPa时，会进一步加重肾血管痉挛，引起肾血流量减少，肾功能急剧恶化。对于此类患者，护理上要密切观察病情，限制活动，每日监测血压变化，指导患者按时服药，保持排便通畅，防止过度用力引起颅内压增高，警惕患者高血压脑病的发生。

3.药物治疗和毒不良反应的观察和护理

（1）降压治疗：一般多选用扩血管性降压药，以保证有益于肾脏的血流动力学变化，保护肾功能。常用的药物有肼苯达嗪、可乐定、卡托普利及米诺地尔等。由于疾病的病程长，对长期服用降压药的患者，应加强卫生宣传教育，使其充分认识到降压治疗和保护肾功能的作用，嘱患者不可擅自改变药物剂量或停药。同时，还应观察药物的不良反应，如头痛、头晕、便秘及直立性低血压等，以确保满意的疗效。

（2）消肿利尿：利尿剂是慢性肾炎最常用的药物，有关治疗的观察和护理见急性肾小球肾炎。

第七节　内分泌系统疾病护理

一、糖尿病

糖尿病是由于胰岛素分泌绝对或相对不足，引起人体内葡萄糖、脂肪及蛋白质代谢紊乱的一种全身性代谢性疾病。糖尿病可分为两种类型，即胰岛素依赖型及非胰岛素依赖型。病因尚未完全阐明，可能与遗传、自身免疫、环境因素及胰岛素抵抗有关。

糖尿病临床典型症状为多饮、多尿、多食及体重减轻，即"三多一少"。主要特点是高血糖及高尿糖。

治疗方法为：

1.饮食治疗　控制糖尿病患者每日总热能的摄入，做到合理用餐，为其他治疗手段奠定基础。饮食治疗的目的是控制血糖、维持正常体重、增强机体对胰岛素的敏感性。

2.运动治疗　运动亦可以增强机体对胰岛素的敏感性，促进肌肉对葡萄糖的摄取和利用，从而降低血糖。肥胖者可减轻体重，因此，运动是治疗糖尿病必不可少的手段之一。

3.药物治疗　在单纯饮食及运动治疗不能维持血糖正常水平的情况下，应酌情选用口服降糖药或胰岛素治疗。

糖尿病患者的护理：

1.健康教育　目前我国糖尿病患者已达2000万人，糖尿病患病率呈逐年上升趋势。糖尿病已成为严重威胁生命安全的主要慢性非传染性疾病。为降低糖尿病的患病率、致残率及病死率，应重视健康教育。进行糖尿病卫生知识宣传，使大众了解什么是糖尿病及糖尿病对个人、家庭及社会的危害。提倡其他人学习糖尿病有关知识，减少热能摄入，增加体育锻炼，保持正常体重，以预防糖尿病的发生。

对糖耐量减低者进行健康教育的重点是糖尿病症状科普，糖尿病的监测、预防和治疗方法。

对住院糖尿病患者健康教育的重点是心理卫生、饮食调节、运动锻炼、药物治疗原则及如何检查、预防、治疗糖尿病急、慢性并发症等。

2.心理护理　糖尿病是一种终身的慢性病，目前尚无根治方法。因此，糖尿病患者心理负担较重，甚至悲观失望，这对于控制疾病发展是十分不利的。糖尿病患者要保持开朗、平静的心情，树立长期与疾病作斗争的信心。

3.饮食护理　糖尿病患者的饮食要定量、定时、少吃盐、不吃糖，可多食纤维素丰富的食物。应指导患者参照食物交换份调整饮食结构。食物交换份是将食物按其所含营养成分的比例分为6类，标明各类食物提供同等热能376kJ的重量，以便交换使用。这样既能使糖尿病患者饮食丰富多彩，享受正常人进食的乐趣，又不至于热能摄取过多或者过少。

4.运动治疗护理　嘱患者长期坚持适量的体育锻炼，保持血糖水平的正常和身体的健美。应选择适量的、全身性的、有节奏的锻炼项目，如做操、打拳、慢跑、跳交谊舞、扭秧歌等。但在血糖控制不稳定、出现心血管并发症、糖尿病肾病时，不宜进行体育锻炼。

5.药物治疗护理

（1）口服降糖药注意事项：嘱患者按时及正确服药。磺脲类药物应在饭前15～30分钟服用。双胍类药物对胃肠道有刺激作用，可在饭中或饭后服用。

（2）胰岛素的注射方法：应用胰岛素治疗时，必需指导患者或家属掌握正确注射方法。胰岛素应在饭前15～30分钟皮下注射。常用注射部位有上臂三角肌下缘、腹部脐周、大腿外侧、前臂及臀部外上1/4处。应经常更换部位，防止注射皮肤局部硬化而吸收不良，两种胰岛素同时注射时应先抽短效胰岛素后抽长效胰岛素混匀后方可注射，抽药先后顺序不可颠倒，否则长效胰岛素会通过针头带到短效胰岛素瓶内而影响短效胰岛素的速效效果。

6.并发症的预防及护理　糖尿病并发症分急性并发症和慢性并发症两种。糖尿病急性并发症包括急性感染、酮症酸中毒、高渗性非酮症昏迷和低血糖症。相应的预防护理措施如下：

（1）较常见的急性感染：如呼吸道、泌尿道及皮肤感染等。每年对糖尿病患者进行1～2次胸部X线检查，有助于早期防治呼吸道炎症。糖尿病患者要注意会阴部卫生，防止泌尿系感染。嘱患者保持皮肤清洁，经常洗澡，勤换内衣；避免皮肤损伤，对任何轻微的皮肤损伤都必需及时治疗。糖尿病患者下肢可并发神经病变和血管病变，足部容易受损伤导致感染，一旦感染很难控制，可造成下肢坏死甚至截肢，因此糖尿病患者的足部护理尤为重要。患者可用温水泡脚，要避免烫伤；不宜穿太紧、太硬的鞋，鞋的通气性要好。修剪趾甲时，不能剪得太短，以免损伤皮肤、伤及甲沟造成感染。平时经常检查足部有无红肿、水疱、溃疡及感染，一旦发现及早治疗。

（2）糖尿病酮症酸中毒：预防措施是患者不要随意停用胰岛素或减少胰岛素的剂量，去除急性感染、创伤等诱因，可有效地防止酮症酸中毒的发生。已发生酮症酸中毒的患者应卧床休息，根据医嘱及时补液纠正脱水；清醒的患者则应多补水以加速酮体排出，遵医嘱每2～4小时查血糖、电解质，必要时抽血做血气分析，定时留取尿标本查尿糖及酮体。准确记录出入量，密切观察生命体征，以便及时发现病情变化。

（3）糖尿病高渗性非酮症昏迷：诱因主要是没有实施正规治疗，甚至误用高糖药物或输含糖液；有感染、心绞痛或心肌梗死等急性情况；失水过多造成血液浓缩。预防的关键在于早期发现、积极治疗。

（4）低血糖症：主要是因为没有掌握好饮食、运动和药物治疗这3条原则，如进食量不够，运动量过大，或者药物使用不合理等。护士要注意观察患者有无低血糖反应，指导患者了解低血糖症状，学会自我观察，以便及时发现、及时纠正。发生低血糖后，应立即进食或喝糖水，严重者给予静脉注射50%葡萄糖溶液40～60 mL。

（5）糖尿病慢性并发症：包括心血管并发症、眼底病变、肾脏并发症及神经并发症。及早发现并控制糖尿病是预防和延缓糖尿病慢性并发症的关键。糖尿病患者应定期检查心血管系统、肾脏及眼底有无病变，以便早发现和早治疗。

7.糖尿病患者的自我监护　教会患者正确测尿糖，以间接了解血糖情况。发现尿糖持续升高，应及时找医生调整治疗方案。

二、原发性甲状旁腺功能亢进症

原发性甲状旁腺功能亢进症（简称原发性甲旁亢）是由于甲状旁腺增生、腺瘤或腺癌引起甲状旁腺激素分泌过多，造成钙、磷代谢紊乱的疾病。

临床表现：

1.高血钙综合征　患者表现为乏力、记忆力减退、烦躁、失眠、定向力消失，严重者可昏迷；可有食欲不振、恶心、呕吐及便秘等胃肠道症状；溃疡病发生率可增高；高血钙可致心动过速、心律失常。

2.泌尿系统改变 患者尿量增多、口渴、多饮，亦可出现泌尿系结石。

3.骨骼改变 患者身材变矮，可有纤维性囊性骨炎；有全身或局部骨痛，行走困难，易出现病理性骨折。

治疗原则：对于轻度高钙血症的患者可随访观察，如出现明显症状或有并发症时应手术治疗。

原发性甲状旁腺功能亢进症患者的护理：

1.一般护理

（1）根据病情限制患者活动，给予适当的生活护理。安排患者睡硬板床，避免发生病理性骨折。

（2）已发生骨折的患者应绝对卧床，抬高患肢，并注意观察骨折部位血液循环情况。

（3）术前给予患者低钙高磷饮食。含钙低的食物有：猪肝、鸡、带鱼、牛羊肉及西瓜等。含磷高的食物有：小米、玉米、番茄、花生米及核桃等。手术后则应改为高钙、低磷饮食。嘱患者多吃含纤维素高的食物，保持排便通畅，必要时服缓泻剂。

（4）加强皮肤、口腔护理。卧床患者应按时翻身，防止发生压疮。翻身时动作要轻，以免发生新的骨折。

2.留尿的注意事项 留24小时尿时，容器一定要用蒸馏水冲洗干净，保证无尿垢，并加入10 mL稀盐酸做防腐剂。

3.预防并发症 注意观察病情变化及有无并发症发生，如泌尿系感染、顽固性溃疡等。

4.其他做功能试验 需要控制钙、磷摄入量，给予代谢饭。应嘱患者将代谢饭全部食入，喝水只能喝蒸馏水，以保证试验的准确性。

三、皮质醇增多症

皮质醇增多症是由于肾上腺皮质分泌过多的糖皮质激素，造成体内糖、蛋白质及脂肪代谢紊乱的一组临床综合征。可由于肾上腺皮质腺瘤及腺癌，分泌过多的皮质醇；亦可因为垂体腺瘤分泌过多的促肾上腺皮质激素引起双侧肾上腺皮质增生，导致皮质醇分泌增多。

患者以向心性肥胖、满月脸、水牛背、皮肤紫纹、痤疮、多毛、色素沉着、性功能低下、月经失调、高血压、糖尿病及骨质疏松等为主要表现。

由肾上腺皮质腺瘤引起的皮质醇增多症，手术切除肿瘤可使患者获得痊愈。由垂体腺瘤引起的皮质醇增多症，首选治疗方法是经蝶鞍行垂体瘤切除术。对手术后复发或不能经蝶鞍手术的患者，可行双侧肾上腺大部切除加垂体放疗。药物治疗适用于不宜手术的患者及手术前后的辅助治疗。

皮质醇增多症患者的护理如下：

1.由于患者体型特殊、精神压力较大，故应体贴患者。告知患者手术治疗效果是显著的，手术后特殊体型可以纠正，鼓励患者增强战胜疾病的信心。

2.对于骨质疏松的患者应加强生活护理，避免摔、碰，应睡硬板床，防止病理性骨折。

3.加强基础护理，防止患者因抵抗力降低致口腔、会阴及呼吸道感染。

4.密切观察患者血压和血糖变化。经常询问患者有无四肢乏力、软瘫等低血钾表现，发现异常及时处理。

5.准确、及时留取血、尿标本，以协助诊断。

6.对有精神症状的患者应加强保护，防止发生意外。

四、原发性醛固酮增多症

原发性醛固酮增多症是由肾上腺皮质腺瘤、腺癌或增生，分泌过多的醛固酮，引起一系列贮钠排钾的临床综合征。

由于醛固酮的贮钠排钾作用，患者表现为高血压、低血钾及碱中毒，常出现头痛、头晕、肌肉收缩无力、口渴、多尿、夜尿增多及手足搐搦等症状。

肾上腺皮质腺瘤可以采用手术方法获得治愈。肾上腺皮质增生的患者手术效果不理想，可采药物使用物治疗。

原发性醛固酮增多症患者的护理如下：

1.患者有血压高、血钾低，嘱其尽量卧床休息，减少活动。对于肌无力、软瘫的患者应加强生活护理和防护措施，保证其安全。

2.给予低钠高钾饮食，含钾高的食物有香菇、海带、紫菜、香蕉、红枣、红果及杏等。

3.密切观察患者血钾和血压变化。一般每周查血钾1次，每日测量血压2次。经常巡视患者，注意有无肌无力、呼吸困难、神态改变及心律失常等低血钾表现。若发现异常及时报告医生处理。

4.准确记录24小时尿量，必要时记录出入量。

5.进行高钠、低钾或螺内酯试验时，按实验要求严格控制钠、钾摄入，吃代谢饭、喝蒸馏水，不用牙膏刷牙，不服用其他药物。除规定的代谢饭外，不得食入其他食物。试验期间遵医嘱正确留取血、尿标本。

6.抽血查醛固酮、肾素活性时，应让患者保持基础代谢状态，晨4时叫患者排尿后绝对卧床至8时准时抽血，将抽出的血液注入含有抗凝剂的试管内充分混匀，置于4℃冰水中。抽血后立即给患者肌内注射呋塞米40mg，坚持站立位，直到10时再抽血。终止试验后患者才能进食。试验期间注意观察病情变化。

第八节 风湿性疾病护理

一、多发性肌炎、皮肌炎

多发性肌炎、皮肌炎是主要累及四肢近端和躯干横纹肌的弥漫性炎性疾患。如肌炎同时伴特征性皮疹和皮肤水肿，则称为皮肌炎。病因迄今不明。近年来研究发现，患者肌肉内皮细胞、血管内皮细胞胞核内、细胞质内有似粘病毒样物质，血清中柯萨奇病毒B的中和抗体滴度增高，提示可能与病毒感染有关。也有报告，在患者血中有抗核糖核蛋白（RNP）抗体、抗多发肌炎-1（PM-1）抗体等自身抗体，提示本病为自身免疫病。此外，某些肌炎病例与恶性肿瘤之间存在一定的联系。

临床表现为起病缓慢，逐渐出现对称性近侧肌群软弱无力，肌肉肿胀，肌力下降，表现为下蹲、起立、抬腿、抬头、举物、抬臂、吞咽、发音，甚至呼吸等动作困难。而急性多发性肌炎则发病迅速，伴或不伴有水肿性皮疹，严重患者可见全身症状，有发热、关节疼痛和体重迅速下降。肌炎早期均有肌肉压痛和运动痛，晚期常出现肌萎缩。

皮肌炎的皮肤损害可先于或与肌肉受累同时发生。向阳性皮疹是患者上眼睑出现一种特殊的均匀性暗紫色肿胀，此为皮肌炎特征。病变还可累及心、肺、胃肠道，以致功能障碍，甚至丧失。部分患者可合并肿瘤，以肺癌、乳腺癌、胃癌及子宫癌多见。

药物治疗以糖皮质激素为首选药物，必要时可加用免疫抑制剂。

多发性肌炎、皮肌炎患者的护理：

本病病因不明，渐进性肌力下降，给患者造成很大心理负担和生理功能障碍。护士应耐心、细致地做好心理疏导和生活护理，帮助患者认识疾病，鼓励患者树立战胜疾病的信心，配合治疗，争取病情的缓解。

急性多发性肌炎患者，病情发展迅速，临床症状严重，应卧床休息，避免肌肉损伤。严密观察病情变化，如呼吸肌无力而出现的呼吸困难甚至窒息，及心肌受损而出现严重的心律失常等，均应做好各种抢救准备。

缓解期患者肌酶谱、肌活检、肌电图皆好转或趋于正常，可适量活动，锻炼增强肌力。每日行温水浴，按摩肌肉，鼓励患者尽量自己料理生活，以提高动作协调能力，延缓肌力下降和肌肉萎缩过程。同时，注意避免日光暴晒或受冻。女性患者尽量避免妊娠，以免病情复发或恶化。

给予营养丰富、易消化、高蛋白质、多维生素饮食，利于肌力恢复。对吞咽困难者，给予半流质或流质饮食，宜采用少量多餐的方法。进食有呛咳者必要时给予鼻饲，避免引起吸入性肺炎。

皮肤护理极为重要。皮肌炎急性期，皮肤仅表现红肿或小疱，局部可使用炉甘石洗剂或单纯粉剂涂抹。如有渗出可使用1∶8000高锰酸钾溶液或3%硼酸溶液冷湿敷。

发生皮肤破溃时应防止皮肤感染。皮损局部保持清洁、干燥，尽量不予包扎。每日更换衣裤、被单，保持清洁卫生，减少感染机会。如皮损并发感染，应做细菌培养，根据结果，采取相应的处理。

二、系统性硬化症

系统性硬化症是以皮肤、滑膜及指（趾）动脉出现纤维化或退行性变化为特征的一种全身性结缔组织疾病。病因尚不明了，一般认为可能与自身免疫反应、遗传因素、结缔组织代谢异常和自主神经功能紊乱有关。

临床常见面部和双手水肿、僵硬、皮纹消失、皮肤光滑而细薄、面容刻板、张口困难。同时，伴有手指或足趾短时间的肤色苍白—红紫—恢复正常的雷诺现象。关节肿痛、强直；皮肤变硬、挛缩；关节畸形固定。因骨缺血、溶解、吸收，致手指缩短。

本病还可累及肺、心、肾及胃肠道，以致脏器的功能紊乱、衰竭。

本病尚无根治方法，主要采用对症治疗和支持疗法。如累及心脏出现心包积液等，可应用糖皮质激素治疗；应用青霉胺抑制胶原纤维结节，使皮肤柔软；应用硝苯地平，降低雷诺现象发作频率。

系统性硬化症患者的护理：

1.皮肤护理　硬皮病患者的皮肤极易发生皲裂，由于血管病理改变，皲裂难以愈合并易发生感染。因此，患者应保持皮肤清洁，每日或隔日进行热水浴。同时，避免使用碱性较强的肥皂，并涂护肤油脂，以保护皮肤。

根据气候变化，及时实施保暖或散热措施，采用升高室温，增添衣服等方法进行保暖；采用降低环境温度、浸浴等进行散热，以替代皮肤部分功能。尽量避免皮肤损伤，一旦出现要积极预防感染，缩小创面，促进愈合。

2.疼痛的护理　由于肢端血管管腔变窄，痉挛收缩，造成肢端皮肤苍白疼痛，可使用硝酸甘油膏剂涂擦局部皮肤，以改善症状。同时，应稳定患者情绪，避免激动；减少刺激血管收缩的因素，如寒冷、吸烟等。维护肢端血运通畅，减轻症状。

3.缓解关节障碍的护理　为减缓四肢皮肤硬化和纤维化所造成的活动障碍及肌肉因废用而发生的萎缩，可根据情况，每日做肢体屈曲、伸展及关节旋转运动。运动前应进行肢体按摩，以缓解肌肉紧张。

4.内脏受累患者的护理　肺脏受累是本病常见受累器官之一，肺纤维化造成弥散和通气障碍，呼吸困难，最终可并发感染，危及生命。其护理可参照呼吸系统疾病的护理。

胃肠受累的患者，在加强营养的基础上给予易消化饮食或半流食，利于吞咽，减轻胃肠负担。吞咽困难者，进食时需细嚼慢咽。对消化吸收不良或脂肪泻患者，给予低脂饮食。对并发食管裂孔疝、食管炎、食管反流及食管狭窄者应积极治疗。对心肌纤维化并发心脏功能障碍者的护理参见第二节循环系统疾病护理。

5.心理护理　本病有自行缓解倾向，许多症状受精神因素的影响。护士应努力做好耐心细致的解释工作，帮助患者树立信心，掌握自我护理的技能，使其保持乐观的情绪，积极配合治疗。

三、干燥综合征

干燥综合征是以唾液腺、泪腺分泌减少，淋巴细胞和浆细胞浸润为特点的自身免疫病，病因尚不明。研究提示，可能是在遗传因素、性激素和感染因素作用下，免疫调节失常而发病。可能与EB病毒感染有关，并与人类白细胞抗原-B8（HLA-B8）和人类白细胞抗原-DR3（HLA-DR3）相关。

临床表现：泪腺分泌减少，眼内异物感、烧灼感，眼角、眼眦分泌物多，眼干燥，可有干燥性结膜炎，视物模糊、红眼、眼痛。

唾液腺分泌不足，舌、唇干裂，咀嚼和吞咽困难。口腔和咽喉部烧灼感，声音嘶哑或发音减弱，腮腺肿胀、不适、疼痛并易感染。

胃肠道腺体受累，常出现消化不良、腹泻、黄疸、萎缩性胃炎和慢性胰腺炎。鼻和气管干燥，有慢性咳嗽。汗腺受累常出现皮肤干燥、脱屑、瘙痒。阴道干燥，致阴道瘙痒，性交灼痛、困难。

部分患者可有结节红斑及紫癜；肾脏可有远端肾小管损坏，导致氢离子、钾离子交换障碍，出现肾小管酸中毒，表现为周期性低血钾性麻痹。约有50%患者出现淋巴结肿大，并易发生恶性淋巴瘤。

本病目前尚无根治方法，主要采用替代治疗和对症治疗。如应用人工泪液减轻眼干症状；出现低血钾时，给予氯化钾药物治疗。

干燥综合征患者的护理：

1.口、眼的护理　保持口腔内清洁，三餐后刷牙、漱口，以减少龋齿，防止口腔继发感染。为防止口干加重，应戒烟酒，避免服用含抗胆碱能作用的药物。应用人工泪液，减轻角膜的损伤及眼干不适，睡前涂眼药膏，戴防风眼镜，注意眼部清洁，减少感染。

2.皮肤护理的特殊要求　少用或不用碱性肥皂，选用中性肥皂。宜使用油质香脂，减少皮肤干燥瘙痒症状。

3.伴有肾小管酸中毒　应定期测定血清钾、钠、氯和二氧化碳结合力，注意观察尿量及有无尿路结石症状。同时，加强会阴部清洁，防止泌尿系感染。

给予高钾的食物，如谷类、鱼类、瘦肉、蘑菇、香蕉、橘子等。口服药物补钾应在饭后或饭中服用，以减少对胃肠的刺激。

注意观察有无呼吸肌麻痹、肠麻痹及严重的心律失常，一旦发生立即给予相应的抢救措施。

4.有呼吸道病变或有呼吸道感染　应加强对鼻腔、气管、支气管的湿化，每日给予蒸汽吸入或超声雾化吸入，促进于尘埃、异物及分泌物的排出。

5.消化道腺体分泌减少　患者可出现吞咽困难、味觉低下、消化不良、食欲差，应给予多维生素、易消化的流质或半流质饮食。每日补充胃蛋白酶合剂、胰酶片等药物，以促进蛋白质、脂肪、淀粉的分解消化。

四、白塞病

白塞病是以累及全身血管为主要特征的自身免疫病，又称口、眼、生殖器三联综合征。病因迄今不明，可能与病毒、链球菌、结核分枝杆菌感染有关。有研究发现与某些微量元素缺乏有关。因在患者体内可找到抗黏膜抗体，故认为此病与自身免疫有关。

临床表现以口腔溃疡、会阴部溃疡及眼部溃疡为典型症状，多为痛性溃疡，易反复发作或持续存在。眼部损害终可导致失明。多种类型的皮炎及皮肤过敏也是本病的主要症状。皮肤针刺试验阳性，是本病特征性试验。病变亦可累及消化道、中枢神经系统及周身血管，出现炎性改变及溃疡等症状。

本病目前尚无根治方法。应用秋水仙碱，可防止溃疡、动静脉炎、虹膜炎及滑膜炎的发生及发展。内脏受累者，采用糖皮质激素和免疫抑制剂联合治疗。部分患者血清抗氧化蛋白衍生物（PPD）抗体阳性、结核菌素试验呈强阳性，给予抗结核治疗，病情得以缓解。

白塞病患者的护理：

1.口腔溃疡的护理 加强口腔护理，必要时每日3次清洁口腔，防止感染。每餐后漱口涂药，以保持溃疡面清洁。溃疡部位可使用锡类散、青黛散、口腔溃疡Ⅱ号及利福平溃疡膜等药物，促进愈合。

如溃疡面分泌物多，可用3%过氧化氢液清洁创面，用1.5%过氧化氢溶液漱口，使溃疡面清洁，便于涂药，促进溃疡愈合。

2.皮肤护理 保持皮肤清洁，经常更换衣裤、被褥，预防毛囊炎和痤疮的发生。避免外伤，预防各种变态反应，一旦出现外伤或感染，应及时对症处理。

3.会阴部溃疡的护理 每日清洗会阴2次，保持溃疡面清洁；清洁后外敷溃疡散；如渗出液较多，可外涂2%龙胆紫；溃疡面并发感染，可用1∶5000高锰酸钾液坐浴或清洗，外涂2.5%金霉素甘油。

第九节　神经内科疾病护理

一、脑梗死

由于血管狭窄或闭塞，供血不足而使相应的局部脑组织缺血坏死，称为脑梗死。按不同病因和发病机制，临床常见类型为脑动脉血栓形成性脑梗死、栓塞性脑梗死和脑腔隙梗死。脑血栓形成最常见的病因是脑动脉硬化、高血压、高血脂、糖尿病及脑动脉炎等。脑栓塞是来自身体各部的栓子，包括不溶于血液中的固体、液体、气体和血凝块等，通过颈动脉或椎动脉阻塞脑血管所致。脑腔隙栓塞是由于微小动脉硬化，来自心脏或大动脉的小栓子阻塞微小动脉，引起脑微小动脉梗死。

脑梗死的临床表现：

1.脑血栓形成　有动脉硬化病史者多在60岁以上发病，动脉炎性脑血栓形成可发生在任何年龄。多在睡眠状态下发病，表现为头晕、肢体麻木无力及偏瘫，2～3日以达到高峰。

2.脑栓塞　临床表现类似脑血栓形成，但起病急骤，无任何前驱脑症状。大的动脉栓塞或多发性脑梗死，可因广泛脑水肿或原发病恶化导致死。同时，伴有原发病，如风湿性心脏病、冠心病及心肌梗死的症状。

治疗原则：

1.脑血栓形成急性期治疗原则为改善缺血区的血液供应，增进氧的供应和利用，降低脑代谢，防止并发症。

2.脑梗死的治疗包括脑梗死和原发栓子疾病及并发症治疗。早期应用抗凝治疗、静脉或动脉溶栓方法有一定疗效。对心脏病进行内外科处理；对亚急性心内膜炎及其他感染并发症应采取有效和足量的抗生素治疗。

脑梗死患者的护理如下：

1.一般护理　脑梗死急性期应卧床休息，头位不宜过高，促进脑部血液供应。梗死灶小、肢体功能障碍不明显者，需适当下床活动。对卧床患者做好生活护理，定时翻身，保持皮肤清洁干燥，防止压疮发生。易消化低脂饮食；昏迷患者及吞咽困难者，采用鼻饲。注意口腔护理，保持口腔清洁卫生。便秘者，可服缓泻剂，保持排便通畅。

2.症状护理　患者出现意识障碍、呕吐及血压增高等颅压增高症状时，可用脱水剂治疗。吸氧纠正脑缺氧。痰多不易咳出时可雾化吸入，稀释痰液有利于排痰和保持呼吸道通畅。急性期血压偏高，不宜快速降压，调整至适合范围，以保持脑血液供应。对脑梗死患者，注意对原发病的护理，观察患者心率，有无水肿情况；输液速度要慢，防止心力衰竭。警惕发生新的脑栓塞，以便及时进行处理。

3.用药观察　进行溶栓抗凝治疗时，应准确给药，观察药物使用反应。抗凝治疗开始时每日检验凝血酶原活动度，稳定后，每周检验1次，作为药物使用情况的观察及药物调整的依据。注意皮肤和黏膜有无出血点，有无血尿及消化道出血，一旦发生应立即停药。在抗凝治疗过程中应避免针灸及脑血管造影等，防止引起出血。结束疗程时，应逐步减少药量直到停药，使凝血酶原逐渐回升至正常。

4.康复指导　康复期功能恢复训练同脑出血。

二、癫痫

癫痫是由于大脑神经元异常放电所引起的一过性反复发作的短暂大脑功能失调的临床综合征，分为原发性癫痫和继发性癫痫（也称症状性癫痫）两大类。常见原因有：脑肿瘤、炎症、脑血管病及外伤等。缺氧、内分泌障碍和心血管疾病亦可引起癫痫发作。诱发因素有惊恐、情绪激动、疲劳、饥饿及饮酒等。

癫痫临床表现分为全身性发作和部分性发作。全身性发作以意识障碍和全身抽搐为主，表现为突然意识丧失，四肢强直，肢体和躯干肌肉阵挛性抽动，伴口吐白沫、咬舌、尿失禁，抽搐停止后进入昏迷。部分性发作为一个肢体或面部阵发性抽搐，一般持续数秒到数分钟，无明显意识障碍。精神运动性发作也称复杂部分发作，表现视、听、嗅、味等幻觉，情感和思维障碍，发作后无记忆。

癫痫治疗原则为一般卫生教育，去除致病或诱发因素，应用抗癫痫药物治疗，少部分难治癫痫需要外科手术治疗。

癫痫患者的护理：

1.一般护理　对全身性发作的患者，应随时做好保护准备。如患者在站立或行走中突然发作，需快速扶其躺下。有先兆者自行就地躺下，防止抽搐时摔倒跌伤。发作时注意保护头和四肢，摘下眼镜、假牙，解开衣领腰带。保持呼吸通畅，头转向一侧，及时清理呼吸道分泌物，防呕吐物反流气管而窒息。用手托下颌，避免下颌关节脱臼。用缠有纱布的压舌板置于上下臼齿之间，以免咬伤舌头。抽搐时勿用力按压抽搐的肢体，以免骨折和脱臼。床旁有人保护，加床挡，防止坠床。发作时常大汗淋漓，尿便失禁，发作后应予擦干，更换清洁内衣裤，预防感冒。精神运动性发作的患者，应注意保护，防自伤、伤人或走失。抽搐发作后应很好休息，消除疲劳。进高热量易消化饮食，避免过饱。

2.癫痫连续状态护理　患者发作间歇期意识一直不清醒，称为癫痫连续状态，常伴有高热、脱水和酸中毒，如不及时抢救，中止发作，会因全身器官衰竭、功能紊乱而死亡。需配合医生在最短的时间内中止发作，并保证在24~48小时内不再发作。严密观察患者意识、发作控制情况，药物使用后效果不好，应加大剂量或更换药物。一些药物需根据患者呼吸、血压、心律变化及发作情况控制使用。抑制呼吸的药物，使用时应注意观察。因连续抽搐致脑缺血、缺氧导致脑水肿、颅内压增高时，使用脱水剂降低颅内压。吸氧、吸痰保持呼吸道通畅。无自主呼吸者，行气管切开，使用人工呼吸机维持呼吸。静脉输液保持水、电解质平衡。抗生素预防、治疗肺部感染。加强口腔护理，防止口腔感染。注意皮肤护理，防止压疮发生。

3.健康教育　患者应建立严格的生活制度。可进行适度体育运动；注意安全，不宜驾车、游泳、单独在河边或夜间外出；不能从事高空作业，不在转动很快的机器或锅炉旁工作，平时远离火炉和开水锅等危险处，防止发作时出现意外。避免各种诱发因素，如精神刺激、惊吓等。妇女经期限制水量，不宜妊娠，不可过于劳累和暴饮暴食。饮食应富于营养易消化，多吃新鲜水果和蔬菜，忌烟酒和辛辣食物。鼓励患者和正常人一样生活、工作和学习。继发性癫痫应尽快明确发病原因，针对病因进行治疗。癫痫患者应遵医嘱服药，不得自行随意增减药量及更换药物，防止癫痫连续状态发生。

三、帕金森病

原发性帕金森病又称帕金森病，继发于各种病因的帕金森病称帕金森综合征，为黑质和黑质纹状体通路病变所致。原发性帕金森病病因不明，继发者原因有多种，如一氧化碳、锰、汞、氢化物中毒，长期服利血平、氯丙嗪等药物，以及脑血管病等。

原发性帕金森病患者，多发生于50~60岁，震颤的特点为运动时减轻，静止时明显；情绪激动时加重；睡眠时消失。震颤的同时出现肌张力增高，患者面无表情，两眼直视，很少瞬目以及行走时重心向前移的特殊姿态。患者随意运动减少，不能做精细动作，协调运动发生障碍，起步困难，越走越快，咀嚼无力，吞咽困难，流口水，说话不清。

治疗原则为酌情应用抗胆碱能药、多巴胺替代疗法和多巴胺受体激动剂，以减轻症状，但不能阻止本病的进展。鼓励患者多活动。

帕金森病患者的护理：

1.一般护理 严重震颤，有肌强直者，需卧床休息；症状减轻者鼓励下床活动。休养环境应清洁、舒适，使患者精神放松，以减轻症状。进低胆固醇、多维生素及易消化软食。避免刺激性食物，多吃新鲜水果、蔬菜，预防便秘。因咀嚼吞咽缓慢、进餐时间长，冬天注意饭菜保温。手震颤持物不稳、自行进餐困难者，应耐心喂水喂饭，防止呛咳和口腔内积存食物。吞咽困难者，可鼻饲进食，以保证热量。加强口腔护理，保持口腔清洁。

2.症状护理 患者步态不稳，动作笨拙，需陪伴照顾，防止跌伤。长期卧床患者加强皮肤护理，定时翻身，保持皮肤清洁，防止压疮发生。流口水多时，及时擦干，保持衣服洁净。每日对肢体进行被动活动，防止关节挛缩。患者生活自理困难，精神负担重，需关心、安慰患者，鼓励患者多活动，坚持工作和学习。

3.药物使用观察 主要用抗胆碱能药和左旋多巴治疗，应注意观察药物使用后反应。常见不良反应有食欲不振、口干、眼花、无汗、面红、恶心及失眠，严重者出现谵妄和消化道溃疡等。服药后，还可能出现直立性低血压，故患者更换体位时应缓慢。有青光眼的患者禁用此类药物。出现严重不良反应时，应与医生联系减少药量或更换药物使用。

四、急性感染性多发性神经炎

急性感染性多发性神经炎又称急性多发性神经根神经炎或格林-巴利综合征，是累及多数脊神经根和周围神经及脑神经的炎性脱髓鞘性疾病。病因不明，可能与病毒感染有关，或为自身免疫疾病。

多数患者起病前数天至数周有上呼吸道或胃肠道感染的症状，常表现为四肢对称性弛缓性瘫痪，严重的累及肋间肌和膈肌导致呼吸麻痹。有些患者可有手套袜子型感觉减退。部分患者有脑神经损害，表现为面瘫、吞咽困难、声音嘶哑等。脑脊液有蛋白——细胞分离现象，即脑脊液中细胞数正常，而蛋白量增高，为本病的特征。

治疗采用血浆交换治疗，亦可用糖皮质激素短期冲击疗法。如无条件做特殊治疗，可对症治疗，加强护理，病情亦可自限，逐渐恢复。

急性感染性多发性神经炎患者的护理：

1.一般护理 急性期卧床休息，以减轻肢体肌肉负担。多数患者有明显腓肠肌、前臂肌疼痛，应避免触碰，可用止痛剂。有四肢瘫痪、活动受限及焦虑不安时，要安慰患者，生活上照顾周到，耐心为患者更换体位，减轻痛苦。进半流易消化饮食，吞咽困难者，给以鼻饲。加强皮肤护理，防止压疮发生。患者卧床时间长，活动减少，肠蠕动减慢，常有便秘，应多饮水，服缓泻剂，使用开塞露等方法通便，保持排便通畅。患者抵抗力差，避免受凉，预防感冒和肺部感染等并发症。

2.注意观察呼吸变化　急性期病情不稳，常出现呼吸肌群无力、呼吸困难、咳痰无力、烦躁不安及口唇发绀等缺氧症状，应及时给氧、吸痰，必要时进行气管切开，使用人工呼吸机辅助呼吸。病情稳定后，自主呼吸恢复，待呼吸有力后停用呼吸机。肺部炎症好转，痰减少，咳痰有力后，应尽早拔除气管插管。

3.肢体功能恢复　瘫痪肢体应置于功能位置，防止挛缩及畸形，可用针灸、按摩和被动活动等方法促进功能恢复。逐步训练坐、站、行的功能，做到自己进餐、如厕，提高生活自理能力，一般1～3个月好转，半年至1年痊愈。

（褚　艳　赵　宏　李永娜　徐海静）

第三章 传染病护理

第一节 传染病护理常规

一、一般护理常规

传染病除按一般疾病护理常规护理外，还要做到以下几点：

1.保持病室的清洁，严格执行消毒隔离制度，根据病原菌和传播途径，采取有效的消毒隔离方法，防止交叉感染及传染病的扩散。

2.教会患者相应的消毒隔离方法。

3.根据传染病的临床特征，密切观察病情。注意观察发热的热型、时间、热度及发热的伴随症状和体征；皮疹及黏膜疹的类型、疹型、分布、出疹的顺序、时间及皮疹以外的症状和体征；黄疸的发生、发展及消退情况；淋巴结肿大与否；毒血症、菌血症、败血症、脓毒血症及脱水和呼吸衰竭的临床表现。

4.依据不同传染病的治疗护理要求，实施护理措施。特别要正确实施发热、皮疹、脱水补液、出血、呼吸衰竭的护理。

5.根据病原菌、病原学的特点及实验室检查的要求，正确留取标本。

二、隔离常规

1.一般隔离

（1）各项治疗护理工作必需严格按清洁区、半污染区、污染区的区域划分执行。

（2）工作人员进入半污染区、污染区须着工作服。工作服被污染性重的物质污染后，应及时更换并进行卫生整顿，按规定着隔离衣。接触不同病种需更换隔离衣。穿隔离衣不得进入半污染区和清洁区。

（3）凡患者接触过、使用过的物品及污染物，未经消毒不得放入半污染区和清洁区，半污染区物品未经消毒不得放入清洁区。

（4）不同病种患者应分室居住，分室就诊。不得不住同一室时，须做好床边隔离，病床加隔离标志，并做好公共用物的隔离和消毒。患者之间禁止交换物品及互相接触，并教会患者使用避污纸。无特殊隔离建筑设备条件的病区，应在隔离单位的门上设置传染病传播途径的隔离标志。

（5）疑诊为传染病时，应在观察室隔离观察。非传染病科检查出传染病时，应及时隔离、会诊、转科或转院。

（6）不同病种患者检查、治疗时诊疗床应垫清洁垫。用平车或轮椅等运送患者时车或椅上应铺清洁单。

（7）患者使用过的治疗、护理及生活等物品，未经消毒不得给其他病种的患者使用。

（8）接触患者体液或血液的物品，未经消毒灭菌，不得给其他患者使用。

（9）溅出的血液和体液需消毒后再清洁。

（10）发药和开饭时，药车、药盘和饭车等不得进入病房，保持操作者手部不受污染。

（11）治疗室、配餐室、病房、厕所拖布要有标记，并分开清洗。

（12）婴儿用品单独使用。

（13）治疗车物品摆放，上层为清洁区，下层为污染区。

（14）患者住院时不得外出，不同病种患者不得互串病房，患者活动仅限于污染区。

（15）探视者需使用隔离垫或者隔离衣，不得在病房饮水、吃东西。离开时洗手，陪伴人员需着病号服，离开时需经卫生整顿。

2.严密隔离

（1）设专用隔离室，门窗严密关闭，感染同一病原菌的患者可同住一室。有条件应使用有滤器或消毒作用的负压机械通风设备。如无此设备，用高效、广谱消毒剂对空气、物体表面、2m以下墙面、地面消毒，每日1～3次。

（2）设专人护理，进入隔离室的所有人员应穿戴隔离衣、帽、鞋、口罩和手套。离开隔离室时应脱去这些穿戴，并消毒双手。工作人员下班时，需经淋浴、更衣后才可离去。如果出现抵抗力低下或皮肤受损现象，应停止护理此类患者（霍乱除外）。

（3）室内一切物品固定专用，并视为已遭污染，不得拿出隔离室或给其他人使用。需要移出的物品必需先经恰当的消毒处理或包装，经过灭菌后方可转为他用。敷料、器具应尽可能选择一次性使用物品。

（4）患者不能离开隔离室。如果被隔离的患者必需移出病室，应妥善覆盖，防止在转移过程中污染环境和他人。护送患者的担架或车辆，要彻底消毒。接触这类患者后，必需认真洗手、消毒后方可再接触其他患者。

（5）一般情况禁止探视和陪住。陪伴人员不得随意出入病房。护士应教会陪伴人员必要的消毒、隔离知识和措施，严格按要求进行隔离处理。陪伴人员需要离去时，应做好卫生消毒工作，必要时接种疫苗或口服预防药。

（6）患者的排泄物及呕吐物要严格消毒。

（7）患者解除隔离、出院或死亡后，室内一切用具应分类严格进行消毒、灭菌处理。需进一步消毒的物品直接用双袋法运出处理，并标记明显的隔离标志和内容物名称。整个病室根据病种需要，全面进行1~3次终末消毒，经检测合格后方可使用。解除隔离患者的物品也必需经严格消毒后方可带出。

（8）护理人员必需告知患者隔离的原因和目的，并教会其预防疾病的方法。

（9）必需用黄色的隔离标志。

3.呼吸道隔离

（1）实行单间隔离，或同一病种患者安排在同一病室，病床间距应保持在1m以上，以免飞沫传染。门窗紧闭时，应选择机械通风。如无通风设备，保证病室的空气不与其他房间相通。进入室内戴口罩（对该病有免疫力者除外）。

（2）接触患者或接触了可能污染的物品以及护理下一个患者前必需洗手。

（3）对一切被呼吸道排出物污染的物品应袋装、标记，送去焚烧或消毒处理。患者的口腔、鼻腔分泌物和痰消毒后方可倒掉。

（4）患者使用的呼吸器、吸痰器及雾化器等要定期消毒。

（5）每日有效空气消毒1~3次。

（6）处于隔离期的患者，离开病室时，必需戴口罩。

（7）应教会患者使用一次性手帕纸擦拭口、鼻等部位，注意咳嗽、喷嚏时用纸遮住口鼻部。

（8）采用蓝色隔离标记。结核病隔离采用灰色隔离标志。

4.肠道隔离

（1）患者最好采用单间隔离，不同病种应分开居住。如不得不同住一室，必需做好床边隔离。病床需加隔离标志。患者之间禁止交换物品及相互接触，防止交叉感染。

（2）与患者直接接触时穿隔离衣。接触污染物时应戴手套。

（3）接触患者和污染物后应立即洗手消毒。未洗手不能随意摸门把手和其他物品。洗手用的水源最好采用脚踏式，否则需用避污纸。教会患者严格洗手（特别是在便后）。

（4）对患者排泄物或呕吐物污染的物品，采取特殊的措施，如便器专用，使用污物袋；排泄物及呕吐物经消毒后方可倒掉；器具消毒后方可再用。

（5）烈性肠道传染病患者应尽量采用一次性餐具，用后焚烧。若无此条件，用过的餐具等应进行有效消毒。

（6）一切物品需消毒后方可拿出室外。

（7）室内应无蝇、无蟑螂及无蚂蚁等。

（8）采用棕色隔离标志。

5.分泌物、伤口或皮肤接触隔离

（1）病房内采取相应的接触隔离措施。若感染部位的脓液或渗出物多到每4小时必需更换2次以上敷料时，或脓量很多，用敷料难以覆盖时，应实行单间隔离。

（2）换药或接触感染性物质时戴口罩。接近、接触隔离患者时戴口罩。

（3）有可能污染工作服时穿隔离衣。

（4）接触污染物时戴手套。

（5）进出隔离室、接触患者或污染物后以及护理下一位患者前洗手。

（6）为患者更换伤口敷料或冲洗伤口时应采用"不触摸"技术（即不用手直接摸伤口和敷料）。

（7）接触伤口或分泌物（或引流）的物品和器具必需先消毒，再清洗后进行灭菌。

（8）污染物装入有标记的污物袋，密封后焚烧或灭菌。

（9）患者出院后，整个病室必需进行终末消毒。

（10）引流物——分泌物隔离采用绿色隔离标记，接触隔离采用橙色隔离标志。

6.血液或体液隔离

（1）同种病原感染者可同室隔离。

（2）接触或可能接触血液、体液时，应着隔离衣，戴口罩、手套及护目镜。

（3）手与血液、体液等污染物接触或可能接触后，应立即洗手，必要时用消毒液洗手。

（4）谨防针头等刺破皮肤。为患者用过的针头必需放在耐刺、防水，有标记的容器内焚烧或灭菌等无害化处理。

（5）被患者血液、体液污染的物品及时进行有效消毒。

（6）血标本应标明隔离标志，必要时密封包装，谨防血液污染它处。发现溅出或溢出的血应立即用有效消毒剂消毒、清洗。

（7）采用红色隔离标志。

7.昆虫隔离

（1）病室有相应的防蚊虫设备，室内应每日针对性地喷洒杀蚊虫药物。

（2）患有蜱、螨、虱等传播疾病的患者入院后先沐浴更衣，灭虱，并将其衣服煮沸或蒸汽灭菌。患者的卧具要勤晒，加强个人卫生。

8.感染暴发时的消毒隔离

（1）应将患者分类于不同病室。

（2）如果病原微生物有继续扩散的迹象，将患者分为已感染组、可能感染组、未感染组护理，必要时各组的护理人员固定。

（3）如上述措施仍不能有效地控制感染扩散，应停止收容。

三、消毒常规

1.预防性消毒

（1）呼吸道病区、诊室、门诊候诊厅等公共场所每日空气消毒1次，通风间每周1次。病房及工作区物体表面、地面、使用中的痰杯、便器等视其污染情况定期消毒。

（2）普通诊疗用品（如血压计、听诊器、电筒等）每周消毒1次，运输工具（担架、轮椅）等每月消毒1次。

（3）备用的氧气管道等每月消毒1次，使用中的每周消毒1次。湿化瓶每周消毒1次。

（4）其他可能接触患者或被污染的物品视情况定期消毒。

2.随时消毒

（1）患者用过的物品需经过有效消毒后方可供他人使用。带菌患者细菌培养阴性后，所用物品需行之有效消毒。

（2）痰、呕吐物、排泄物、分泌物、血液及标本等污染公共场所或物品后需立即进行有效消毒。

（3）无污水处理设备时，痰、呕吐物、排泄物、分泌物、血液、标本及被污染了的水等，需经有效消毒处理后方可弃去。

（4）为每一位患者做侵袭性操作前后，接触患者的体液、血液、分泌物及吐泻物等传染物质后、接触不同病种患者前后必需洗手。

（5）侵袭性检查、治疗、护理用物一人一份，用后进行行之有效消毒。化验单消毒后发出。

（6）患者的废弃物、便纸、一次性用品等集中焚烧后方可运出。

（7）患者剩余食物集中煮沸30分钟后方可作为动物饲料。

3.终末消毒

（1）患者出院时应淋浴，换上消毒后的衣服，所带物品经过消毒处理后方可出院。

（2）出院、转出及死亡患者所用物品及床单位必需消毒。必要时房间的空气、门、窗、墙壁、地面及家具等应按规定消毒。

（3）需终末消毒的房间内的物品经消毒后方可拿出病房。

（4）需用对皮肤无腐蚀性的消毒液擦拭尸体全身，然后按一般尸体常规处理。

第二节　常见传染病护理

一、麻疹

麻疹是由麻疹病毒引起的急性呼吸道传染病。本病传染性极强，但病后可获终身免疫力。由于麻疹疫苗接种的普及，麻疹的患病率、病死率大大降低。发病年龄亦由小孩趋向成人。

麻疹病毒属副黏液病毒，系核糖核酸病毒。在外界环境中抵抗力弱，室内空气中仅能存活2小时，对紫外线、乙醚、过氧乙酸等消毒剂敏感；不耐热，55℃15分钟即失去活性；耐寒，低温环境（0℃以下）可生存数月。在蛋白质保护下，麻疹病毒的生存时间延长。

患者是唯一传染源。病毒存在于患者鼻、咽及眼的分泌物中。从潜伏期末至出疹后5日内都有传染性，前驱期传染性最强。主要经咳嗽、喷嚏及呼吸等方式借空气飞沫传播，密切接触亦可传播。未得过麻疹、未接种过麻疹疫苗或疫苗接种失败者，吸入空气含有带病毒的飞沫均易感染。

主要临床特征为发热、上呼吸道炎症、眼结膜炎、口腔黏膜斑及全身皮肤红色斑丘疹。典型麻疹表现有4期：①潜伏期：一般6～12日；②前驱期：3～5日，有发热、咳嗽、流泪、流涕、畏光及全身不适，口腔颊黏膜出现黏膜斑；③出疹期：病程为第4～5日，高热持续不退，全身症状加重，皮疹自耳后发际、颈部、面部，自上而下蔓延至胸、背、腹部及四肢，并融合成片，最后至鼻尖部、手心、足底，为麻疹出齐；④恢复期：体温下降，皮疹按出疹先后顺序消退，全身情况好转。

非典型麻疹临床表现：轻型和重型。重型麻疹中毒症状严重，伴有高热、呼吸急促、脉搏细数、发绀、谵妄、抽搐及昏迷等症状。

治疗以药物治疗，加强对症和支持疗法。心功能不全者及早应用强心剂，缺氧者给氧。明显喉梗阻，应立即行气管切开。

麻疹患者的护理：

1.一般护理常规　呼吸道隔离。患者物品用紫外线照射30分钟或暴晒3小时。餐具、水杯、布类煮沸15分钟或用0.2%过氧乙酸浸泡15分钟。病房用0.75g/m过氧乙酸熏蒸均可以达到消毒效果。

2.良好的休息环境

（1）患者卧床休息至皮疹消退、体温正常。病室环境清洁安静，光线不宜过强，空气新鲜湿润（室内温度18～22℃，湿度60%左右），每天通风3～4次，每次不少于15分钟。

（2）家中隔离治疗：患者居室内禁止吸烟、炒菜、生火，地面常洒水或湿拖布拖地，避免油烟、灰尘和干燥空气的刺激。注意保暖，避免凉风直吹患者。

（3）常用温热水擦浴，及时更衣，保持皮肤清洁。

3.进食与饮水　提供清淡、营养价值高的流食。角膜溃疡者，应补充鱼肝油，多吃富含维生素A的膳食，如胡萝卜、猪肝汤、鸡蛋。暂不能进食者，要多饮水，促进于体内毒物排出，增加和改善血液循环，促其降温和出疹。

4.发热的护理　出疹前期和出疹期，体温高是正常现象，一般不宜降温，因体温下降，易出现出疹困难，易并发症的发生。对烦躁不安或有高热抽风史的婴幼儿，可给予异丙嗪等镇静药物。体温超过40℃以上，亦酌情应用小剂量退热药使高热稍降，防止抽风。

5.口、鼻、眼、耳的护理 麻疹患者口、鼻、眼、耳都受到病毒的侵害，护理不当会使局部损害加重，不卫生会使细菌积聚发生新的感染。

（1）口腔常用淡盐水漱口、清洗，每日至少4次，并同时检查口腔有无异常。如牙龈、咽及扁桃体红肿，表面有浅黄色脓性分泌物，说明有细菌感染，可用抗生素治疗。口腔黏膜表面，有豆腐渣状的白色或灰白色膜状物，是真菌感染的表现，除用2.5%碳酸氢钠溶液清洁口腔、雾化吸入外，局部可涂抹控制真菌的药粉。

（2）麻疹患者鼻分泌物多，应及时清除，以免分泌物积存，干后形成鼻痂堵塞鼻腔，影响呼吸甚至导致缺氧。发现后，先用温开水湿润软化鼻痂2～3分钟，待软化后，再用棉棍蘸温开水或生理盐水清洗。切忌用指甲强行抠除，以免损伤黏膜造成出血或感染。

（3）保持眼部清洁，常用4%硼酸水或生理盐水、温开水清洗。角膜炎、角膜溃疡及结膜炎较重者，于清洁后交替点涂抗生素药液、药膏，每日4～6次。

（4）患者自诉耳痛，小儿耳朵不让触摸、提拉耳轮上方，按压耳前耳后，患者诉说疼痛，有些患者外耳道流出脓性分泌物，应考虑中耳炎。除用抗生素外，应同时给予小檗碱甘油或利福平药液滴耳，每次每侧滴药3～4滴，每日2～3次。滴前建议用生理盐水清洗。

6.并发症的发现与处理

（1）并发症是麻疹患者的主要死亡原因，发现并发肺炎、喉炎或心功能不全应立即报告。

（2）仔细观察体温、脉搏、呼吸及皮疹的变化。出疹期，患者高热，而皮疹迟迟不出，或出疹先后无秩序，分布不均匀，皮疹时隐时现，或在出疹高峰体温突然下降，皮疹隐退，疹色暗淡或呈黑色。退疹期，皮疹不退或皮疹已退，而体温不降或降后再度升高，患者不思饮食、精神委靡、咳嗽频繁加剧、呼吸急促、鼻翼扇动，提示肺炎的可能。哭声嘶哑，甚至失声，饮水吸奶时呛咳，咳嗽呈犬吠样，吸气时出现三凹征，应警惕喉炎。

（3）并发喉炎、肺炎或心力衰竭，患者应严格卧床休息，尽量少搬动，保持安静。出疹不顺，四肢发凉，建议予以热水袋保暖，湿热毛巾外敷，注意防止烫伤。煎煮鲜芦根或香菜水，多次饮服。必要时服用五粒回春丹，每次3～5粒，日服2次，以助出疹。有喉炎、肺炎者，予以雾化吸入，4小时1次，以稀释痰液，减轻喉及肺部炎症。喉炎患者梗阻症状明显，应增加雾化吸入次数，尽快解除喉水肿，缓解梗阻症状。严重喉梗阻，立即进行气管切开。

7.预防

（1）管理传染源：及早隔离患者，直至出疹后第5日，对密切接触者检疫观察。

（2）自动免疫：对未曾患过麻疹的8个月以上的儿童及成人，接种麻疹疫苗。

（3）被动免疫：对不宜免疫接种的孕妇、活动性肺结核、恶性肿瘤等免疫功能低下者及弱小儿童，在与麻疹患者接触后5日内，注射胎盘球蛋白或丙种球蛋白，可防止发病或减轻症状。

二、水痘

水痘是儿童常见的急性呼吸道传染病。由水痘——带状疱疹病毒所致。病愈后获终身免疫。

其病原为水痘——带状疱疹病毒，属疱疹病毒科，系脱氧核糖核酸病毒，仅1个血清型。其抵抗力低，在自然环境中很快失去传染性，各种理化因子均易使其失活。患者为唯一传染源。病毒存在于患者鼻咽部分泌物、疱疹液和血液中。出疹前2～5日至疱疹全部结痂前都有传染性。传播途径为借空气飞沫经呼吸道传播；接触疱疹液、血及其污染物亦可传播；通过胎盘传给胎儿。易感人群为未患过水痘者，尤以儿童易感。

潜伏期2～3周，起病急，有中度发热、乏力及咽痛不适。一般患者病情较轻。主要临床特征是皮肤、黏膜分批迅速出现斑疹、丘疹、疱疹及结痂。

治疗原则为药物治疗及对症治疗。

水痘患者的护理如下：

1.按呼吸道传染病一般护理常规，呼吸道隔离，消毒措施同麻疹。

2.轻型水痘可在家中护理治疗。给予富有营养，易消化吸收的流食、半流食。

3.防止疱疹感染的措施

（1）忌搔抓。

（2）保持皮肤清洁，剪去疱疹部位毛发，洗净正常皮肤，疱疹部位用0.1%新苯扎氯铵清洗。

（3）破损疱疹不可任意涂抹抗生素药膏，可点涂干扰素。出血性、脓疱性、大疱性水痘清洗后，用碘酒、酒精消毒（已破的用生理盐水清洗），无菌空针抽出疱液，疱内注入干扰素，每日1～2次。

（4）感染疱疹于清洗后用短波紫外线照射，但应由专业技术人员进行，以免发生意外。

（5）肛周皮肤每次便后进行清洗消毒，方法同前。疱疹部位尽量暴露，以保持干燥。

（6）与皮疹直接接触的床单、被单、内衣内裤、尿布应平整、干净、柔软，勤晒洗。发疹重及疱疹感染者，上述用物每日煮沸消毒15分钟或0.2%过氧乙酸浸泡消毒15～30分钟，或用开水烫洗，并每日更换1次。

4.防止口腔感染。口腔疱疹每天早、中、晚用淡盐水或2%～3%碳酸氢钠溶液含漱1分钟。长有鹅口疮时，用2%～3%碳酸氢钠溶液清洗口腔和雾化吸入后，涂抹克霉唑或制霉菌素粉剂。细菌感染者用0.02%呋喃西林液漱口，黏膜溃疡可涂抹锡类散、白清胃散和口服B族维生素。

5.鼓励协助患者进食。重型水痘患者口腔常长有疱疹，因疼痛进食困难，应选用患者爱吃、无辛酸辣味、易咀嚼消化、富有营养的蛋羹、牛奶、稀粥等流食、半流食，温度以温热为宜。

6.密切观察疱疹、体温及全身情况的变化。当患者高热持续不退，周身皮肤、黏膜，如口腔、鼻腔、眼、会阴及肛周布满疱疹，且层出不退，并为血性、脓疱性或大疱性，最大者为7～8mm，不易结痂愈合。患者伴有咳嗽、胸痛、咯血、呼吸困难等肺炎的表现，或有头痛、抽风、谵语、昏迷等脑炎的症状时，为重型水痘。除积极救治外，患者应绝对卧床休息，并单住一室，由专人照料，减少和他人接触，防止止感染其他疾病。

7.预防

（1）管理传染源：隔离患者至全部疱疹完全结痂；儿童集中场所，凡接触患者的易感者应留验3周。

（2）保护易感人群：恶性肿瘤及白血病患者等应避免接触，接触水痘和带状疱疹患者后3日内注射水痘——带状疱疹免疫球蛋白、高效价带状疱疹免疫血清或人白细胞转移因子。

三、流行性腮腺炎

流行性腮腺炎是由腮腺炎病毒引起的急性呼吸道传染病。

病原为腮腺炎病毒属副黏液病毒，系单股核糖核酸病毒。各种物理消毒和化学消毒可在短时间内将其灭活。传染源是隐性感染者和早期患者，腮肿前6日至肿后9日传染性最强，主要经空气飞沫传播。人群普遍易感，儿童和青年发病率高。

潜伏期8～30日，以腮腺非化脓性肿胀、疼痛为突出特征。多数患者无前驱症状，少数有低热、全身不适、食欲不振及肌肉酸痛。1～2日后腮腺肿大、疼痛，表面皮肤不红，边缘不清，按之疼痛，进食或咀嚼时疼痛明显。腮腺管口红肿。腮腺肿大持续4～5日逐渐消退恢复正常。可并发脑膜脑炎及胰腺炎、睾丸炎。

治疗原则为药物治疗及对症治疗，可配合中医治疗。

流行性腮腺炎患者的护理：

1.按传染病一般护理常规，呼吸道隔离，患者室内通风，$0.75g/m^3$过氧乙酸或食醋熏蒸消毒。

2.急性期患者不论有无并发症均应卧床休息至腮肿完全消退，并发脑膜脑炎应绝对卧床休息。

3.保持口腔清洁，防止口腔感染。用淡盐水漱口，每日3～4次，经常检查腮腺管口有无溢脓，口腔黏膜有无炎症或溃疡，如有异常，应及时予以处理。

4.患者因腮腺肿大、疼痛，宜进低脂半流或软食，不食用过硬、干燥及酸味食物，如话梅、泡菜、花生等。并发胰腺炎的患者出现腹痛、呕吐，应暂停进食。

5.对症护理，腮腺局部肿痛，可用如意金黄散、鲜鱼腥草捣烂外敷或冰敷止痛。并发睾丸炎患者卧床休息减少活动，可用提睾带或布托起睾丸、局部冷敷以减轻疼痛。头痛冰敷头部，口服罗通定等止痛药物。高热行物理降韫和药物降温。

6.腮腺炎的预防

（1）隔离患者至腮肿消退，可疑者应暂时隔离，接触者留验21日。

（2）注射腮腺炎疫苗，预防有效率达95%～97%。

四、猩红热

本病是由乙型溶血性链球菌引起的急性呼吸道传染病。乙型溶血性链球菌在外界生命力较强，高温及常用的消毒剂都可将其杀死。传染源为猩红热患者及其带菌者，发病前1日至疾病高峰期，传染性最强，主要借飞沫经呼吸道传播。流行特点为冬春季多发。各年龄组都可感染，但以儿童多见。

潜伏期2～7日，以发热、咽炎、全身猩红热样皮疹为特征。多数起病急，咽部及扁桃体表面可见灰白色或黄白色渗出物，病程3日常出现杨梅舌。发病次日出现皮疹，为针尖大小，密集均匀，弥散性潮红，呈猩红色，压之褪色。颈部、肘窝、腋窝及腹股沟等皮肤皱褶处，皮疹密集成线条状，称帕氏线，口唇周围可见苍白环。出疹2日后，开始退疹。皮疹消退1周左右，健康屑样脱皮，重者呈片状，手足呈大片状、手套状和袜套状脱皮。重型猩红热少见，可并发中毒性心肌炎和感染性休克。

治疗原则为抗感染治疗及对症治疗，积极治疗并发症。

猩红热患者的护理：

1.按传染病一般护理常规，呼吸道隔离，病房采用紫外线照射30分钟，0.75～1g/m。过氧乙酸熏蒸消毒。餐具、水杯煮沸15分钟可达消毒目的。布类、塑料制品等可用0.2%过氧乙酸浸泡或环氧乙烷消毒。

2.发热期卧床休息，并发心肌炎应绝对卧床休息，避免接触其他传染患者。

3.急性期给予高热量饮食，并发肾炎者，应低盐饮食。口服红霉素宜饭后服用，或服前食用饼干、点心，可减轻恶心、呕吐等胃肠道反应，送服抗生素，不宜用茶水。

4.口腔用温水或复方硼砂液含漱，每日4次。

5.出疹期禁用肥皂水擦浴，大块脱皮不宜用手撕剥，应让其自然脱落，或用消毒剪修剪，以免撕破发生感染。

6.注意观察有无心肌炎及肾炎等并发症。

7.预防措施

（1）隔离患者至咽部细菌培养连续2次以上阴性或治疗7日，接触患者需戴口罩。

（2）对密切接触者应进行检查。凡带菌者，可注射长效青霉素，淡盐水漱口。

（3）易感者应经常进行室外活动和锻炼，增强抵抗力，减少感染机会。

（邵珠红　李永娜　赵静静　徐海静）

第四章 外科疾病护理

第一节 外科疾病手术一般护理

一、手术前护理

1.协助医生准确及时地做好患者的全面检查 手术前常需做血、尿、便常规、出凝血时间、血型及肝、肾、心、肺功能等检查，以了解病情及身体器官的功能状态，如有异常应及时治疗纠正，使之符合手术标准。

2.心理护理 手术前患者常存在焦虑及恐惧心理，往往顾虑手术效果、家庭、工作安排及经济等问题，护士应加强与患者的沟通，针对不同患者及不同病情了解患者的心理状态，安慰同情患者，理解患者的痛苦，耐心地给患者讲解手术方式、治疗及护理过程，妥善回答患者提出的问题，使患者增强参与治疗和护理的意识，建立面对现实稳定乐观的心理状态，利于机体的康复。

3.皮肤准备 备皮的目的是彻底清洁皮肤，防止切口感染。患者应剪指（趾）甲、洗澡，手术前1日，手术区域按备皮范围剃去毛发，清洁皮肤。

4.肠道准备 按手术部位、范围及麻醉方式给予不同的肠道准备。一般手术可服用泻药或应用肥皂水灌肠，以排出粪便，避免手术麻醉后因肛门括约肌松弛，排出粪便，造成污染。术前12小时禁食，4~6小时禁水，防止止麻醉或手术过程中因呕吐物吸入气管引起窒息或吸入性肺炎。结肠直肠手术应做好特殊肠道准备。

5.配血及药物过敏试验 手术前1日应配血，以保证术中有足够血源。根据术中及术后可能使用的药物做好药物过敏试验并做好记录。过敏试验阳性者应在病历上做醒目标记，并通知主管医生。

6.保证休息 患者手术前要有良好的睡眠及休息。护士可建议患者听广播、看书报、与病友交流，或者同医生、护士交谈以分散注意力，减少精神紧张。护士要保证病室安静，促进患者睡眠。睡眠欠佳者可应用镇静安眠药。

7.病情观察术前1日开始为患者测量体温、脉搏及呼吸，每日4次，同时注意观察病情。如有发热、上呼吸道感染症状、手术区域皮肤化脓感染、女患者月经来潮等情况，要及时通知主管医生，必要时调整手术日期，预防手术并发症。

8.术前准备 手术前根据手术不同要求，为患者放置胃管或导尿管，并做好必要的告知工作。督促不需放置导尿管的患者排空膀胱。患者应取下假牙、眼镜、手表及发卡、耳环、项链等饰物，并给予妥善保管。术前半小时给予麻醉前药物使用，注意药物使用不要过早或过晚，以免影响麻醉效果。将病历、X线片、CT片及术中药物使用等手术所需物品带入手术室。

9.手术后用物准备 根据不同部位手术要求，铺好麻醉床，准备术后用物，如全麻护理盘、氧气、吸引器、胃肠减压器、引流袋及监护仪等。

二、手术后护理

1.妥善搬运患者 从手术室返回病室后，一般需由3人以上合作将其搬运至病床上。3人一齐将患者托起，另一人撤走担架车，3人一同向前迈进一步，将患者轻轻平放床上。搬运时应托住患者头部，保护好引流管及输液管，动作轻稳，协调一致，避免因体位改变引起血压骤降。

2.保持正确体位 根据不同的麻醉方式及手术部位采用相应体位。全麻术后患者去枕平卧，头偏向一侧，防止因麻醉反应将呕吐物误吸入呼吸道；腰麻术后的患者应平卧6小时，防止脑脊液自腰麻穿刺处渗漏引起头痛；颈、胸、腹部手术患者麻醉清醒后或术后6～8小时根据病情，可改为半卧位，抬高床头30°～45°使膈肌下降，有利于呼吸且利于伤口引流。同时，减轻伤口张力，减轻疼痛。头颅部手术患者麻醉清醒后可将床头抬高15°～30°以利于静脉回流，减少头部手术后的出血、水肿；脊柱手术患者需卧硬板床；四肢手术后患者应抬高患肢，利于静脉回流减轻水肿。

3.麻醉清醒前的护理

（1）防止意外损伤：麻醉未清醒的患者处于意识丧失阶段，应由专人守护，并注意观察患者的血压、脉搏、呼吸、瞳孔及对光反射情况。麻醉清醒前，患者常出现躁动不安，有拔管、坠床等危险，护士应注意保护患者的安全，加床档，必要时使用约束带或按医嘱给予镇静剂。

（2）保持呼吸道通畅：麻醉未清醒前，下颌关节部位的肌肉松弛易发生舌后坠阻塞呼吸道，一般放置有通气导管。护士应仔细观察患者的面色、呼吸，并及时通过导管吸出呼吸道及口腔的分泌物，保持气道通畅。当患者逐渐清醒，恢复吞咽反射后，可拔除导管。

4.病情观察　定时观察术后患者的生命体征变化，每30分钟或1小时测量1次血压、脉搏及呼吸，直至平稳。观察伤口渗血、渗液情况，以及肢体血运、温度、颜色及活动。未放置导尿管者，应观察其有无尿潴留。如术后6小时未排尿，应在下腹耻骨上做叩诊检查，及时查找原因，给予处理，如诱导患者排尿、局部热敷、应用止痛剂等无效，需在无菌操作下导尿。留置导尿管的患者也应注意尿袋内有无尿液。引流管打折、导尿管位置不当均可导致尿液排出不畅，针对不同原因及时处理。

5.营养支持　术后应维持患者的营养需求，促进伤口愈合。禁食期间应及时给予患者静脉营养支持，保证水及电解质平衡。护士应正确配制营养液，遵守配伍禁忌原则，严格无菌操作，维持正常输液速度，并做好大量记录。

非肠道手术患者术后6小时如无麻醉反应，即可少量进水及流食，以后逐渐改为半流、普食。给予患者高热量、低脂、富含维生素、易消化的食物。胃肠道手术后患者开始进食后，应避免食用牛奶等易胀气食物及高纤维素食物。

6.引流管护理　外科术后患者往往放有各种引流管，引流管的护理是术后护理中的重要一环。护士要明确各种引流管放置的位置及作用；妥善固定和保护，防止脱落。定时观察引流管是否通畅并保持管道引流的有效性。观察引流液的颜色、性质及量，并做好记录。

7.做好基础护理，预防并发症　应做好术后患者的皮肤护理，定时清洁皮肤，保持床铺整洁、干燥，定时改变体位、活动肢体，预防压疮，保证皮肤的完整性。

有些手术后患者常因伤口疼痛或胃管等引流管刺激影响呼吸及咳嗽排痰，易发生坠积性肺炎等呼吸道感染。应协助患者翻身、拍背及排痰。咳嗽时，帮助患者按压伤口两侧以减轻疼痛。可给予雾化吸入稀释痰液及预防感染，保持呼吸道通畅。

一般手术后根据病情鼓励患者早期活动，增加机体活动能力，促进血液循环，促进肠蠕动，预防肠粘连及腹胀，尽快恢复胃肠功能；同时亦可预防下肢静脉血栓等并发症，加速机体恢复。

8.疼痛护理　术后疼痛的程度因手术位置、创伤大小、患者年龄及对疼痛的耐受力等差异不同。护士应向患者解释疼痛的原因及可能持续的时间，排除可能引起患者焦躁及增加疼痛的因素，如保持病室安静，理解患者的痛苦，为患者做治疗时动作轻柔等。如果患者疼痛不能忍受，应遵医嘱适当给予止痛剂，药物使用后应观察止痛效果。但不宜过多、过频应用止痛剂，以免药物成瘾。如果术后3～5日，患者仍有剧烈疼痛，应观察切口有无感染迹象。

第二节　普通外科疾病护理

一、门静脉高压症

门静脉高压症是指门静脉系统中血流受阻，血液瘀积，压力增高。我国门静脉高压症大多由肝硬化引起。临床表现为脾肿大、呕血或黑便，严重者伴腹水等症状。外科手术治疗可以达到预防和治疗食管–胃底静脉曲张出血、纠正脾功能亢进及减少腹水的目的。

门静脉高压症手术的患者护理：

1. 术前护理

（1）饮食：帮助并指导患者进食高热量、低蛋白质、多维生素、少渣饮食，有助于减少氨的吸收及对肝功能的损伤；避免进食粗硬、油炸及有刺激性的食物，防止损伤食管胃底曲张静脉，引起大出血。

（2）肠道准备：碱性溶液可促进氨的吸收，加重病情，故肠道准备时禁用肥皂水灌肠，可口服50%硫酸镁或使用盐水灌肠清洁肠道。

（3）术前放置胃管时，应选用细管，多涂润滑油，动作要轻缓。

2. 术后护理

（1）症状观察及护理：①出血：患者肝功能障碍，凝血机制差，极易引起出血。护士要注意观察术后患者的面色、皮肤、血压、脉搏、尿量及腹腔血流量，观察有无出血倾向。胃肠减压吸力不宜太大。注意保持患者情绪稳定，不宜在床上过度活动。术后24小时可半卧位。②血栓：观察患者有无急性腹痛、腹胀及腹膜刺激征状，及时发现有无肠系膜血管栓塞或血栓形成。③肝昏迷：门静脉高压分流术致使大部分门静脉血转流至腔静脉，来自肠道血液的代谢产物不经过肝脏解毒直接进入体循环，极易引起肝昏迷。因此，术后要观察患者意识变化；少用或不用吗啡类药物，慎用安眠药；监测体温变化。及时给予抗生素，预防感染。减少诱发肝昏迷的因素。

（2）正确记录出入量，维持水、电解质平衡：对使用利尿剂的患者，应监测血钾及血钠，防止发生低钠及低钾血症。观察患者尿量，以了解肾功能情况，预防肝肾综合征。

3.健康指导

（1）患者应牢记饮食原则，宜进食新鲜、易消化、多维生素、多糖饮食，适量食用蛋白质及脂肪类食物。禁忌饮酒及饱食。

（2）患者应继续坚持保肝治疗，不要服用对肝脏有害的药物。

（3）患者生活要有规律，劳逸结合，自我监测有无出血迹象，发现异常及时就诊。

二、腹部疝

腹部疝指内脏通过腹壁薄弱处向体表突出。临床常见腹股沟斜疝、腹股沟直疝、股疝、脐疝及切口疝。多由先天性及后天性原因造成的腹壁强度降低和腹内压力增高引起。

临床表现为患者站立、行走、劳动或腹内压突然增高时疝内容物向体表突出，平卧、休息时可推送其回纳至腹腔，患者多无自觉症状。若疝内容物不能还纳入腹腔，可造成嵌顿或绞窄疝，产生剧烈疼痛，局部压痛和肠梗阻等症状。

治疗原则为手术治疗，常采用疝修补术和疝囊高位结扎术。

腹股疝手术患者的护理：

1.术前护理

（1）了解并观察患者有无感冒、咳嗽、腹胀、便秘及排尿困难等可能引起腹压增高的病症，指导患者积极接受治疗，以免影响术后恢复。

（2）手术前应放置导尿管或排尿，使膀胱排空，避免手术中损伤膀胱。

（3）术前进行床上排尿训练，避免术后出现尿潴留。

2.术后护理

（1）体位：术后平卧，双腿屈曲，膝下垫枕，使腹部松弛，减少伤口的张力。1～2日后可抬高床头15°～30°。术后不宜过早下床活动，一般应卧床1周左右，老年患者、巨大疝及复发疝患者应适当增加卧床时间。

（2）预防血肿：术后一般需在患者伤口处压迫1000g的沙袋24小时左右，减少伤口出血。腹股沟疝修补术后的患者，可用绷带托起阴囊2～3日，防止止或减轻伤口渗血流入阴囊引起肿胀。

（3）饮食：手术中操作未触及肠管者，患者可于术后翌日开始进食，如涉及肠管，应在恢复肠蠕动（排气）后进食。应食用易消化、低渣、高营养食物，避免引起腹胀及便秘。

（4）减少增加腹内压的因素：指导患者多做床上活动，预防肺部并发症。在咳嗽、打喷嚏时，要按压伤口，必要时给患者服用镇咳剂；保持排便通畅。便秘时，不要骤然用力，应协助患者使用润肠剂或缓泻剂。

（5）病情观察：腹股沟疝手术有可能损伤膀胱而造成术后血尿。发现患者尿色有改变时，应及时留取尿标本送检并通知医生。

（6）健康指导：术后3～6个月患者不要从事重体力劳动；预防感冒及便秘；适当锻炼身体，加强肌肉机能，预防复发。

三、下肢静脉曲张

下肢静脉曲张是由于下肢静脉瓣机能减弱，使下肢静脉内血液瘀积，血液回流受阻，引起大隐静脉及小隐静脉异常扩张。多见于长期体力劳动或站立工作者。

临床表现：患者久站或行走后感到患肢酸软乏力、肿胀及隐痛。患肢皮下可见浅静脉扩张，呈囊袋状隆起或蜷曲成团。严重者常并发血栓性静脉炎、湿疹性皮炎或小腿溃疡。

轻度下肢静脉曲张可使用弹力绷带或弹力袜，缓解症状。重者需手术治疗。

下肢静脉曲张手术患者的护理：

1.术前护理按外科手术常规准备。

2.术后护理

（1）卧位：术后平卧6小时后改为半卧位。患肢垫软枕抬高30°。以促进血液回流，预防患肢肿胀。

（2）预防深静脉血栓：术后24小时后可下床活动，以促进血液循环，预防血栓形成。当发现患肢肿胀、腓肠肌张力增高、腓肠肌疼痛、霍曼（Homan）征阳性（快速足背背屈引起腓肠肌疼痛）时，可确诊为深静脉血栓。轻度可给予肝素6250U皮下注射，间隔12小时注射1次。重者可进行溶栓治疗。

（3）功能锻炼：指导患者术后尽早进行足背伸屈动作，帮助下肢远端静脉血液回流，促进功能恢复。

（4）健康指导：由于曲张的静脉血管壁薄弱，下肢静脉曲张有可能在侧支静脉中复发。出院后患者应做好自我保健，应穿尺码适合的弹力袜。避免下肢负重，如久站或久坐等；宜经常散步，改善静脉回流。

第三节 心胸外科疾病护理

一、胸部损伤

胸部损伤可由外来暴力、各种利器、交通事故、气体爆炸、营养不良、肿瘤侵犯等引起，老年人剧烈咳嗽、呕吐、用力排便等亦可引起。胸部损伤主要包括肋骨骨折、气胸及血胸等。

肋骨骨折有局部疼痛及骨摩擦音；多根或多处肋骨骨折时常出现反常呼吸运动，即吸气时胸壁向内凹陷，呼气时向外凸出，严重影响呼吸功能。气胸的患者常出现呼吸困难、发绀、皮下及纵隔气肿。血胸患者可因失血过多造成休克。如发生心脏压塞，可表现为面色苍白、动脉压下降、脉压小及休克。

治疗上，闭合性单根肋骨骨折可不做处理，开放性肋骨骨折清创后给予固定；出现反常呼吸运动时，应立即用海绵垫胸外压迫浮动胸壁，并予包扎或用胸带固定，以减轻反常呼吸运动；轻度局限气胸要观察。张力性气胸应立即在第2肋间锁骨中线外插针排气，严重的气胸或血胸要安置胸腔引流管，防止休克。如发生心脏压塞应紧急处理，快速做心包穿刺，并及时心肺复苏及手术。

胸部损伤患者的护理：

1.观察生命体征，注意有无合并其他脏器的损伤。如损伤严重，对胸部外伤合并颅脑、胸及腹部重要脏器损伤者要紧急抢救。若患者心脏骤停，应立即行心肺复苏术。

2.维持呼吸道通畅，及时清除呼吸道分泌物或异物，防止窒息。

3.建立静脉通路，补充血容量，补足失血量，纠正休克。

4.保持胸腔引流管的通畅，观察出血情况。如每小时血性胸腔积液量超过150 mL，连续2~3小时，伴心率增快、血压下降，说明有进行性出血，应立即开胸止血。

5.给予适量止痛剂，保证患者充分休息。

6.有血、气胸时，肺受压而萎缩，应给予半卧位，并鼓励患者咳嗽。这有利于胸腔引流，促使肺复张。此时，由于疼痛，患者一般不敢咳嗽及活动，护士应用手按压患者伤口处，协助咳嗽、排痰。

7.在未排除食管或腹部脏器损伤之前，患者应严格禁食、禁水。

二、肺癌

病因不清，可能与吸烟、环境污染、职业及个体内在因素有关。

咳嗽为肺癌的常见症状，随着病情加重，咳痰中可带有血；肺癌晚期可导致大咯血。当肿瘤侵犯胸膜及喉返神经时，可引起胸闷、胸痛、胸腔积液、憋气及声音嘶哑等。

主要是采取手术治疗。根据病变部位、大小、病理类型及全身情况，可行肺叶切除、肺段切除或全肺切除等，亦可采用放射治疗和化学治疗。

肺癌手术患者的护理：

1.术前护理

协助患者排痰，清除呼吸道分泌物，保持其通畅。吸烟患者绝对戒烟，并注意口腔卫生，早晚各刷牙1次或给予口腔护理，避免术后并发症。鼓励患者适当活动，增加心肺功能。

2.术后护理

（1）体位：患者麻醉未清醒前，采取平卧位，头偏向一侧；清醒后改为半卧位，以增加肺活量，并有利于胸腔引流。肺叶切除术后的患者，若呼吸功能较差，禁止采取健侧卧位，以免影响呼吸。全肺切除术后，应采取半卧位，禁止侧卧位，以免引起纵隔过度移位及大血管扭曲导致循环呼吸异常。

（2）呼吸治疗和护理：协助患者有效排痰是预防术后肺炎、肺不张的重要环节。为了减轻患者因咳痰引起的伤口疼痛，护士可采取以下方法：护士站在患者非手术侧，伸开双手，五指合拢，越过中线，双手分别置于患者胸部前后，压紧伤口，待患者咳嗽时稍加用力。为了稀释痰液，利于排痰，每日给予雾化吸入2~3次，每次20分钟。另外，术后应训练患者吹瓶、吹气球，亦可使用呼吸治疗仪，以促进肺泡完全膨胀，减少肺不张的发生。

（3）胸腔闭式引流管的护理：安置胸腔闭式引流管的目的，是为了排出胸膜腔内的气体和液体；重建胸腔负压使肺复张；平衡压力，预防纵隔移位及肺被压缩；观察胸腔引流液的性质、颜色和数量。胸腔闭式引流方法：①准备：备好引流装置。②置管部位：上肺切除术后，为消灭残腔，防止积液，要在锁骨中线外侧第2肋间及腋中线第8肋间分别置入上下两根胸管，前者为排出气体，后者为排除液体。全肺切除术后虽置胸管，但要夹闭，防止纵隔摆动，要定时开放，排出术后积存的胸液，48小时后拔除；脓胸者胸管应置于脓腔最低点。③影响引流的因素：水封瓶放在患者胸部水平下60～100cm，严禁高于患者胸部。引流管长短适宜，太短可因剧烈咳嗽或深呼吸引起胸腔积液回流，造成胸腔污染；太长易扭曲，增大呼吸道无效腔，且不易引流，影响肺膨胀。患者取半卧位有利于引流。患者在翻身或活动时，防止胸管受压、打折、扭曲和脱出。保持引流通畅，术后早期每15分钟挤压胸管1次，正常情况下可见长管中水柱上下波动4～6cm，且有气体或液体排出。随着肺不断膨胀，波动逐渐减少，直至停止。维持引流系统密封。水封瓶的长管置于液面下2～3cm。套管接头部位应用胶布固定，避免脱开。④预防感染：水封瓶内加无菌生理盐水500mL，倾倒引流液时严格无菌操作，以免逆行感染。⑤观察记录引流液量：术后前5小时需记录每小时引流量，正常应每小时少于100mL，24小时少于500mL，引流液的颜色由鲜红色逐渐变为淡红色。⑥拔管指标：胸腔闭式引流管安置48小时后，如肺完全复张，12小时内引流液少于50mL，无气体排出，水柱无波动，听诊呼吸音清晰，即可拔管。拔管后用无菌油纱堵塞引流口，防止气胸。同时，注意观察有无呼吸困难、皮下气肿及渗液等。

三、食管良性狭窄

食管良性狭窄是由于误食强酸、强碱后，造成化学性食管烧伤，引起食管瘢痕性狭窄；食管炎或食管手术后吻合口处亦可形成瘢痕，引起狭窄。

临床表现：下咽困难，梗阻严重者不能进食。患者因营养摄入不足常伴消瘦、脱水和水、电解质紊乱。

根据病情严重程度分别行食管扩张术或手术切除狭窄部位，以胃、小肠或结肠代替食管。

食管良性狭窄手术患者的护理：

1.术前护理

（1）误服强酸或强碱后，应立即饮温开水以冲洗和稀释残留的化学制剂。对食管烧伤严重者，禁忌洗胃或饮水，以防止后纵隔感染。

（2）体弱及消瘦的患者要加强营养，不能进食者可先行胃肠外营养，等一般情况改善后再行手术治疗。

2.食管扩张术后护理

（1）术后需禁食24小时，以后可进流食；如无不适症状，进食通畅，可逐步过渡到半流食、普食；如仍进食困难，可延长禁食时间，并给予静脉营养。

（2）术后如发现呕血，可用等渗冰盐水200 mL，加入去甲肾上腺素7 mg，分4次经胃管注入食管，用以止血。

（3）食管扩张术无效者应手术治疗。手术后护理同食管贲门癌手术后护理。

3.出院指导

（1）教育患者勿乱饮性质不明的液体，加强对腐蚀剂的管理。

（2）勿暴饮、暴食，勿酗酒及进食刺激性食物，饭后不宜剧烈活动，以免引起食管炎。

四、食管贲门癌

病因尚不清楚，目前认为与不良的饮食习惯、饮酒、食物中大量的亚硝胺化合物、微量元素缺乏、食管慢性炎症及遗传因素有关。

常见临床症状为进行性吞咽困难，进食哽噎感、异物感，可见患者日渐消瘦。常伴有呕吐、胸骨后烧灼感、刺痛感。晚期可因侵犯周围组织引起固定性背痛、刺激性咳嗽、呛咳、声音嘶哑等，亦可见锁骨上淋巴结肿大。

治疗上段食管癌多采用放射治疗；中、下段食管癌常采用手术治疗。晚期不宜手术治疗者，可先行空肠造瘘术，以解决患者进食问题，然后再行放射治疗或化学治疗。

食管贲门癌手术患者的护理：

1.术前护理

多数患者有不同程度的营养不良，为改善患者营养状况，纠正贫血、低蛋白质血症和水、电解质平衡紊乱，应合理安排患者饮食，提供高蛋白质质、高热量、少纤维的流食或半流食。对不能进食者，可给予胃肠外营养支持或空肠造瘘灌注营养。

2.术后护理

（1）饮食的管理：胃肠蠕动未恢复正常前禁忌饮水或进食。一般术后5～6日开始进清流食，每次100 mL，每日6次；术后约第10日给予全流食；术后第15日可给予半流食；在患者未能进足够饮食前给予静脉输液以补充营养。

食管胃吻合术后的患者，若有胸闷或进食后呼吸困难，多是由于胃上提，入胸腔后压迫肺脏所致。此时患者应少食多餐，经1～2个月后，此症状可缓解。这是由于：①胸胃粘连、固定，限制了胃肠扩张，减缓了对肺的压迫。②胸胃运动功能恢复，具有一定的排空能力。③手术侧肺功能的恢复。

贲门癌切除术后，由于胃液易反流至食管，患者常出现反酸，平卧时加重。此类患者在饭后2小时内不宜卧床，睡眠时可将枕头垫高。

有些患者进食后出现呕吐，这多是由于进食太快、太多或因吻合口水肿所致。严重者应禁食，给予胃肠外营养，待3～4日水肿消退后再进食。如术后2个月左右出现下咽困难，应做食管碘油造影，以排除吻合口狭窄。

食管贲门手术后严禁暴饮、暴食或进硬质、块状食物。药片、药丸类应研粉化水后服用，以免导致吻合口梗阻。

（2）吻合口瘘的观察：吻合口瘘是由于愈合不良导致吻合口存在漏隙，使食物及消化液经瘘口进入胸腔引起胸腔内感染，是食管手术后最严重的并发症，其病死率高达50%。吻合口瘘的表现为：呼吸困难、胸腔积液及全身中毒症状，包括黄疸、高热、咳喘、白细胞计数升高，甚至出现菌血症。诊断方法：口服亚甲蓝后，1小时之内胸管处流出蓝色液体或行食管造影出现吻合口瘘。出现后要立即禁食，给予胸腔引流、抗感染治疗、维持营养及对症处理。某些病例出现吻合口瘘，可早期再次手术。

第四节　神经外科疾病护理

一、缺血性脑血管病

缺血性脑血管病的病因很多，以颅内外动脉粥样硬化为其主要原因之一。它可导致血管狭窄或闭塞而引起脑供血不足、脑组织坏死。

临床表现：一过性黑蒙、病变对侧肢体麻木、感觉减退或异常、上下肢肌力减弱、面肌麻痹、语言障碍、偏盲、眩晕、共济失调、复视、构音及吞咽困难等。严重时可发生脑卒中，甚至遗留瘫痪。

治疗以内科治疗为主。目前，外科主要采取颈内动脉内膜剥脱修补术，并提倡手术应在未发生脑卒中前实施。

缺血性脑血管病手术患者的护理：

1.术前护理

控制血压，预防病情恶化。缺血性脑血管病患者多伴有不同程度的高血压，而高血压常使动脉粥样硬化的发展加速，从而造成脑组织供血不足引起局部脑组织坏死，导致一系列临床症状。故应监测血压的变化，指导患者按时服降压药，做好心理护理，减少造成血压升高的紧张因素，防止病情进一步恶化。

2.术后护理

（1）药物治疗和护理：手术后给予静脉滴注硝酸甘油，以降低血压。此时，应注意观察血压的变化，术后血压应控制在正常或偏高水平，防止血压过低、血流缓慢使手术部位形成血栓。故应连续监测血压变化，并根据血压情况调节输液速度。

（2）注意伤口渗血情况，床旁备好气管切开包：因手术部位在颈部，术中及术后应用肝素抗凝治疗，伤口局部易形成血肿，压迫气管、食管及颈动脉、静脉，出现憋气、脑缺血缺氧等症状。所以，应随时观察伤口敷料有无渗血及患者呼吸有无异常，如发现有憋气等异常情况应及时报告医生，并给予吸氧和做好气管切开前的准备工作。

（3）抗凝治疗的护理要点：颈动脉内膜剥脱术后，为防止内膜切除部位血栓的发生，常于静脉或皮下给予肝素或口服华法林等抗凝药物治疗，剂量及疗程视患者具体情况而定。常规每日监测凝血酶原时间和活动度。凝血酶原时间维持在正常值的2～2.5倍，活动度在0.20～0.40。在取血标本时应严格按1∶9（抗凝剂∶全血）比例采取血标本，比例失调将影响其结果，对临床治疗造成影响。禁止反复穿刺、针灸及腰穿等，以避免组织损伤而引起出血。药物使用后应注意观察患者皮肤、黏膜、牙龈有无出血点及紫癜，穿刺部位有无出血，观察尿、便颜色并经常留取标本送实验室检查。观察意识、瞳孔及肢体活动情况以了解有无脑出血的发生。备好鱼精蛋白，如发生肝素过量，可立即药物使用以中和肝素。

（4）心理护理：脑血管意外常为突然发病，患者无思想准备，且发病后伴随而来的是肢体瘫痪、活动障碍及生活不能自理，且手术复杂，患者对此常有恐惧感，所以顾虑多、思想负担重。故护理人员在进行护理时应随时了解患者的心理活动，解除患者的心理负担。每日协助患者肢体活动4～6次，使患者及家属了解肢体锻炼的必要性，使患者积极配合，利于早日康复。另外，护士应向患者介绍术后可能再度出现脑缺血或脑梗死的症状，使他们有思想准备，防止止再发作而出现意外。

（5）出院指导：①遵医嘱按时服用抗凝药及血管扩张药，并要注意观察有无出血倾向，如皮肤有无出血点、紫斑及牙龈出血等现象。定期复查凝血酶原时间和活动度。②控制血压，生活上尽量保持安静，避免过度烦躁、疲劳。③禁止饮酒、吸烟。④保持饮食的摄入平衡，避免刺激性强的辛辣食物，养成良好的饮食习惯和生活规律。⑤出院后患者如有不适，及时到医院就诊。⑥定期到门诊复查随诊。

二、枕大孔区畸形

多因寰枕部先天性骨骼发育异常并伴有神经系统及周围软组织发育异常所致。

临床起病多缓慢，外观可见短颈，后发际低，面部不对称等。神经系统症状为头痛、头晕、枕颈部痛，伴有共济失调、行动蹒跚、眼球震颤等。病情加重常出现感觉减退、肢体肌肉萎缩痉挛、手指痉挛如弹钢琴样，重者四肢瘫痪。

治疗以手术减压为主。

枕大孔区畸形手术患者的护理：

1.手术前护理

（1）加强保护，防止跌伤：枕大孔区畸形患者常有共济失调、走路不稳、手脚无力、麻木、痉挛等症状。患者应卧床休息，减少活动防止跌倒而加重病情。

（2）注意观察呼吸：枕大孔区畸形患者常伴有小脑扁桃体疝，出现呼吸困难，手术后症状可立即改善。术前应注意观察并记录患者睡眠中呼吸的次数，以便术后了解手术效果。

2.手术后护理

（1）卧位：平卧或侧卧位，用马蹄形沙袋固定头颈部。头部不可随意扭转，以免压迫延髓，危及患者生命。

（2）密切观察生命体征：特别是呼吸变化，床旁备好气管切开包，当患者出现呼吸困难、口唇发绀或呼吸不规则时，应立即吸氧并报告医生，做好气管切开前的准备工作。

（3）脱水药物的使用：为防止脑干和上颈部脊髓水肿，影响呼吸，静脉快速滴注20%甘露醇250mL，6~8小时/1次。

（4）预防并发症，做好基础护理：患者痰多时应随时吸痰，黏稠不易咳出时可做雾化吸入，并注意保暖，避免着凉，以免发生肺炎。枕部放置海绵垫，防止压疮。两小时翻身1次，防止压疮，翻身时必需保持轴形翻身，即头、颈、脊柱呈一条直线。

（5）功能锻炼：部分患者术前已出现肢体感觉、运动障碍，术后又需卧床2周，易发生肌无力和肌肉萎缩。护士应为患者进行功能锻炼，按摩肢体肌肉，维持肢体功能位，防止肌肉萎缩。2周后患者可下床活动，颈部以颈托固定，有专人扶持，防止跌倒。活动要适量，循序渐进。

三、脑室引流术

脑室引流术是在侧脑室内放置引流管，连接于脑室引流装置上进行持续或间断脑脊液引流，以降低颅内压。

1.适应症

（1）脑脊液循环通路受阻所致的颅内高压危急状态，主要是枕骨大孔疝。

（2）自引流管注入碘剂进行脑室系统的造影，以明确定位和诊断。

（3）手术中行脑室穿刺引流脑脊液，使手术术野清晰显露，便于手术操作。

（4）开颅术后放置引流管，引流脑脊液，减少脑膜刺激症，预防颅内压再次增高。

（5）高血压脑出血、破入脑室系统者。

2.术后护理

（1）维持正常引流：手术后将引流瓶悬挂于床头，脑室引流瓶入口处高于侧脑室10～15cm为宜，以维持正常的颅内压。搬运患者时将引流管夹闭，防止因引流瓶高度变化，造成短时间内引流过量或脑脊液逆流，并注意保护引流管，防止脱出。禁忌引流速度过快，防止骤然减压发生脑出血或脑疝。脑脊液引流量每日不超过500mL为宜。如有颅内感染，脑脊液量可相应增多，此时，应注意观察，保持电解质平衡，并可将引流瓶抬高距侧脑室20cm，即维持颅内压于正常范围。随时观察记录引流液的性质。正常脑脊液为无色透明、无沉淀。术后1～2日脑脊液可略带血性，以后转为橙黄色。如果为浑浊液体，可能有感染；如有大量鲜红色液体，可能有出血。

（2）严格无菌操作：倾倒引流液时，要严格遵守无菌原则，接头处用碘酒、酒精消毒后用无菌纱布包裹，以保持无菌。

（3）保持引流管通畅：注意不可受压、扭曲、打折。当患者意识不清或有躁动时，应加以约束、固定，防止引流管脱出。

（4）拔管护理：脑室引流管一般5～7日拔除，拔管前1日可试行抬高引流瓶或夹闭引流管，以便了解脑脊液循环是否通畅，颅内压是否再次升高。夹管后应密切观察病情，若患者出现头痛、呕吐等颅内压增高症状，应放开夹闭的引流管并通知医生。如果患者无颅内压增高症状，即可拔管。

第五节 泌尿外科疾病护理

一、嗜铬细胞瘤

嗜铬细胞瘤大部分发生在肾上腺髓质，亦可发生在肾上腺外嗜铬组织中，目前嗜铬细胞瘤的病因尚不十分清楚。其发病年龄以20~40岁为最多，男女发病率大致相等。

临床表现：发作性头痛、心悸、出汗、高血压、高代谢及高血糖。

大多数嗜铬细胞瘤为良性肿瘤，手术切除可以治愈。对有严重并发症，不能承受手术或发生转移的恶性嗜铬细胞瘤患者，以内科对症治疗为主。

嗜铬细胞瘤手术患者的护理：

1.术前护理

（1）心理护理：高血压是嗜铬细胞瘤患者的主要症状。一切不良情绪会给患者带来不利影响，导致血压升高。护士不仅要为患者创造一个安静、舒适的休养环境，还要以热情、耐心、和蔼的态度关心患者，讲解相关疾病知识，消除患者的恐惧心理和悲观情绪，增强战胜疾病的信心。

（2）症状的观察和护理：嗜铬细胞瘤患者血压上升时，多伴有头痛，出现不同程度的头昏、心悸、视物模糊、腹痛、呕吐、面色苍白、四肢冰凉、大汗淋漓、瞳孔散大等症状。常规每日测血压及脉搏4次，病情变化时随时监测血压变化。术前给予口服酚苄明10~20mg，每日3~4次，以控制血压使之接近正常。若患者应用α-受体阻滞剂后出现心律失常时，可同时加用普萘洛尔10mg，每日3次。

（3）嗜铬细胞瘤危象的观察和护理：嗜铬细胞瘤危象主要分为3型：

①高血压型：主要表现为多汗、呕吐、颤抖；严重者可见视盘水肿、颅内压高、脑水肿，甚至引起脑出血。应保持静脉输液通畅，确保降压药物及时应用。密切注意患者瞳孔变化，防止脑水肿发生。因视力模糊不清，易发生摔倒、烫伤等意外。患者活动后可使血中儿茶酚胺浓度上升，血压骤增。因此，要嘱患者卧床休息，做好患者生活护理，加强安全保护措施。

②心脏型：由于儿茶酚胺长期作用，部分患者可伴发儿茶酚胺性心脏病，心肌退变、坏死、炎性改变。如果儿茶酚胺大量释放，血压骤升，心脏负荷剧增，可有心肌梗死，出现严重的心律失常、心力衰竭和极度呼吸困难等，应立即协助医生进行抢

救，在静脉内缓慢注射酚妥拉明以降低血压；心律失常者可用肾上腺素能β受体阻滞剂及其他抗心律失常药，并根据患者情况给予相应处理，同时做好各种抢救的准备工作。

③胃肠型：主要表现为血压上升时，伴有剧烈的腹痛及便血等症状。要注意患者的饮食护理，并观察消化道出血的量和性状，注意血压变化。如消化道出血量多，亦可引起血压下降，应与肾上腺皮质危象加以区别。

（4）其他：由于儿茶酚胺的作用，动脉长期处于收缩状态，血容量低，术前1日应静脉给予足量的液体，以补充血容量的不足。一般输入量需以达到2000～3000 mL。

2.术后护理

（1）生命体征的观察：嗜铬细胞瘤切除术后，儿茶酚胺的作用消失，血管容量相对增大，回心血量及心排血量相对减少导致低血压，因此每15～20分钟需测血压1次。血压低时，要加快输血输液速度，提高体循环平均压，从而增加回流及心排血量。若血压仍不能维持，应在中心静脉压的监护下，扩容的同时，使用血管收缩药以维持血压，待血压平稳后改测血压，每小时1次。测每小时尿量，以监测肾脏功能。

（2）保持静脉输液通畅：有中心静脉插管的患者需每日更换敷料1次，保持穿刺部位无菌，预防感染。

（3）适当活动：病情稳定后鼓励患者在床上活动，以免发生肺部感染和下肢静脉血栓。

（4）出院指导：术后1个月，复查血压及血、尿，以判断治疗效果。

二、输尿管结石

输尿管结石90％以上是在肾内形成结石而降入输尿管，部分与输尿管本身存在憩室、新生物、囊肿及异位输尿管等有关。

疼痛和血尿是输尿管结石的主要症状，可伴有恶心、呕吐、尿频、发热、寒战及尿道排石史等。

治疗以非手术疗法（中草药治疗、电针治疗、松弛输尿管的对症治疗）及外科治疗（主要采取输尿管切开取石，输尿管镜取石及体外震波碎石）为主。

输尿管结石手术患者的护理：

1.术前护理

（1）疼痛的观察与护理：肾绞痛的发作常因剧烈的体力活动诱发或加剧。发作时，患者常面色苍白，全身出冷汗，脉细速；有时血压下降，恶心、呕吐，可伴有腹胀，因此要严密观察。肾绞痛发作时应给予解痉止痛药物对症处理。方法为：①针灸：针刺取肾俞穴、三阴交穴，用强刺激持续行针法或耳穴针刺。②解痉止痛：阿托品0.5 mg肌肉注射，如果不缓解，4小时后可重复给药1次。绞痛剧烈者，需给予杜冷丁50～100 mg肌肉注射，仍无效时可用2%普鲁卡因1 g或山莨菪碱（654-2）20 mg静脉输液，亦可采用冬眠药物。③肾区热敷、理疗，同时嘱患者多饮水，有利于增加尿量帮助结石下降。并发感染的患者，应给予抗生素。患者因呕吐不能进食时，要静脉补液、补钾。

（2）术前拍X线片：患者于手术日晨间重拍1次X线腹部平片，以确定结石位置。拍片后患者要平卧位直接去手术，防止活动导致结石部位改变。

2.术后护理

（1）引液管的观察和护理：输尿管手术后可能有肾造瘘管、吻合口引流管、导尿管和输尿管支架管，术后应保证引流管的通畅及支架管的固定，勿使滑脱，并观察引流量。引流量大于100 mL，应及时通知医生。经常挤压引流管观察是否通畅。可因血凝块堵塞导致引流不畅，必要时在严格无菌操作下用少量无菌生理盐水冲洗。

（2）出血的观察和护理：由于术中止血不完善，术后48小时易引起出血。严密监测血压和脉搏变化，每小时1次。同时，观察引流液性质及引流量。如有活动性出血，需再次手术止血。

（3）漏尿的护理：术后应放置吻合口引流管并接负压吸引，同时准确记录尿量。因漏尿为常见并发症，故应及时更换浸湿的敷料，保持伤口清洁、干燥，引流管一般术后5日拔除。

（4）预防感染：当尿液引流不畅或有残余结石堵塞引流时，可引起感染，应严密观察体温及血象，必要时行B超检查，以了解肾周有无积液，并应用抗生素预防感染。

（5）注意观察有无尿瘘的形成：如果结石远端输尿管梗阻，缝合处愈合不良或缝合欠佳，均可发生尿瘘。因此，输尿管内引流支架管不宜过早拔除，一般放置2周以上。一旦发生尿瘘，应放置输尿管支架管持续引流尿液，促使瘘口愈合。若瘘口长期不愈合，需再次手术。

（6）出院指导：定期门诊复查，一般术后3个月进行门诊复查，以观察有无输尿管狭窄及肾功能恢复的状态。

三、尿道下裂

尿道下裂是胚胎期尿道沟从后向前闭合不全造成的先天性畸形。根据尿道外口的位置，可将尿道下裂分为阴茎型、阴囊型及会阴型三大类。

主要临床表现：尿道口位置异常、患者不能站立排尿及阴茎腹侧弯曲。

治疗以手术为主。手术分为两期：第1期矫正阴茎腹侧弯曲畸形，可在2～3岁后完成；第2期为尿道成型术，在6～8岁后进行，若阴茎短小时，二期手术可延迟到阴茎有所发育后再做。

尿道下裂手术患者的护理：

1.术前护理

（1）术前3日，每日用肥皂水清洗阴茎、阴囊皮肤各1次，并用1∶500新苯扎氯铵溶液局部湿敷。

（2）有泌尿系感染的患者，应用抗生素严格控制感染。

2.术后护理

（1）抗生素的应用　由于尿道成形术后感染的因素较多，包括手术前准备不充分如皮肤清洁消毒不彻底、尿路感染未控制等；术中止血不彻底易形成血肿；局部皮瓣坏死；术后尿道分泌物过多清理不及时或不彻底，尿液引流不畅等均可引起感染。常规术后应用抗生素预防感染。若感染已经发生，则应尽早充分引流脓液，并使用敏感抗生素。

（2）7岁以上儿童需用镇静剂及口服己烯雌酚1mg，每日1～3次，连服5～7日，防止阴茎勃起导致继发出血及疼痛。

（3）注意观察阴茎头有无发绀及肿胀情况，以免因伤口敷料包扎过紧而引起表皮或皮肤全层坏死，必要时重新包扎。

（4）术后第2日开始自会阴部向尿道远端轻轻挤压，以排出尿道内分泌物及脓液。同时，要保持导尿管的通畅，勿打折、扭曲，并固定于床旁，以免脱出。防止伤口感染形成尿瘘。

（5）术后10～12日拆线，同时拔除导尿管，若排尿顺利，1～2日后可拔除膀胱造口管；若排尿困难，应尽早行尿道扩张术。

（6）由于便秘和咳嗽均可影响伤口愈合，此时要对症处理。

（7）术后1～2个月内限制剧烈活动，防止伤口裂开。

四、前列腺增生症

前列腺增生症又称前列腺良性肥大，病因尚不十分清楚，可能与老年性激素平衡失调有关。

临床表现为排尿困难、尿线变细、尿频、夜尿次数增多及终末尿滴沥等，严重时可以发生急性尿潴留。有些患者还可并发血尿、膀胱结石、泌尿系感染、肾积水及肾功能不全等。

治疗以非手术治疗（药物治疗及物理治疗等）与手术治疗为主。目前，常采用耻骨上经膀胱前列腺摘除和经尿道前列腺电切术。

前列腺增生症患者的术后护理：

1.观察手术后出血情况 由于手术创面渗血过多，引起血压下降，严重可导致出血性休克。需严密观察血压变化，每小时测血压1次。

2.观察冲洗液有无外渗现象 由于手术使前列腺包膜的完整性受损，冲洗液可外渗到腹壁下或腹膜后，表现为腹部张力增加，叩诊为浊音；若大量冲洗液被机体吸收，可造成水中毒，应立即将持续冲洗改为间断冲洗，并放置引流管将液体引出。

3.保持冲洗引流尿管通畅 为防速血凝块堵塞导尿管，术后采用无菌生理盐水冲洗膀胱。根据引流液的颜色调节冲洗速度。颜色鲜红，要直线快速冲洗；随着引流液颜色变浅，可逐渐改为快滴、慢滴。改为慢滴后还要根据具体情况，每日直线冲洗3～4次，冲洗时间一般为2～3日。

4.膀胱痉挛的护理 有些患者手术后可引起膀胱痉挛，使出血加重。静脉滴注1%普鲁卡因注射液或放出导尿管气囊内的部分液体，均可减轻患者症状。

5.鼓励患者适当活动，防止肺栓塞和下肢静脉血栓的发生 鼓励卧床患者进行床上活动；拔除导尿管后，可协助患者下床活动，并观察患者有无呼吸困难等肺栓塞症状。

6.尿失禁患者的护理 拔除导尿管后，患者可发生一过性尿失禁，一般几天到1个月左右可自行恢复，无需处理，但要向患者解释清楚，以减轻其思想顾虑。个别患者尿失禁持续时间比较长，可嘱患者进行缩肛门训练，一般在半年到1年多可恢复正常。

7.防止继发出血 手术后粪便干燥、咳嗽等使腹内压力增高的因素均可导致创面结痂脱落，诱发出血。因此，嘱患者多吃蔬菜、水果，必要时可用缓泻剂，以保持排便通畅。患者有咳嗽等症状时，应及时对症处理。

第六节　骨外科疾病护理

一、腰椎间盘突出症

腰椎间盘突出症又称腰椎纤维环破裂症或腰椎髓核脱出症。突然或连续地受到压力都可致腰椎间盘发生突出。最常见的原因是在没有足够准备的情况下搬动或抬举重物，急剧扭转腰部，长时间弯腰后猛然直起。在某些情况下腰部的轻微扭动，亦可发生腰椎间盘突出。

本病好发于青壮年，男性多于女性。主要临床表现：腰痛，伴一侧下肢放射痛。急性发作时，常卧床不起，翻身极为困难，腰椎活动极度受限。病程较长者常出现腰椎向一侧弯曲，并伴有不同程度的肌力变化和肌萎缩。

保守疗法可采用卧硬板床休息、理疗及牵引，活动时可用腰围或支具保护腰部。保守治疗无效时，多采用手术治疗。传统方法是切开后路行髓核摘除术。近年来出现的新技术有髓核化学溶解术、机械刨削术和椎间盘镜直视下髓核摘除术。这些方法比传统手术疗法痛苦小、恢复快，患者容易接受。

腰椎间盘突出症术后患者的护理：

1.体位

（1）手术后需平卧6小时，以压迫伤口，帮助止血。

（2）平卧6小时后，每2～3小时轴向翻身1次，翻身时要保持躯干不扭转。

2.病情观察

（1）麻醉完全清醒后，应立即观察双下肢感觉和运动情况，以了解脊髓是否受损。

（2）注意观察伤口渗血情况及伤口引流量的变化。

3.功能锻炼

术后24小时即可卧床进行双下肢、股四头肌等长收缩锻炼。先将双腿伸直，用力绷紧后再放松，两腿交替反复进行。术后2～3日开始练习抬腿，防止神经粘连。术后1周练习俯卧，以锻炼腰背肌肉。2周拆线后可增强背肌锻炼，其方法是：身体俯卧，上肢后伸，抬高头及胸部，使其离开床面，双腿伸直，向上用力抬离床面，使腰背肌收缩以达到全面锻炼目的。

二、股骨颈骨折

由外伤（如摔倒、身体扭转等）造成的股骨头下至股骨颈基底部之间的骨折称股骨颈骨折。好发于60岁以上的老年人，多因老年人存在骨质疏松的缘故。

临床表现：丧失站立及行走能力，局部存在剧烈的活动性疼痛；伤腿外旋短缩畸形。

治疗方法：

1.非手术治疗　适用于骨折断端没有移位及高龄患者，多采用患肢牵引（皮牵引或骨牵引）治疗，时间8～12周。

2.手术治疗　手术方式为人工股骨头置换术。

股骨颈骨折患者的护理：

1.非手术治疗的护理

（1）体位：牵引治疗期间，患肢下垫软枕并保持外展中立位，脚尖朝上，防止患肢外旋和内收，愈合时间约3～4个月。

（2）功能锻炼：在此期间鼓励患者锻炼股四头肌和腓肠肌等肌肉，同时保持健侧肢体活动，其目的是促进血液循环，维持肌肉力量，防止腿部肌肉的失用性萎缩。同时，还应防止各种并发症的发生。

2.手术治疗的护理

（1）体位：保持患肢于外展中立位，防止外旋造成脱位。可用皮牵引保持其位置或穿"丁字鞋"防止患肢外旋。

（2）伤口及引流：伤口引流管接负压吸引，保持引流管畅通。观察伤口有无渗血。若引流量过多，应及时处理。

（3）预防并发症：搬动患者时需将髋关节及患肢整个托起，减少关节脱位的可能性；并指导患者利用牵引架上拉手抬起臀部，防止疼痛或压疮；活动或按摩下肢肌肉以促进血液循环，减少静脉血栓的发生。

（4）功能锻炼：术后第2天开始指导患者练习股四头肌及臀肌的收缩，以及足跖屈、背伸等活动，加强髋部肌肉的力量，防止其他关节强直。应用骨水泥固定人工假体的患者，术后1周，可坐床边练髋关节活动。术后2周，可扶拐行走，在患肢不负重的情况下练习行走。

（5）出院指导：术后为防止脱位，应告知患者不要将两腿在膝部交叉放置，不要坐小矮凳，不要用蹲位，不要爬陡坡，以免髋关节过度内收或前屈，引起脱位。

三、骨性关节炎

骨性关节炎的发生是由于关节软骨发生原发性或继发性损坏，并在关节缘有新骨形成。软骨损坏的速度超过其修复和再生的速度。原发性骨关节炎多数无明显致病因素；继发性骨关节炎是在原有病变的基础上，促使某些关节发生骨关节炎。

骨性关节炎最显著的症状是疼痛。疼痛的程度与关节损伤程度有时不相符合。本病发生在不同的关节有不同的特点：髋关节的骨性关节炎，多见于50岁以上的患者；膝关节骨性关节炎，多见于女性。

治疗方法为：

1.药物治疗　发作期可用消炎止痛和解除肌肉痉挛的药物。

2.手术治疗　主要针对药物治疗无效的患者。对髋关节骨性关节炎常用的手术方法有：关节成形术、截骨术和全髋关节置换术；受累的膝关节可行关节清理术、截骨术和全膝关节置换术。

骨性关节炎患者的护理：

1.术前护理

术前指导患者做股四头肌、腘绳肌、臀外侧肌的收缩和足跖屈、背伸等活动，并教会患者使用拐杖或行走架。

2.术后护理

（1）抬高患肢：患者返病室后，应用一硬一软两个枕头抬高患肢，促进静脉和淋巴液回流，减轻肿胀。

（2）功能锻炼：术后当日即开始锻炼足跖屈、背伸活动。术后2～3日练习抬腿，即锻炼股四头肌，可用健足置于患肢下面，帮助患侧抬高。术后1周可让患者坐于床边下垂膝关节，练习屈膝活动。术后2周扶拐下地，并进一步练习膝关节伸屈活动。术后2个月可弃拐行走。

四、骨外科常用治疗术护理

（一）石膏固定术

运用石膏绷带固定是治疗骨折的方法之一。石膏具有可塑性好，不易变形松散，固定作用可靠，便于搬动等优点，临床上应用非常广泛。常见的石膏固定类型有：长臂石膏管型、短臂石膏托、长腿石膏管型、髋人字石膏、石膏背心。

石膏固定术患者的护理：

1.未干石膏的护理

（1）加速石膏干燥：石膏固定完成以后，需2日左右才能完全干固。石膏完全干固前，容易发生断裂或受压引起凹陷变形。为了促使石膏迅速干固，夏天可暴露在空气中，不加覆盖，冬天可使用电灯烘烤。

（2）保持石膏完整：不要按压石膏或将用石膏固定的患肢放置在硬物上，防止产生凹陷压迫皮肤。抬高患肢时，应托住主要关节，防止关节活动引起石膏断裂。

（3）抬高患肢：石膏固定后，患肢应高于心脏水平，利于静脉血及淋巴液回流，减轻肢体的肿胀。

（4）观察肢端循环及神经功能：若患者主诉固定肢端疼痛或跳痛、麻木，检查时发现肢端出现发绀、温度降低、肿胀，可能预示着血液循环障碍。应及时检查，必要时做减压处理或拆除石膏。石膏内有局限性疼痛时，也应及时开窗观察。并应经常检查石膏边缘及骨突处，防止压伤。

2.已干石膏的护理

（1）防止石膏折断：石膏完全干固后，应按其凹凸的形状垫好软枕头。

（2）保持石膏清洁：防止被水、尿及粪便浸渍和污染。

（3）注意功能锻炼：没有被石膏固定的关节需加强活动。即使是包裹在石膏里的肢体，也要遵照医嘱做肌肉的运动。

（二）牵引术

牵引是利用力学中作用与反作用的原理，通过重力的牵拉，作用于患肢，缓解骨折和脱位处软组织的紧张和回缩，使骨折或脱位复位，以达到治疗目的。牵引分为持续性皮肤牵引和骨牵引两大类。

牵引术常用于颈椎骨折脱位、骨盆骨折、股骨粗隆间骨折、股骨颈骨折及不稳定的胫腓骨骨折等。

行牵引术患者的护理如下：

1.严密观察患肢的血液循环和活动　包括肢端皮肤颜色、温度、动脉搏动及指（趾）端活动，注意倾听患者的主诉。如有变化需及时查明原因，立即给予处理。

2.保持有效牵引　经常检查牵引带是否松散或脱落；防止牵引锤接触地面、牵引绳断裂或滑脱；保持患者处于正常的牵引体位；牵引重量适度，防止过度牵引。

3.预防骨牵引针孔处感染　针孔处应用无菌纱条包绕，保持皮肤及床铺的清洁，不要触碰和移动牵引针，每日在牵引针孔处滴2次70%的酒精。

4.防止并发症　长时间卧床应预防发生坠积性肺炎、压疮、泌尿系感染及便秘等并发症。经常按摩皮肤受压部位，抬动臀部，使局部减压，避免压疮的发生。鼓励患者深呼吸及用力咳嗽、咳痰。多饮水，多吃水果和粗纤维食物，并指导患者按摩腹部，增加肠蠕动，必要时可给予缓泻剂。

5.指导患者进行功能锻炼　向患者说明功能锻炼的重要性，并取得患者的合作。辅导患者进行肌肉等长收缩运动及关节活动，防止肌肉萎缩和关节僵硬。

（姜姗姗　袁素荣）

第五章　妇产科疾病护理

第一节　妇科疾病护理

一、妇科手术护理常规

（一）妇科腹部手术护理

手术是妇科疾病的主要治疗手段，对患者的康复起着重要作用。通过对患者手术前后全面精心地护理，使其能够以最佳的心理、生理状态迎接手术并在最短的时间内恢复健康。

1.手术前准备

（1）心理护理：手术前护理人员要主动与其交谈，了解患者的心理状态，特别是对手术有关问题的看法及手术效果、预后方面知识的了解程度；告知患者手术前后的注意事项、手术麻醉选择及手术方式；帮助患者消除紧张心理，树立战胜疾病的信心，以良好的心态接受手术。

（2）配合术前检查：手术前护士要协助医生为患者准备各项实验室检查，如血尿常规、肝功能、肾功能、血型及出凝血时间。45岁以上的患者还要做心电图检查。妇科恶性肿瘤伴腹水的患者术前建议检查血总蛋白与血球蛋白比值；蛋白过低者要纠正后再行手术。对肝功能及凝血机制障碍的患者要进行凝血酶原时间及活动度检查，同时还要进行配血以备手术中输血。术前患者每日测3次体温，当体温超过37.4℃时要及时通知医生给予相应处理。患者月经来潮应报告医生，以考虑手术能否如期进行。

（3）皮肤准备：患者入院后，护理人员要加强卫生宣教，嘱其每日更换内衣裤并沐浴。手术前1日进行皮肤准备，腹部皮肤备皮范围为上从剑突下缘，下至两大腿上1/3，左右到腋中线，剃去阴毛，脐部用汽油棉棍清洁后再用酒精棉棍擦拭。整个备皮过程中，护理人员动作要轻柔，切忌损伤患者表皮，以免微生物侵入影响手术。

（4）阴道准备：妇科手术阴道准备是必不可少的。术前1日为患者冲洗阴道2次，在第2次冲洗后要在宫颈口及阴道穹窿部涂龙胆紫，为手术切除宫颈标记之用。行次子宫全切术、卵巢囊肿剥除术及子宫肌瘤剥除术时不需要涂龙胆紫。阴道流血及未婚者不做阴道冲洗。

（5）肠道准备：妇科手术为下腹部手术，涉及肠道的很少，但手术中牵拉易引起恶心、呕吐，同时肠道内粪便和积气也妨碍手术操作，术中麻醉也会使肛门括约肌松弛，患者排便于手术台上而污染手术野，因此妇科手术前要进行肠道准备。术前1日晚餐进半流食，午夜后禁食、禁水。术前1日上午，口服20%甘露醇250 mL+生理盐水250 mL导泻，服药后8小时左右患者仍无粪便排出时要给予1%肥皂水洗肠1次。卵巢癌患者有可能行肠道转移病灶切除时，肠道准备从术前3日开始。术前3日，患者进半流食，口服庆大霉素8万U，2次/日，口服20%甘露醇250 mL+生理盐水250 mL，1次/日。术前2日，患者进流食，其他内容同术前3日。术前1日禁食，静脉补液，继续口服庆大霉素及甘露醇，并行清洁洗肠。体质虚弱者清洁洗肠时，注意防止患者虚脱。

（6）膀胱准备：手术前为患者预留导尿管，导尿时注意无菌操作，见尿后固定尿管。

（7）其他：了解患者有无药物过敏史，遵医嘱进行青霉素过敏试验。对情绪紧张的患者，术前1日晚给予镇静药物，以保证充分睡眠。入手术室前患者要摘下假牙、发卡及首饰等并妥善保管；遵医嘱给予术前应服药物，核对患者姓名、床号及手术名称，将患者及病历送手术室。

2.手术后护理从手术结束到患者基本恢复的这一阶段为手术后期。手术后期观察护理是患者疾病恢复的关键。护理人员要采取各种措施减轻患者的痛苦，密切观察和记录病情变化，及时发现问题并有预见性地防止各种可能出现的并发症，帮助患者在最短的时间里康复。

（1）病室及物品准备：手术后患者宜安置于安静舒适的小房间，同室患者不要超过2~3位，便于患者术后恢复及护理人员对其观察病情、抢救。患者入手术室后，护理人员应进行手术患者床单的准备，包括麻醉床，床上备有毛巾垫及腹带，并备好护理用品，如血压计、听诊器、沙袋、弯盘、患者上衣、吸氧用品、引流瓶、引流管及胃肠减压器等。同时，病室内备有随时可以应用的抢救物品及药品。

（2）术后即时护理：返回病室后，嘱患者去枕平卧，头偏向一侧，防止口腔内唾液或呕吐物吸入气管造成吸入性肺炎。如果尚未清醒的全麻患者应有专人看护。蛛网膜下腔麻醉者去枕平卧12小时；硬膜外麻醉者平卧6～8小时，以防头痛发生。腹部压沙袋6小时，防止出血。值班护士要向手术医生及麻醉师了解患者手术情况、术中出血、手术范围、有无特殊护理要求及注意事项。接好引流管及引流瓶。胃肠减压者调节好压力。固定静脉通路，保持合适的滴速。

（3）生命体征的观察：手术后24小时内病情变化快，极易出现紧急情况，护理人员要密切注意病情变化，全面了解术后情况。对术后患者首先要观察生命体征，患者返回病室后及时测量血压、脉搏、呼吸并做记录。由于麻醉及手术对循环系统有抑制作用，术后不会马上恢复，因此应每30分钟测量血压、脉搏各1次。如果患者血压下降，脉搏快而弱，结合患者其他表现，要考虑有内出血休克，应及时报告医生给予处理。全麻未清醒患者还应观察瞳孔、意识及神经反射等。

（4）尿量的观察：解剖位置的关系，妇科手术中输尿管、膀胱受到牵拉、推压，在分离粘连时极易损伤输尿管，因此术后观察尿量及尿液性质非常重要。妇科手术患者一般会保留导尿管，术后要保持通畅，勿折、勿压。如发现尿为鲜红色，则可能术中损伤输尿管或膀胱；如尿量过少，应检查导尿管是否堵塞或脱落。排除上述原因，要考虑患者是否血量不足或有内出血休克的表现，应及时报告医生及早处理。一般妇科手术于术后第1日晨拔除导尿管，亦可于术日静脉输液完成后1～2小时拔尿管。妇科恶性肿瘤患者要根据病情决定保留导尿管时间。

（5）引流管的观察及护理：妇科手术后多有阴道引流或腹腔引流，目的是引流出腹腔及盆腔内渗血、渗液，观察有无内出血或感染。术后腹腔内出血虽不多见，但却是十分严重的并发症，处理不及时可危及患者生命。因此，术后患者要保持引流管通畅，随时观察引流液的量及性质，若引流液每小时大于100 mL并为鲜红色，应考虑有内出血，需立即报告医生进行处理。同时，还应注意引流管不宜过长，以免其盘在引流瓶内影响引流液外流；也不可过短，防止引流管脱出而被污染。为防止逆行感染，引流管和引流瓶需保持无菌每日更换。有阴道引流的患者，每日冲洗外阴2次。护士要每日记录引流液的量，并观察其性质，如有脓性分泌物，则考虑有感染发生。如引流液量多，且为淡黄色，要分析是否有漏尿，应及时报告医生给予处理。

（6）术后止痛：一般术后4～6小时患者会出现伤口剧痛。疼痛可影响各器官功能，有效地止痛不仅可减轻患者的痛苦，还可以为各种生理功能恢复创造条件。一般术后

24小时内可用哌替啶50mg加异丙嗪25mg肌内注射止痛，6～8小时可重复使用1次。术后48小时伤口疼痛明显减轻。若患者仍不断要求使用止痛药物时，应仔细分析寻找原因：有无感染、药物依赖等因素并做相应处理。一般情况下，可与患者交谈分散其注意力，减少病室内噪音，创造良好的休息环境，使患者能够安静休息，减轻痛苦。术后12～24小时后嘱其半卧位，不仅有利于引流防止感染，而且半卧位时腹肌松弛张力降低亦可减轻伤口疼痛。

（7）术后恶心、呕吐及腹胀的观察和护理：由于术中牵拉内脏及术中、术后应用麻醉药和止痛剂，患者术后会出现恶心、呕吐及腹胀问题。一般术后呕吐无需处理，让患者头偏向一侧，嘴边接好弯盘，及时清理呕吐物，清洁口腔，保持床单干净整齐，待药物作用消失后症状会自行缓解。针对肿瘤或一般情况较差患者要全面分析原因，若由于电解质平衡紊乱、低钾、低钠引起呕吐，要调节液体的输入，给予补钾补钠，纠正失调，缓解症状。术后腹胀是由于肠管暂时性麻痹使过多气体积于肠腔而又不能从肛门排出造成。手术后患者因伤口疼痛呻吟，吸气时空气进入消化道导致切口疼痛，使腹肌力量减弱也影响直肠排气。气体在肠腔中游动，患者自觉两胁下胀痛，严重的会引起呼吸受限，因此术后要劝慰患者不要呻吟、抽泣，未排气之前不食用奶制品及甜食，以免增加肠道内积气，并鼓励、帮助患者早期活动，以促进肠蠕动恢复，防止肠粘连。若患者腹胀严重应及时给予肛管排气或艾灸中脘穴，以减轻症状。

（8）饮食护理：一般妇科腹部手术后1日可进流食，术后2日可进半流食，术后3日肠蠕动恢复后可进普食。进行胃肠减压的患者均应禁食。术后患者注意加强营养，增加蛋白质及维生素的摄入，促进伤口愈合。

（9）出院指导：出院前护理人员应对患者进行卫生宣教。嘱患者注意休息，保持良好心情，适当参加锻炼，避免受凉、感冒。饮食上选择高蛋白质、多维生素饮食，多食瘦肉、蛋类及新鲜水果、蔬菜等。同时，注意伤口愈合情况，若伤口出现红肿、硬结、疼痛、发热等症状，及时来院就医。子宫切除术后7～14日，阴道可有少量粉红色分泌物，这是阴道残端肠线融化所致，为正常现象，无需特殊处理，适当卧床休息即可。如为血性分泌物，量如月经量，应及时就诊。伤口拆线后可淋浴。全宫切除术后2～3个月内禁止性生活及盆浴。子宫肌瘤剔除术、卵巢囊肿剔除术及宫外孕手术后1个月内禁止性生活及盆浴。术后患者需按医嘱服药，并在术后一个月至一个半月来院复查。

（二）妇科阴道手术护理

阴道手术在妇科应用比较广泛，包括阴道全宫切除术、阴道前后壁修补术、宫颈手术及阴道成形术等。

1.术前准备

（1）肠道准备：受解剖位置影响，阴道与肛门很近，术后易因排便而污染手术野，因此，阴道手术前肠道准备较腹部手术严格。手术前3日开始进少渣饮食，同时服用肠道抗生素，如庆大霉素，每日2次。每日肥皂水洗肠1次或口服20%甘露醇250 mL+生理盐水250 mL，术前1日进流食并行肠道清洗。

（2）阴道准备：正常人阴道不是无菌环境，为避免术后感染，术前要进行阴道准备。阴道准备从术前3日开始，每日冲洗阴道，必要时每日坐浴1~2次。术前1日冲洗阴道后不涂龙胆紫。

（3）膀胱准备：患者术日去手术室前不置保留导尿管，嘱患者排空膀胱即可，一般将无菌导尿管带至手术室，用于手术结束时安置。

（4）皮肤准备：阴道手术患者术前要特别注意个人卫生，每日清洗外阴。手术前1日行皮肤准备，备皮范围上至耻骨联合上10 cm，下至会阴部及肛周，两侧达大腿内侧上1/3处。

其他手术前准备同妇科腹部手术前准备。

2.术后护理

（1）导尿管护理：阴道手术受解剖位置关系的影响，一般保留导尿管时间长，根据手术范围及病情导尿管分别保留2~10日。保留导尿管期间，保持导尿管通畅，勿打折、扭曲。同时，观察尿液的量、性质、色及气味，如有异常，及时通知医生给予相应处理。为防止感染，护士每日更换尿袋时，要严格执行无菌操作。

（2）局部护理：保持外阴清洁、干燥，勤更换床垫，每日用无菌生理盐水擦洗外阴；每次排便后用同法清洁会阴。同时，观察局部有无渗血、渗液，如有异常情况及时报告医生。术后阴道内填塞纱布宜在12~24小时取出，取出时注意核对数目。

（3）肠道护理：阴道手术后患者进半流食，根据病情亦可进普食。手术范围较大或直肠修补术后，患者要进少渣半流食，以控制首次大便排出时间，给伤口以愈合时间，防止感染发生。患者术后第5日给予缓泻剂，防止粪便过多造成排便困难，反而影响伤口愈合。

阴道手术后护理除以上几点外，同妇科腹部手术前后护理。

二、妇科主要疾病护理

（一）宫颈癌

1.术前护理

（1）预防感染：宫颈癌患者因癌组织坏死或感染，阴道有大量米汤样或脓性分泌物，术前每日冲洗外阴，保持局部清洁干燥，随时更换卫生垫及内裤。每日测3次体温，以早期发现感染征兆，早期治疗。

（2）注意饮食：宫颈癌晚期患者会出现贫血、感染、消瘦及全身营养状况差。术前要加强营养，给予高蛋白质、高脂肪、多维生素饮食。必要时给予静脉营养治疗。

（3）肠道准备：手术前3日开始肠道准备，术前1日晚行清洁洗肠。由于宫颈癌压迫直肠，洗肠时动作要轻柔，缓慢插入肛管，不可用暴力，并随时观察患者的反应。

（4）阴道准备：阴道冲洗时动作宜轻柔，防止碰破癌组织引起大出血。若出现阴道大出血，马上用无菌纱布压迫止血，同时通知医生给予抢救。

其他术前护理参见妇科腹部手术前护理。

2.术后护理

（1）术后病情观察：宫颈癌手术范围大、时间长、出血多，因此，术后要严密观察病情变化，应有专人护理，每15分钟测血压、脉搏1次直至平稳。注意引流液的性质、质量及颜色的变化，保持引流管通畅。如有异常情况及时通知医生给予处理。另外，需要观察伤口有无渗血。

（2）导尿管护理：宫颈癌手术导尿管一般可保留7～14日，要保持其通畅，并每日更换无菌尿袋，防止逆行感染。在拔除导尿管前3日，将尿管夹闭，每2～3小时开放1次，使膀胱功能逐渐恢复。拔导尿管2～3小时后要协助患者排尿，不能自行排尿者应给予诱导排尿，仍无效时要重新保留导尿管。其他术后护理参见妇科腹部手术后护理。

3.出院指导　嘱患者出院后注意自身症状的观察，如有阴道出血或分泌物增多及时来院就医。同时，增加营养饮食，劳逸结合，按时来院随诊，一般治疗后初期每月1次，3个月后每季度1次，1年以后每半年随诊1次，3年后每年1次或信访。

（二）先天性无阴道

先天性无阴道是在胚胎发育中双侧副中肾管会合后未能向尾端伸展形成管道所

致。常合并子宫发育不全，故无月经来潮。婚后性交困难。少数先天性无阴道患者有正常子宫发育，月经期子宫积血，有周期性腹痛。

治疗原则：先天性无阴道伴子宫发育不全者可于婚前或婚后行阴道成形术；有正常子宫发育者初潮时即行人工阴道成形术，同时引流宫腔内积血，以保存生育功能。无法保留子宫者，可行全宫切除术。

先天性无阴道手术患者的护理如下：

1.术前准备

（1）术前心理护理：向患者介绍手术方法及术后效果。

（2）肠道准备：术前1日口服20%甘露醇溶液250mL加生理盐水250mL导泻，术前1日晚12时后禁食、禁水。

（3）皮肤准备：术前清洁会阴部皮肤并剃去阴毛，备皮范围上至耻骨联合上10cm，下到会阴及肛周，左右到两大腿内侧上1/3处。

（4）膀胱准备：去手术室前排空膀胱，带导尿管于手术室，备手术结束后安置。

（5）物品准备：手术前24小时内准备好羊膜（羊膜存放于无菌罐内，内放生理盐水20mL、庆大霉素16万U），另外备好2～3个阴道模型。

2.术后护理

（1）术后患者需卧床休息1～2周，保留导尿管7～10日，保持导尿管通畅，每日更换尿袋。

（2）预防感染。术后每日用无菌盐水擦洗会阴部，患者排便后用同样方法清洗，保持会阴部清洁。

（3）术后注意观察阴道模型位置，特别是患者排便以后，防止外滑，如有外滑要及时请医生更换模型。

（4）出院前要教会患者冲洗阴道及阴道模具消毒的方法，嘱患者每日冲洗。未婚者需持续放置阴道模型，直至结婚，已婚者待伤口完全愈合后方可行性生活。

（三）尿瘘

尿瘘是指生殖器官与泌尿系统之间形成的异常通道。以膀胱阴道瘘和尿道瘘较为常见。主要是由于产伤、手术损伤、生殖器官晚期癌浸润膀胱或尿道生殖道癌的腔内放射治疗、阴道内放置腐蚀性药物或子宫托长期不取引起组织坏死而形成尿瘘。

主要临床表现：漏尿，即尿液经瘘孔从阴道流出。长期尿液刺激外阴部及臀部发生皮炎或湿疹，局部皮肤刺痒痒和灼痛。有时可并发泌尿系感染，引起膀胱炎或肾盂肾炎。

治疗原则：分娩或手术后短期内出现尿瘘，可放置保留导尿管，使膀胱处于排空状态，促其自然愈合。导尿管一般放置2周，拔导尿管后仍漏尿，则需手术治疗。手术时间最好在尿瘘发生3～6个月后，局部组织炎症反应消退后进行。如前次手术失败需再次手术时，亦需等待相同时间。

尿瘘患者的护理：

1.心理护理　尿瘘造成患者很大的心理负担及生活不便，尤其是前次治疗失败者，情绪低落，对治疗持怀疑态度。护理人员要多与患者交谈，理解其痛苦，介绍治疗后完全恢复的病例，帮助其树立信心，以积极配合治疗。生活上多关心和照顾，勤为患者更换裤子及床垫，保持床单的干净整齐，增加病室通风，创造良好的休养环境。

2.鼓励患者多饮水　以以达到自行冲洗膀胱和稀释尿液的目的，减少尿液对皮肤的刺激，缓解和预防外阴炎。泌尿系感染者，遵医嘱给予抗生素治疗。

3.控制炎症　有外阴炎者术前3～5日用1∶5000高锰酸钾溶液坐浴，2次/日，每次20分钟，外阴溃疡者坐浴后涂氧化锌软膏，促使炎症消退。

4.药物治疗　必要时按医嘱给予雌激素治疗，使阴道上皮增生，利于伤口愈合。

5.其他术前护理　参见阴道手术前护理。

6.术后护理　患者手术后返回病室，立即接好导尿管及引流管。导尿管一般保留10日左右。在此期间保持其通畅，注意观察尿量，如尿量过少应及时查明原因，严防导尿管打折、扭曲、脱落、堵塞，造成膀胱过度膨胀影响伤口愈合，使手术失败。

7.预防感染　保留导尿管期间每日更换尿袋，同时，鼓励患者多饮水，以达到自然冲洗膀胱的目的。每日为患者测体温3次，并冲洗会阴2次。必要时遵医嘱给予抗生素。

8.拔导尿管　拔除导尿管前2日，夹闭导尿管，每2～3小时开放1次，以恢复膀胱功能。拔尿管后2～3小时，协助患者排尿，避免膀胱过度充盈使刚刚愈合的伤口裂开。

9.其他手术后护理　同阴道手术后护理。

（四）子宫脱垂

子宫从正常位置沿阴道下降，子宫颈外口达坐骨棘水平以下，甚至子宫全部脱出于阴道口外，称为子宫脱垂，常伴阴道前后壁膨出。主要是由于分娩损伤、营养不良造成支持器官组织周围结缔组织减少、长期的腹压增加使内生殖器官向下推移造成。

子宫脱垂患者自觉肿物自阴道脱出。轻者仅于劳动后脱出，经卧床休息后能自行回纳；重者脱出的子宫需用手回纳。因子宫长期暴露在外，局部形成慢性炎症，甚至溃疡，阴道分泌物增多。患者有下坠感及腰背酸痛，月经期或劳动时加重。亦可因膀胱膨出而发生排尿困难、尿潴留及张力性尿失禁。直肠脱出时会造成便秘及排便困难。

子宫脱垂患者的护理：

1.非手术治疗患者的护理

（1）避免增加腹压因素：患者注意劳逸结合，避免重体力劳动，如有慢性气管炎及咳嗽，应积极治疗。同时，注意保持排便通畅，多食粗纤维食物，防止便秘。

（2）预防感染：注意外阴清洁，每日用温开水清洗外阴，穿质地柔软的内裤并经常更换，随时观察阴道分泌物的性质及量，如分泌物突然增多，为脓性或血性时，应及时就医。子宫脱垂患者常伴张力性尿失禁，应保持局部清洁干燥，防止发生泌尿系感染。

（3）使用子宫托的护理：子宫托治疗子宫脱垂方法简便，经济易行，但有生殖道急、慢性炎症或可疑宫颈恶性变者禁用。使用子宫托时首先要选择大小适宜的型号，以放置后子宫既不脱入阴道又无不适感为宜。教会患者取放方法，每晚将子宫托取出清洗，次日晨放入，以免因放置时间过长，托盘摩擦，压迫阴道而发生糜烂、溃疡或感染。严重时子宫托可嵌顿在阴道壁不易取出或发生压迫坏死，甚至形成尿瘘或粪瘘。放置子宫托的患者应在放后1、3、6个月各复查1次，以根据阴道组织张力的恢复情况调整较小型号的子宫托。

2.采取阴道手术治疗患者的护理　参见阴道手术前后护理。

3.行腹式手术治疗患者的护理　参见妇科腹部手术前后护理。

4.术后指导　子宫脱垂术后有复发的可能，患者术后仍需注意休息，半年内不从事重体力劳动，不宜举重物及长时间站立、行走，预防咳嗽及便秘。手术后指导患者做提肛锻炼，使松弛的盆底组织逐渐恢复张力。具体方法：患者端坐凳上，双脚交叉，双手平放于大腿上，交替做起立、坐下两种动作，重复30～50次，另一种方法是做闭缩肛门动作或每逢小便时自动中断排尿若干次，以促进阴道肌力恢复。

（五）绝经期综合征

绝经期为妇女卵巢功能逐渐衰退至完全丧失的过渡时期。更年期中月经停止来潮称绝经。一般发生于45～55岁之间，部分妇女在更年期间常出现一系列性激素减少所致症状，包括自主神经功能失调的症状，称为更年期综合征。

绝经期综合征早期主要临床表现：潮热、出汗、情绪不稳定、易激动、好哭、爱吵架等。晚期则有外阴及阴道萎缩、子宫萎缩脱垂；乳房下垂；还常出现尿频、尿急或尿失禁；皮肤干燥及骨质疏松等表现，并伴有心理、精神方面的症状，如倦怠、精力不集中、头晕、抑郁及性欲改变等。

治疗原则为症状轻者给予镇静安神药物，重者可遵医嘱服用雌激素或孕激素治疗。

绝经期综合征患者的护理：

1.加强卫生宣传教育　指导患者学习生理知识，讲解出现症状的原因，增加患者对更年期这一生理过程的了解，解除不必要的顾虑，减轻症状。帮助患者合理安排工作与休息，嘱患者做适当的户外运动，保持心情愉快，必要时可去医院就诊，在医生的指导下服用镇静安神药物。

2.激素治疗护理　严重的更年期综合征患者，对症治疗无效，可用雌激素或孕激素治疗。激素治疗时，要耐心、细致地讲解每种药物的服用时间及剂量，并注意观察服药后症状有无缓解。如服药期间有阴道出血或腹痛，要及时就诊。激素治疗的患者要定期复查，以随时调整药物使用剂量。

三、计划生育

（一）人工流产术

凡妊娠10周以内，要求终止妊娠或因某种疾病不宜继续妊娠而无禁忌者均可行人工流产术。各种疾病的急性阶段、生殖器的各种炎症、全身情况不良不能耐受手术及术前两次体温高于37℃均不宜行人工流产术。

人工流产术患者的护理：

1.术前准备　手术前做好患者的心理护理。多数患者对人工流产术有恐惧心理，表现为紧张及焦虑。过分紧张可增加患者对痛觉的敏感性，造成手术困难。护理人员要耐心地安慰患者，向其介绍手术过程并解释术中应用的止痛药物，使患者减轻紧张和焦虑，主动配合手术。术前应做好必要的实验室检查，如血、尿常规及血型等。为防止术中呕吐，术前1餐应禁食。手术前还应协助患者清洁外阴，更换内裤，预防感染。

2.术中配合及观察 患者进手术室前排空膀胱，以免膀胱充盈影响手术操作。术前用络合碘冲洗外阴及阴道，整个手术过程中严格无菌操作，预防感染。护士应守护在患者身旁，随时观察患者脉搏和面色的变化，若出现面色苍白、出冷汗要报告医生暂停操作，立即给予吸氧及测量血压，待患者情况好转后继续手术。宫内组织吸出后护士要准确找出胚胎组织并确定是否完整，同时注意患者腹痛及阴道流血情况。如子宫收缩不良，阴道有活跃出血，应遵医嘱给予缩宫素10U肌肉注射。术后嘱患者平卧30分钟并注意观察腹痛及阴道出血情况。

3.术后护理 术后继续观察患者子宫收缩情况，保持外阴清洁，每日用温开水冲洗外阴并更换内裤。由于手术时应用哌替啶等止痛药物，患者术后应卧床休息4小时，不要自己下床活动，防止发生意外。回家后继续注意腹痛及阴道出血情况，如出血多于月经量时，要及时就医。人工流产术后1个月禁止性生活及盆浴。

（二）钳刮流产术

凡孕10~14周内要求终止妊娠或因某种疾病不宜继续妊娠且无禁忌者可实行钳刮流产术。禁忌证同人工流产术。

钳刮流产术患者的护理：

行钳刮流产术前1日下午先行宫腔插管术。将16号无菌导尿管置于宫颈口内，目的是机械地扩张宫颈口，有利于次日行钳刮流产术。宫腔插管术后患者要绝对卧床休息，防止导管脱出，同时加强巡视及生活护理，观察患者有无腹痛、阴道流血、流液及导管的位置。宫腔插管后患者一般无明显不适，如出现严重的腹痛、阴道流血、流液或导管脱出，及时向医生报告。插管患者每日检测3次体温，预防感染。疑有感染时可遵医嘱给予抗生素。

（三）中期引产术

妊娠中期即妊娠14~27周时，因某种原因需终止妊娠者行中期引产术。目前主要应药物使用物引产。常用的药物有依沙吖啶、天花粉、催产素、前列腺素及米非司酮等。大量的临床经验表明，依沙吖啶引产安全，效果优良，药物制备保存容易，且价格便宜，因此被广泛使用。

利凡诺为黄色粉末，是一种强力杀菌剂。将依沙吖啶注入羊膜腔内或宫腔内羊膜腔外，一般在药物使用后72小时内出现规律宫缩生产。

中期引产术适用于妊娠14～27周要求终止妊娠而无禁忌者。凡患有感冒、发热及各种疾病急性期、严重高血压、心脏病、血液病及贫血、子宫有手术瘢痕、妊娠期间反复阴道出血者，均不能进行依沙吖啶引产；阴道炎症患者需治疗后方可施行。

中期引产术患者的护理：

1.术前准备 一般行中期引产的患者心情比较复杂，恐惧、焦虑、消极及紧张等各种心理都会出现。护士要了解患者心理，针对其心理给予安慰，开导并讲解中期引产的方法及可能出现的问题，消除患者的顾虑。同时，协助医生做好必要的实验室检查，如血尿常规、肝肾功能、血型、阴道拭子培养等。患者如有心血管疾患，术前应做心电图检查。为防止感染，术前3日每日为患者冲洗阴道。由于妊娠期间宫颈软并充血，冲洗时动作要轻柔，防止机械性损伤宫颈。术前3日开始口服己烯雌酚，增加子宫的敏感性，软化宫颈。

2.应用依沙吖啶后的观察及护理 依沙吖啶可通过腹壁注入羊膜腔内，亦可经阴道注入宫腔内羊膜腔外（由于其易发生感染，目前很少应用），无论哪种方法均需严格无菌操作。经腹壁注入依沙吖啶时，患者取仰卧位，严格消毒皮肤后注入药物。整个注药过程中，护士应守护在患者身边，观察患者一般情况。注药后患者需静卧10分钟，此时为其测量血压和脉搏，如无异常即送回病室。此后，要随时注意患者有无宫缩，如72小时后仍无宫缩，说明引产失败。如宫缩发动，严密观察宫缩的频率、强度及持续时间，了解产程进展情况，定时测量血压及脉搏。生产过程中要尽量安慰患者，若产妇精神过度紧张，宫缩时喊叫不安，指导其做深呼吸或用双手轻柔按摩腹部，以减轻疼痛，缓解紧张情绪，使生产过程顺利进行。

3.产后护理 注意观察腹痛及阴道出血情况。若子宫收缩不良，阴道出血较多，可遵医嘱给予缩宫素治疗。由于生产过程中患者消耗大量体力，产后应注意休息和保暖，同时每日冲洗外阴1～2次，防止感染发生。产后体内激素发生变化，乳汁开始分泌。为防止泌乳，患者每日肌肉注射己烯雌酚4mg，连续3日。在此期间若出现乳房胀痛，指导患者不要挤压，保持局部清洁，避免乳腺炎发生，数日后乳胀会渐渐消退。

（四）绝育术

女性输卵管绝育术是一种比较安全又长期有效的节育措施。绝育术可经腹壁或阴道穹隆进入腹腔进行。由于经阴道手术并发症较多，目前主要是经腹壁进行输卵管绝育术。

腹部皮肤感染、盆腔炎、身体情况较弱不能耐受手术的患者，24小时内2次体温超过37.5℃以上及神经官能症的患者不宜施行绝育术。

绝育术患者的护理：

1.术前准备　绝育术前向患者做好咨询及解释工作，严格遵循自愿的原则，并选择适宜的手术时间。绝育术一般在月经干净后3～7日，人工流产、取环、剖宫产、剖宫取胎术后同时进行或产后24日至7日内进行。手术前要进行全面的体格检查，包括血尿常规、出凝血时间及妇科检查。如果患者有宫内节育器，宜先取出再行手术。术前1日进行皮肤准备，术前1餐禁食，防止止术中呕吐。由于绝育术一般采用局部麻醉，术前患者只需排空膀胱即可，无需保留导尿管。

2.术中及术后护理　术中注意患者一般情况，由于手术为局部麻醉，所以，患者会有不适感觉，护士要尽力安慰患者，分散其注意力，使手术顺利进行。术后注意伤口有无渗血、感染发生。绝育术后一般4日拆线。嘱患者出院后注意休息，1个月内避免重体力劳动、禁止性生活及盆浴。

第二节　产科疾病护理

一、妊娠及分娩护理

（一）产前检查

产前检查是保障孕妇和胎儿安全分娩的重要措施。定期检查，监测母婴情况，可以系统全面地了解胎儿发育及孕妇妊娠过程中健康状况，及早发现和治疗并发症，尽可能降低早产、难产及死产的发生率。

1.产前检查的时间　月经周期正常已婚育龄妇女，停经40日左右应到医院确定妊娠诊断，进行常规妇科检查，了解生殖器有无异常，测量基础血压，检查心肺，了解有无传染病等内外科疾患，做血、尿常规检验等，如无异常可继续妊娠。妊娠16～20周时转入产科初诊。妊娠28周前每4周检查1次，孕28～36周每2周检查1次，孕36周以后每周检查1次。如发现异常情况，应增加检查次数，必要时入院观察和治疗。

2.检查的内容及方法

（1）初诊：内容包括询问病史、全面体格检查及产科检查。

询问病史：孕妇姓名、年龄、结婚年龄、胎产次、职业及住址、月经史、孕产史、末次月经以推算预产期。了解本次妊娠情况，如早孕反应、有无病毒感染及药物使用史、胎动开始时间、有无阴道出血及下肢水肿等症状。了解既往有无高血压病、心脏病、糖尿病、结核病等内科疾患。了解家族史及丈夫健康状况，有无遗传病等。

全面体格检查：观察孕妇发育与营养状况，四肢及脊柱有无畸形，甲状腺、心肺及乳房发育，乳头有无凹陷，下肢有无水肿等。测量身高、体重、血压，进行各项实验室检查。

产科检查：包括腹部、阴道、骨盆检查及肛查。腹部检查通过视诊及四步触诊法了解宫底高度、胎儿大小、胎心、胎产式、胎方位等。阴道检查了解阴道、宫颈及附件有无异常情况。骨盆检查是了解骨盆的形态和测量主要径线值，预测胎儿能否从阴道分娩。肛查了解胎先露、坐骨棘及尾骶关节活动度。

（2）复诊：孕妇在前次检查后定期复诊，主要了解孕妇有何特殊变化和不适，给予相应的检查及治疗。测量体重、血压，检验尿蛋白及尿糖，复查胎位，听胎心音，测量宫高腹围及先露下降；B超检查以了解胎儿发育情况及羊水量。孕32周和38周时，再次核对预产期，对母、胎双方在妊娠期情况做全面检查，对安全分娩方式及时间做出初步估计。如有并发高危迹象，则转至高危门诊。孕妇在整个妊娠期间要接受2次产前宣传教育，讲授孕期保健、母乳喂养、临产、分娩及产后的有关知识，取得孕妇及家属配合，解除对妊娠分娩恐惧，增强其对正常分娩的信心。

（二）妊娠期卫生保健

妊娠期卫生保健以预防为主，保护孕妇及胎儿在妊娠期间的身心健康，是做好围生期保健及安全分娩的重要环节。

1.工作与休息　健康无并发症的孕妇妊娠期间可继续日常工作，但应避免重体力劳动或接触有毒物质。妊娠末3个月尽量不上夜班，安排有规律的生活，注意劳逸结合，每日保证充足的睡眠时间，适当午睡和户外活动。保持乐观、安定的精神状态。休息的环境空气要新鲜，避免被动吸烟，有吸烟习惯的孕妇也要停止吸烟，以免影响胎儿的生长发育。孕妇卧床休息时，应采取左侧卧位，减少子宫对腹主动脉及下腔静脉的压迫，以增加子宫、胎盘血液灌注量，减轻下肢水肿。

2.饮食　孕妇应合理均衡地安排膳食，多食营养全面，易消化，含铁、钙、碘及维生素丰富的食物，注意粗细粮搭配，荤素菜比例要适当，多吃新鲜蔬菜及水果。预防便秘，克服偏食，少吃辛辣、刺激性食物，控制盐的摄入，不喝酒。

3.个人卫生　妊娠期全身新陈代谢旺盛，汗腺和皮脂腺分泌增多，皮肤敏感，应保持全身清洁，勤洗澡，勤更换内衣裤。洗澡时水温不宜过热，最好淋浴或擦浴。每日清洗外阴，如有阴道流血及妊娠末3个月应禁盆浴，防止细菌进入阴道引起宫内感染。

4.着装　孕妇衣着以宽松、舒适为宜，避免乳房和腰部过紧，以免影响胎儿活动和血液循环。衣料最好选用松软、透气性及吸湿性较好的棉布类。孕期不宜穿高跟鞋，因孕妇体重不断增加，身体重心前移，容易引起疲劳、腰背痛，可选择鞋跟高2～3cm的轻便鞋。

5.乳房护理　妊娠后乳房继续发育，乳房、乳头增大且敏感。孕期应选用合适的棉布或丝质胸罩，以维持乳房的张力。从妊娠7个月开始，每日用温水毛巾轻擦乳头、乳晕1次，增加皮肤的韧性，预防乳头皲裂和炎症的发生，为产后哺乳做准备。乳头有痂垢不易清洗时，可用消毒植物油涂于痂垢处，浸软后再用热水洗掉，避免用手抠痂或用力揉搓。如乳头扁平或内凹，清洗时用手捏住乳头根部轻轻向外牵拉使之突出。

6.性生活指导　妊娠初3个月和末3个月应禁止性生活。妊娠早期由于性生活刺激可引起盆腔充血及子宫收缩导致流产。晚期能诱发早破水、早产或感染等。在整个妊娠期间如出现腹痛或阴道流血，以及习惯性流产或患有严重并发症时也应禁止性生活。

7.妊娠期药物使用指导　多数药物可通过胎盘输送给胎儿，尤其是妊娠早期，必需药物使用时需在医生指导下进行。避免应用对胎儿生长发育有影响的药物，切不可随意滥药物使用物。

8.自我监护　指导孕妇和家属自己测数胎动，听胎心率是在医院外对胎儿情况进行监护的可行手段。孕妇自妊娠18～20周开始感到胎动，通过对胎动次数及强弱的观察，可及早发现异常。监护的方法：自妊娠30周开始，每日数3次，每次数1小时，静坐或侧卧，思想集中，每次胎动均记录，每日3次胎动次数的总和乘4，即得12小时的胎动次数。12小时胎动次数在30次或以上，反映胎儿情况良好；若小于30次，多数有宫内缺氧的情况，应及时到医院就诊。指导家属掌握听胎心音的方法，每日定时听胎心音并记录，正常胎心率为120～160次/分钟，过快或过慢均属异常，应及时到医院就诊。

9.产前宣传教育 通过多种形式，如讲课、放录像等向孕妇及其家属讲解有关妊娠、胎儿发育、分娩、产后的有关知识及注意事项，使她（他）们了解妊娠分娩是一个正常的生理现象。针对其生理改变及需要，给予科学性的保健指导，解除紧张、恐惧心理。内容包括：妊娠的生理变化及胎儿发育，孕期保健的重要意义，孕期常见症状的处理，孕期营养及孕期卫生指导，分娩先兆、产程配合、入院及出院的物品准备，产褥期的生理变化及卫生指导，计划生育指导及新生儿护理及母乳喂养的有关知识等。课程的安排可根据不同的妊娠阶段分组进行。

（三）正常分娩护理

妊娠28周以后，胎儿及其附属物由母体产道娩出称为分娩。分娩直接关系母子生命安危，护理人员应掌握产科基本知识，对产妇实施全面细致的护理，保证分娩顺利进展，新生命平安降生。

1.临产先兆 产妇在接近预产期时都会出现一些症状，预示不久将临产，此症状主要表现为两个方面。

（1）假临产：①不规律宫缩：临产前2～3周宫底下降，子宫敏感，孕妇自觉腰酸，有不规律子宫收缩。此收缩力不强，持续时间短，间歇时间长，宫颈口不扩张。②见红：宫缩引起子宫颈管内小血管破裂，少量血液随宫颈黏液自阴道排出为见红。如血量多于月经量，应考虑病理性出血，需及时就诊。

（2）真临产：有规律性子宫收缩，每次持续在30秒以上，间歇10分钟左右并逐渐缩短，伴宫颈口逐渐扩张，先露下降。以上表示分娩开始并由此计算产程。

2.第一产程护理 从有规律宫缩到子宫口开全称为第一产程。初产妇一般持续12～16小时，经产妇4～6小时。此时临床表现：孕妇规律宫缩由弱变强，持续时间由30秒进展到50～60秒，宫缩间歇期由5～6分钟缩短至2～3分钟，伴有胎先露下降和宫颈口扩张，胎膜多在宫口近开全时自然破裂。正常情况下羊水清亮，色淡黄，有时混有少量白色胎脂。

（1）一般护理：产妇入院后，护理人员应主动热情接待，介绍病室环境及有关注意事项，消除思想顾虑。同时，为产妇测量体温、脉搏、呼吸及血压，填写病历，报告值班医生。初产妇常规外阴备皮，若宫口开大<3cm时，遵医嘱用温肥皂水灌肠，刺激子宫收缩，清洁肠道，避免产时污染产道。如有破水、产前阴道出血、胎头高浮或妊娠并有心脏病应免灌肠。

（2）饮食与休息：临产时应鼓励产妇多进易消化、高营养食物和水分。对产程偏长或不能进食者需适当输液，为分娩储存足够的热能。正常产妇临产时，根据宫缩情况鼓励其下床在室内活动。若出现阴道流血、破膜或使用止痛镇静剂后应卧床休息。当初产妇宫口开大4cm时，遵医嘱肌肉注射哌替啶100mg，并给氧气吸入，以保持体力，加速产程进展。

（3）预防尿潴留：临产后应提醒产妇2～3小时定时排尿1次，防止膀胱过胀，影响子宫收缩和胎头下降。若发生尿潴留，可置导尿管，长期开放至分娩前。

（4）并发症的观察：产程中若出现头晕、眼花、头痛、呕吐、上腹部痛、阴道异常流血、烦躁不安、下腹部持续疼痛及呼吸困难等症状，需警惕并发症发生，应及时报告医生积极处理。

（5）产程观察：①观察子宫收缩：将手放在产妇腹部，以感觉观察子宫收缩强度、频率及持续时间。每次应观察3次以上宫缩并记录。②监测胎心音：正常胎心率120～160次/分，临产后应每隔1～2小时子宫收缩间歇期听胎心音1次，有条件可做胎心监护，以了解胎儿有无宫内窘迫现象。同时，观察胎膜破裂时间及羊水量和性质，注意胎心音变化以免脐带脱垂。③肛门检查：根据宫缩、胎产次进行肛门检查，次数不宜过多。通过肛门检查了解子宫口开大及先露下降程度，以确定产程进展情况。初产妇宫口开至10cm，经产妇宫口开至3～4cm，用平车送至产房准备接生。

3.第二产程护理 自子宫口开全至胎儿娩出称为第二产程。初产妇需1～2小时，经产妇数分钟至1小时不等。第二产程大于2小时，临床上诊断为二程长。

第二产程表现：产妇宫缩进一步加强，持续时间延长，间歇时间缩短，宫口已开全，胎膜已破，先露下降至阴道口压迫盆底。产妇有排便感，当宫缩时不由自主地向下屏气用力，主动增加腹压。在力的共同作用下，按分娩机制逐步向外娩出胎儿，直到胎儿全身娩出。

（1）产妇护理：第二产程是分娩中最紧张时刻，护理人员应关心体贴并守护在产妇身旁，指导其正确屏气和使用腹压，使宫缩与腹压力量相协调。当宫缩间歇时尽量让产妇放松休息，护士为产妇擦汗，协助喝水，使其顺利度过第二产程。

（2）观察胎儿：宫缩频而强，影响胎儿血液循环，易引起胎儿宫内缺氧。每次宫缩后应听胎心音，给予产妇吸氧处理，减少胎儿宫内窘迫的发生。若胎心音异常，应协助医生尽快结束分娩。

（3）准备接生：消毒外阴，开启产包，备好新生儿用物。天冷时，备好热水袋，最好产房配有辐射开放暖箱。协助医生记录胎儿娩出时间及宫底高度。遵医嘱肌肉注射10U催产素，加强宫缩，预防产后出血。

（4）新生儿出生后护理：新生儿出生后进行阿氏评分并注意保暖，同时给母亲确认新生儿性别。早开奶，减少产后出血量。用消毒花生油擦洗新生儿，去掉胎脂并用0.25%氯霉素眼药滴双眼，打脚印，测量体重身长并记录，系好手腕条，放睡篮内，置母亲床旁。

4.第三产程护理 从胎儿娩出至胎盘娩出称为第三产程，一般5～10分钟，不超过30分钟。第三产程临床表现：子宫底升高，子宫变硬呈球形，阴道有少量流血，阴道内露出脐带自行下移不再回缩，胎盘从阴道娩出。

第三产程护理措施：接生者轻轻牵拉脐带，使胎盘娩出。若超过30分钟，胎盘仍未娩出为胎盘滞留，应及时处理。胎盘娩出后，记录娩出时间和宫底高度，仔细检查胎盘、胎膜是否完整，如有残留应给予手取胎盘或刮宫处理。检查产道有无损伤，缝合侧切伤口。整个分娩过程严格执行无菌操作，防止感染。一般产妇分娩后需在产房观察1小时，护士要为其擦背，更换衣服，垫好会阴垫，观察子宫收缩和阴道出血及膀胱充盈情况，测量血压、脉搏并注意保暖，使之安静休息。此时，可给予易消化、营养丰富的食物或饮料以恢复体力。若一切正常可送产妇回病房。

（四）剖宫产

经腹切开子宫取出胎儿的手术称为剖宫产。以子宫下段式最为常用。

剖宫产适用于以下情况：产道生产力异常、骨盆狭窄、头盆不称、宫缩乏力经处理无效、产前严重出血、有子宫手术史及内科产科并发症、胎位异常、胎儿宫内窘迫等。

剖宫产产妇的护理：

1.心理护理 术前产妇心理较复杂，医护人员应做耐心细致地解释工作，讲明剖宫产的原因、利弊及手术前后注意事项，帮助产妇做好术前心理准备。

2.术前护理 选择性剖宫产按妇科腹部手术前常规准备。术前1日备皮、配血，晚零点后禁食、禁水。术日手术前30分钟保留导尿管，同时准备产妇病历、腹带、卫生巾等，为新生儿准备保暖和抢救用品，如气管插管、喉镜、吸痰器等。产妇送去手术室后，铺好麻醉床，床旁放血压计、听诊器、尿袋、弯盘。急诊剖宫产妇应立即禁食、禁水，迅速做好术前准备，同时注意观察血压、宫缩及胎心音的变化。

3.术后护理

（1）产妇返回病室后去枕平卧6小时，腹部压沙袋4～6小时，测量血压，注意保暖并向麻醉师及手术医生了解术中情况及有无特殊药物使用。

（2）手术后立即开放保留导尿管并注意尿液的量、颜色。如无特殊，次日晨拔除。导尿管拔除4小时后要协助产妇自行排尿。

（3）术后定时测量生命体征，注意产妇阴道流血及伤口渗血情况。

（4）术后24小时内遵医嘱可肌肉注射哌替啶50mg加异丙嗪25mg止痛，必要时4～6小时可重复1次，减轻伤口疼痛，安静休息。

（5）手术当日禁食，术后第1日流食，第2日半流食，第3日普食。产妇要注意增加营养，促进于机体恢复及母乳喂养。

（6）剖宫产后一般可自行排气，为防止腹胀，要协助产妇早期下床活动，促进肠蠕动及恶露排出。腹胀严重者可用艾灸及肛管排气。

（7）预防感染。术后要注意产妇体温变化，定期更换伤口敷料并观察有无红肿及压痛。保持外阴清洁，每日冲洗2次，勤更换会阴垫，必要时遵医嘱应用抗生素治疗。

（8）其他同正常产褥期护理。

（五）正常产褥期护理

从胎盘娩出后至生殖器官完全恢复到妊娠前状态的一段时间称为产褥期。一般为6周。

1.一般护理

（1）休息与活动：分娩劳累加上产后婴儿哺乳，产妇常感疲惫、思睡，需要一个安静、温暖、舒适的环境充分休息。正常产后24小时内需卧床休息，第2日可下床适当活动，但避免站立过久，防止摔倒，尤其是出血较多的产妇，以后逐步增加活动量。产后早期活动利于子宫复旧，减少排尿、排便困难，防止盆腔或下肢静脉血栓形成。

（2）观察子宫收缩，预防产后出血：产后应严密观察子宫收缩和阴道出血情况，特别是产后初期的2小时，应加强巡视，检查宫底，了解宫缩、阴道出血及会阴有无血肿，有异常发现立即报告医生及时处理。

（3）饮食调理：饮食对产妇健康恢复影响较大，分娩后及时给予清淡、营养丰富、易消化食物，以补充产程中的消耗。产后增加营养，避免偏食和过量饮食。哺乳产妇应增添汤类，促进乳汁分泌，忌食辛辣、过冷或过硬食品，忌饮含酒精饮料。

（4）尿、便管理：产后因卧床休息，腹壁松弛，肠蠕动减弱及会阴伤口和痔疮疼痛，易发生便秘，应鼓励产妇早下床活动，多食新鲜蔬菜和水果及含粗纤维的食物。如3日后仍无排便，可遵医嘱给缓泻剂或开塞露、甘油栓等，但一般不予灌肠，防止发生虚脱。

产后还应鼓励和督促产妇多饮水，产后4～6小时应自行排尿，注意尿量，避免膀胱充盈妨碍子宫收缩而出血。产妇常因膀胱过胀、收缩力减弱、会阴伤口疼痛及不习惯床上排尿等因素，造成尿潴留。若产后6～8小时仍不能自行排尿，应积极采取诱导措施。诱导失败，可在无菌下置保留导尿管，24小时后拔除，同时给予抗生素预防感染。

（5）预防产后感染，注意产妇清洁卫生：产后应每日测量体温、脉搏、呼吸2次，测血压1次。如体温超过37.5℃，要改测3次，并报告医生给予适当处理。

产后皮肤排泄旺盛，出汗多，尤其是睡眠初醒和夜间是产妇排泄体内水分最多的时间。因此，要经常为产妇用温水擦身并用干毛巾拭干，勤换衣裤，保持皮肤清洁干燥。病室内要保持适当温度，定时通风，但避免直接吹风，防止着凉感冒。按季节增减衣服，夏季防止中暑。每日坚持洗脸、刷牙、梳头、洗脚，有条件可淋浴，并冲洗会阴2次。饭前便后及哺乳前应洗手，清洁用品专用，防止交叉感染。

2.乳房护理　产后及时进行母乳喂养宣教，做好按需哺乳，哺乳前产妇需洗净双手。哺乳时，护士应在床旁巡视，指导其正确姿势和体位。一般产后2～3日乳汁开始分泌，若喂养不及时或喂乳技巧未掌握，可造成双乳淋巴液潴留，静脉充盈，乳汁外流不畅，乳房胀满，硬肿疼痛，体温升高。此时可局部热敷按摩，加强哺乳，使硬结松软。应教会产妇人工挤奶方法。若乳房过胀影响吸吮，可挤出部分乳汁，使乳房变软易于婴儿含吮。若有乳头皲裂，应先吸吮较好一侧乳房，每次哺乳后挤出少量乳汁涂于乳晕上，暴露于新鲜空气中，利于皲裂愈合。产妇因某些疾病不能哺乳时，应遵医嘱肌肉注射己烯雌酚4mg，每日2次，连续3日。

3.生殖器官护理

（1）子宫复旧的观察：正常情况下，产后2～3日宫底每日下降1～2cm，产后10～14日可降至骨盆内。护士应每日在同一时间，产妇排空膀胱后测量宫底高度，观察子宫收缩情况及有无压痛。

（2）恶露的观察及护理：产后经阴道排出分泌物内含有血液、坏死蜕膜组织和黏液等称为恶露。可分为3种：①血性恶露：色鲜红，含大量血液，少量胎膜、胎脂及坏死蜕膜组织，量多，持续3～6日。②浆液性恶露：色淡红似浆液，内含少量血液和较多的坏死蜕膜组织、子宫颈黏液且有细菌，持续2周左右。③白色恶露：黏稠色泽较白，含大量白细胞、坏死退化蜕膜组织、表皮细胞及细菌等，持续2～3周。护士应掌握正常恶露的变化及持续时间，随时观察产妇恶露排出的性质、质量及各阶段持续时间。若红色恶露持续时间长，量多或有臭味，应考虑胎盘、胎膜残留或宫腔内感染的可能，应及时报告医生处理。

（3）会阴护理：分娩后产妇宫腔内有较大创面，会阴侧切伤口及产道损伤均易引起感染。因此，要保持外阴清洁，及时更换会阴垫，每日冲洗外阴2次至拆线。会阴水肿严重者，使用50%硫酸镁热湿敷。产妇休息时取健侧卧位，侧切伤口拆线后1周内避免下蹲负重，防止伤口裂开。会阴热敷法：目的是促进会阴伤口局部的血液循环，减轻疼痛、肿胀，使炎症消散。操作方法：热敷盆内放纱布和两把长止血钳，加水置热源上煮沸，准备好66℃纱布套热水袋一个；产妇排尿后取仰卧位，洗净擦干局部，用凡士林棉球均匀涂擦患处，以免烫伤；热敷时用止血钳将纱布拧至半干并展平，先将纱布在患者大腿内侧测试温度后再敷于患处，放上加布套的热水袋，用月经带兜紧，约30分钟待热水袋温度下降后再取下。如会阴部水肿严重时，可用煮开后晾凉的50%硫酸镁湿纱布敷于会阴部。

4.性生活指导 产褥期生殖器尚未完全复原，不宜性生活，以免引起感染。排卵可在月经未复潮前先恢复，故产后应采取避孕措施，哺乳母亲不宜服避孕药。

5.产后检查及运动 产妇产后腹肌和骨盆底肌肉松弛，应做适当运动，如产后操，使肌肉恢复张力，机体复原以保持健美体型，但注意避免剧烈运动和下蹲姿势，防止子宫脱垂。

一般分娩后6周进行检查，了解产妇全身，特别是生殖器官恢复情况，并给予避孕指导。同时，对婴儿进行全身检查，了解喂养及发育情况，给予保健咨询。对有并发症的产妇及婴儿及时治疗。

（六）正常新生儿护理

胎龄以达到37～42周末，体重以达到及超过2500g出生的新生儿为足月新生儿。从胎儿断脐到满28日的这段时期称新生儿期。此期要根据新生儿特点，细心护理。

1.新生儿生理特点　详见第六章儿科疾病护理。

2.护理

（1）测量体重及体温：室内应保持一定的温、湿度（温度20～24℃，湿度55%～65%），注意新生儿保暖，每日测体温3次，体温过低时可用热水袋保暖。体温升高至38℃以上时要及时查找原因，如盖被太厚，室温过高，应及时纠正。新生儿每日需测量体重，观察生理性体重下降情况，如有异常，及时查明原因，给予处理。

（2）预防感染：每日需为新生儿洗澡，观察皮肤是否红润、干燥，有无脓疮或黄疸。洗澡时注意室温，防止着凉感冒。洗澡后更换清洁、柔软的衣服。勤换尿布，排便后用温水洗臀部，涂鞣酸软膏，避免尿、便液刺激，防止臀红。新生儿眼睛保持清洁，如有分泌物，先用生理盐水棉球擦拭，再滴0.25%氯霉素眼药水，防止结膜炎。新生儿口腔若有散在或线状白点，应警惕鹅口疮的发生，经常用苏打水擦拭。喂养时注意清洁卫生。

（3）脐带护理：初生时注意脐带出血，平时保持脐带清洁卫生，洗澡后用75%乙醇（酒精）揩净脐带残端及脐根周围，涂1%龙胆素。一般新生儿出生后7～10日脐带脱落。脱落后观察脐部有无红肿，分泌物有无异味，警惕脐部感染。

（4）预防接种：正常新生儿出生24小时后接种卡介苗，乙肝疫苗应在24小时内接种。

卡介苗为无毒牛型结核分枝杆菌粉剂，是将有致病能力的牛型结核分枝杆菌经过人工培养后，使之失去致病力的活菌疫苗。注射后在人体内产生免疫力，对预防儿童患结核病有明显效果。

接种方法：左上臂三角肌下缘皮肤酒精消毒后，皮内注射卡介苗0.1mL，含0.05mg菌苗。

接种对象：正常新生儿满24小时即可接种，但早产儿、难产儿或感染的新生儿可暂缓接种，待情况好转于出院前补种。

接种后反应及处理：接种后2～3周局部可见红点，渐变成小脓疱，最后结痂，痂脱落后局部显瘢痕，严重者常出现脓肿或溃疡。一般接种6～8周后产生免疫力。局部反应一般不需特殊处理，如分泌物较多或有化脓现象时可涂1%龙胆紫，保持干燥清洁，不要挤脓疱或包纱布。

接种时注意事项：①菌苗应保存在4～8°C冰箱内，使用前严格检查有效期，现用现配，配好的药液超过1小时不能再次使用。②严格无菌操作，准确作皮内注射，否则可能形成脓肿或长期不愈的溃疡。③接种的针头要拧紧，以免菌液溢出引起污染，如有漏液，用75%乙醇（酒精）擦拭。但注射部位的针孔不能用酒精擦拭，以免影响菌苗效果。④用毕的注射器、安瓿、棉签等均应先用75%乙醇浸泡1小时再进行处理，使残留菌苗灭活。⑤注射后要详细登记并填写卡片，接种后交产妇保管好，嘱产妇产后3个月带婴儿去结核病防治所复查效果。

（七）母乳喂养指导

1.纯母乳喂养 婴儿出生后4～6个月内，母乳为唯一营养来源，不添加任何其他食品，如糖水、代乳品等，为纯母乳喂养。

2.母乳喂养的优越性 母乳是最适宜婴儿生长发育所需要的天然营养品。母乳中所含的蛋白质、脂肪、糖等容易消化和吸收利用。母乳具有抗感染作用，能增强婴儿的免疫力。另外，母乳喂养可促进母亲的子宫收缩，减少恶露量和预防产后出血，并可降低母亲乳腺癌及卵巢癌的发病率。

3.母乳喂养时的体位及含接姿势

（1）体位：母亲应放松并感觉舒适，婴儿身体贴近母亲，面向乳房。婴儿的头与身体成一直线，婴儿的下颌贴到乳房上，母亲应托着婴儿臀部。

（2）含接姿势：婴儿嘴张得很大，下唇向外翻，舌头环绕乳头，面颊鼓起呈圆形，婴儿口腔下方的乳晕看到的比上方少，并有慢而深的吸吮动作，有时突然暂停后再吸吮，母亲能看到或听到婴儿的吞咽声音。

4.挤奶的适应证及方法

（1）挤奶的适应证：①奶胀、乳管堵塞或乳汁淤积。②婴儿学习吸吮凹陷乳头或拒绝吸吮时，为使婴儿学会吃母乳，挤奶喂哺婴儿。③婴儿或母亲患病时，为保持泌乳需挤奶。④母亲工作或外出时，将母乳挤出留给婴儿吃。

（2）挤奶的方式：护理人员要教会母亲挤奶，不应让他人代劳，只在教学示范时方可轻轻触摸其乳房。具体方法：①挤奶前可先热敷乳房，轻柔按摩乳房或刺激乳头，以刺激射乳反射。②嘱母亲将手彻底洗净。取坐或站位均可，以自觉舒适为准，将消毒容器靠近乳房。③将拇指放在乳晕上方，示指放在乳晕下方，与拇指相对，其他手指托着乳房。④用拇指及示指向胸壁方向轻轻下压，不可压得太深，以免阻塞乳导管。压力应作用在拇指及示指间乳晕下方的乳房组织上，即压在乳晕下方的乳窦上，反复一压一放。⑤从各个方向按照同样方法挤压乳晕，要做到使乳房内每一个乳窦的乳汁都被挤出。⑥挤奶时压乳晕的手指不应有滑动或摩擦式动作，应类似滚动式的动作。⑦一侧乳房至少挤压3～5分钟，待乳汁减少，可挤另一侧乳房，如此反复数次。双手可交换使用，以免疲劳。⑧挤奶时间应以20～30分钟为宜，特别是在分娩后前几日，泌乳量少，挤奶时间更不能短。第1次挤压时，可能没有奶滴出，反复几次后，就会有奶滴出。如果泌乳反射活跃，奶水还会流出。

二、产科主要疾病护理

（一）前置胎盘

胎盘附着于子宫下段，胎盘边缘以达到或覆盖子宫颈口的部分或全部时，位置低于胎儿先露部，为前置胎盘，是妊娠晚期出血常见原因之一。可分为低置胎盘、部分性前置胎盘、完全性及中央性前置胎盘。

临床表现为妊娠晚期无诱因、无痛性反复阴道出血，大量出血可发生休克。腹部检查时，子宫软，先露常未入盆，头高浮，无宫缩，无压痛，胎位清楚。

若怀疑前置胎盘并伴有阴道出血的孕妇应立即入院，配血待用，视出血情况而给予输血、补液治疗。

妊娠37周前，已确诊前置胎盘而阴道出血不多，无临产者，可采用期待疗法，密切注意出血量，纠正贫血。定期监测胎儿情况。

妊娠37周后，应根据胎盘位置、出血量及子宫颈口扩张情况选择分娩方式。

前置胎盘孕妇的护理：

1.出血时绝对卧床休息，护士应加强巡视，了解其心理和生活需要，主动给予生活上的照顾和精神上的安慰。

2.注意休克的早期症状，严密观察阴道出血量、色，保留会阴垫，估计出血量。定时测量血压、脉搏，注意面色有无改变，有无活跃出血等。有异常立即报告医生，尽快建立静脉通路，及时输血、吸氧。需急诊手术者立即做好术前准备。

3.禁止肛查及灌肠，以免刺激出血，若必需进行阴检，应建立静脉通道，做好充分抢救准备后进行，操作要轻而快。

4.预防感染，保持外阴清洁，每日冲洗2次，每日测体温、脉搏及呼吸各3次。

5.观察产程进展，定时监测宫缩和胎心音变化，如有胎儿宫内窘迫发生，应立即吸氧并及时处理。

6.为预防产后出血，应及时使用宫缩剂。密切观察子宫收缩及阴道出血量，如出血过多，遵医嘱使用宫缩剂并给予输液治疗。

7.产后按一般常规护理，注意纠正贫血，适当延缓下床时间。

（二）胎盘早期剥离

妊娠晚期或分娩期的孕妇，正常位置的胎盘在胎儿娩出前部分或全部从子宫壁剥离，为胎盘早剥。可由以下原因引起：①血管病变，如，母亲有高血压、妊高征或动脉粥样硬化等。②子宫内外创伤或行外倒转术用力过猛，脐带过短致胎先露下降过程中牵拉脐带而引起。③宫腔内压力骤减，如羊水过多，破膜时羊水快速流出或双胎妊娠，第一胎娩出过速等。

本病起病急，进展快，轻者无症状或少量显性阴道出血，重症时可表现突发持续性剧烈腹痛，伴有轻重不等的休克症状。阴道出血可显性或隐性。子宫持续强直性收缩，腹部坚硬如板样，宫体触痛明显。内出血时宫底上升。严重者可并发凝血机制障碍及肾功能衰竭等。

治疗原则为纠正休克，积极止血，给予补液、输血；及时终止妊娠，根据产次、宫颈条件、宫缩强度及出血量等决定分娩方式；预防产后出血，分娩后及时使用宫缩剂，警惕凝血机制障碍及肾功能衰竭等并发症。

胎盘早期剥离孕产妇的护理除执行前置胎盘护理常规外，需注意以下几点：

1.密切观察有无活动性内出血 在产妇宫底部位用龙胆紫棉签划一标记，观察宫底有无继续升高、宫体硬度及腹部压痛是否明显，有无板状腹、胎位不清和胎心音听不到等。

2.观察出血倾向 胎盘早剥易引发凝血机制障碍，应严密观察全身性出血倾向，如皮下、黏膜、注射部位等有无渗血不凝、阴道出血不止等。备好抢救药品，如肝素、纤维蛋白原、新鲜血液等。

3.预防肾功能衰竭 监测生命体征，留置导尿管观察尿量，严格记录。如尿量每小时少于30mL，要及时通知医生，警惕失血性休克引起的急性肾衰。

4.心理护理　胎盘早剥病情急、出血多，产妇比较紧张、焦虑，护士要多做安慰解释工作，使其能配合各项治疗和护理。

（三）胎膜早破

正式临产前胎膜自然破裂，羊水自羊膜腔外流，称为胎膜早破。胎膜早破多由子宫腔内张力过大、羊水压力不均（如胎位异常、咳嗽等）、多胎妊娠或羊水过多及妊娠后期性生活产生的机械性刺激引起胎膜炎所致。

临床表现：孕妇自感有液体从阴道流出，继以少量间断性排出。肛查触不到羊膜囊，上推先露部可见羊水自宫颈流出。

治疗原则：妊娠足月，破水24小时未临产应引产。妊娠未足月且＜37周，体温正常，应积极保胎，防止感染，严密观察，待其继续妊娠自行分娩；如并发感染，应及时终止妊娠；破膜12小时未临产者应用抗生素。

胎膜早破孕妇的护理：

1.破水后立即听胎心音，绝对卧床休息，取头低脚高位，防止脐带脱垂造成胎儿宫内窘迫或死亡。

2.预防感染

（1）保持外阴清洁，每日冲洗会阴3次，排便后冲洗1次，勤换消毒会阴垫或床垫。

（2）做好晨、晚间护理，注意皮肤清洁，病室定时通风换气。

（3）每日测体温、脉搏、呼吸各3次，发现感染迹象应及时处理。

3.注意临产征象和胎心音变化，定时听胎心音、做胎心音监护。随时注意流出羊水的量及性质，注意是否混有胎粪。了解胎儿有无宫内窘迫等情况。

4.针对孕期胎膜早破原因，加强卫生宣教和指导，可预防和减少早破水发生。

（四）过期妊娠

妊娠以达到或超过42周，称为过期妊娠。

胎盘功能正常者，胎儿偏大易造成难产或产伤；胎儿过熟，对缺氧耐受力差，羊水内常混有绿色胎粪，易造成新生儿窒息，新生儿可有全身表皮脱落，尤以手足明显；胎盘老化功能减退者，影响胎儿生长发育，易成为低体重儿；羊水量减少易发生胎儿宫内窘迫。

治疗原则：首先应对胎盘功能进行测定判断，如胎盘功能正常，可在严密监视下等待自然分娩；若胎盘功能减退者，则行引产或剖宫产。

过期妊娠孕妇的护理：

1.孕妇入院后做好心理护理，耐心解释过期产的不利因素，取得配合。反复核对预产期，并做好引产或剖宫产前的准备。

2.引产时护理，进行催产素静脉给药引产时，根据宫缩间歇时间调节滴速，宫缩每次持续35～40秒，每3～4分钟1次为宜，并保持静脉通路通畅。严密观察胎心音变化。引产时嘱孕妇提前1小时禁食、禁水，以以达到较好的引产效果。整个引产过程中注意观察宫缩及胎心音变化，如有胎儿宫内窘迫应立即报告医生，及时吸氧，准备好新生儿抢救物品及药品，做好急诊剖宫的准备。

3.预防感染，进行各种护理操作和阴道检查时要注意无菌技术。人工破膜后，按胎膜早破护理常规护理。

4.加强对过期胎儿护理，分娩前做好抢救准备，出生后及时清理呼吸道，及早发现并处理新生儿脱水、低血糖、缺氧、代谢性酸中毒等并发症。

5.产后同正常产褥期护理。

（五）产后出血

胎儿娩出后24小时内阴道出血量以达到或超过400mL称为产后出血。常见原因有子宫收缩乏力、胎盘滞留、产道损伤及凝血机制障碍等。

产后出血可发生于胎盘娩出前或后，临床表现为短期内大量急性出血，产妇迅速出现失血性休克。如为少量持续性出血或宫腔积血，当失血量以达到机体不能代偿时出现休克症状，产妇可表现头晕、面色苍白、出冷汗、烦躁不安、恶心、呕吐、脉搏细快、呼吸急促及血压下降等。

治疗原则为早期发现，及时诊断，积极给予止血补血，防治休克，预防感染等处理。

产后出血产妇的护理：

1.密切观察阴道出血情况，遇产后出血需反应迅速，立即通知医生，同时采取止血措施，按摩子宫或给予宫缩剂。产妇要安静平卧，吸氧，保暖，配血，建立有效的静脉通路，补充血容量，以防休克发生。对神志清楚的产妇给予心理安慰，消除其紧张情绪，配合治疗及护理。

2.备好急救物品及药品并做好手术前准备工作。

3.密切观察病情变化。产后出血的产妇要有专人护理，保留会阴垫，以估计出血量。严格记录出入量，必要时安置导尿管。定时测量生命体征。注意产妇有无出冷汗、面色苍白、烦躁及呼吸急促等休克症状，以求早期发现，及时抢救。

4.产后出血的产妇抵抗力减低，要严格无菌操作，并常规给予抗生素预防感染。同时，注意产妇体温及血象变化。每日会阴冲洗2次，保持外阴清洁，及时更换床垫。饮食上增加营养，补充含铁的食物，纠正贫血，增加机体抵抗力。

5.加强生活护理。产后出血产妇应延缓下床时间，协助其洗漱、进食、如厕及照顾新生儿，谨防发生意外。

6.产后出血的预防。要加强孕期保健，积极治疗可能引起出血疾病，入院临产后做好抢救准备工作等。胎盘娩出后，及时使用宫缩剂。产后需在产房观察1～2小时，注意宫缩、阴道出血及血压的情况，发现出血迹象及时处理。

7.其他同正常产褥期护理。

（六）产褥感染

产前、产时或产后致病菌侵入生殖道引起的生殖器官或全身的炎症变化，称为产褥感染或产褥热。引起产褥感染的原因包含内在因素和外在因素。内在因素包括产妇患有慢性疾病，产后抵抗力下降，细菌可通过生殖器官引起局部和全身感染。外在因素包括分娩时无菌操作不严格、用物未充分消毒、医院环境污染、分娩期有胎膜早破、产程延长及产道损伤等；孕末期性生活及产后会阴护理不洁等亦可引起产褥感染。

轻者有会阴伤口感染，局部红肿，有压痛，脓性分泌物多，伤口易裂开。重者发生子宫内膜炎，产妇出现下腹痛，压痛明显，子宫复旧差，恶露量多有臭味。当感染侵入子宫肌层时引起全身中毒症状，有高热、头痛及全身无力。感染可经血液、淋巴扩散而引起盆腔结缔组织炎甚至腹膜炎。产妇体温高达39～40℃，有恶心、呕吐及全腹剧痛，出现明显的腹膜刺激征状。若引起血栓性静脉炎，则表现为患肢水肿、疼痛、皮肤紧张发白。

治疗原则：伤口局部感染，应拆除缝线，促进引流或扩创引流；重症感染积极抗感染治疗，补充液体和电解质，加强营养，增加机体抵抗力。

产褥感染患者的护理：

1.预防交叉感染　患者应隔离，住单人房间。护士应严格执行消毒隔离制度，病室安静，每日通风换气。

2.卧床休息 会阴局部伤口感染的产妇可做理疗，如恶露基本干净后可用高锰酸钾溶液坐浴，产妇取半卧位促进于引流和炎症局限，每日2次。如有下肢血栓性静脉炎，应抬高患肢，将盖被支起减少对患肢的压迫。

3.加强营养 给予易消化、富含营养的食品，不能进食者应补液，维持水、电解质平衡。必要时输血，增强肌体抵抗力。

4.保持外阴清洁 每日冲洗外阴2次，每次排便后冲洗会阴。随时更换消毒会阴垫，同时注意观察外阴伤口情况及恶露的量和性质，产妇便盆应隔离。

5.一般护理 每日测体温、脉搏、呼吸4次。高热者给予物理降温，每日测量血压2次，鼓励患者多饮水，注意口腔及皮肤卫生。

6.预防中毒性休克 密切观察患者有无休克的早期症状。如有精神恍惚、出冷汗、血压下降等，应及时通知医生，给予治疗。

7.预防 加强孕期卫生保健措施，积极治疗慢性疾病，增加机体抵抗力。严格无菌操作，正确处理分娩，减少产道损伤和产后失血。注意产褥期卫生及会阴护理。

（厉 娟）

第六章　儿科疾病护理

第一节　小儿年龄分期及护理

一、小儿年龄分期及其特点

根据小儿各年龄段的解剖及生理特点，小儿时期可划分为以下6期。

1.胎儿期　自受孕至胎儿出生为止，约280日称胎儿期。此期胎儿生长发育迅速，孕妇的营养、疾病及药物使用等，可直接影响胎儿的生长发育。尤其在妊娠早期，孕母受到不良因素的影响（感染、药物、营养缺乏等），会导致流产及先天畸形等。因此，应加强孕期保健。

2.新生儿期　出生至生后28日为新生儿期。这一时期小儿脱离母体开始接触外界环境。此期特点是各系统的组织结构和生理功能尚未完善，对外界环境适应力较差，抵抗力低，易患病，故应加强护理、合理喂养、预防感染。

3.婴儿期　从生后第29日至1周岁为婴儿期。此期小儿生长发育迅速，所需热能及各种营养相对较多，但需适量供应，以预防消化不良或营养不良，应注意合理喂养。小儿6个月以后，对多种传染病有易感性，应按时接受各种预防接种。

4.幼儿期　1~3岁为幼儿期。此期体格生长速度较婴儿期慢。中枢神经系统发育也渐次减慢。言语、动作及心理方面明显发展，应注意培养良好的生活习惯。此期小儿前囟闭合，乳牙出齐，能控制大小便。

5.学龄前期　3~6岁或7岁为学龄前期。这一时期的体格发育虽然减慢，但大脑功能发育更为完善，智力发育增快，理解能力逐渐加强，求知欲强，好奇、好问、好模仿，可进一步用较复杂的语言表达自己的思维和感情。此期应重视思想教育，培养优良品质。

6.学龄期　从6或7岁至青春期（女性12~13岁，男性13~14岁），称为学龄期。此期特点是各系统器官发育日趋完善，大脑皮质功能发育更快，智能发育更为旺盛，求知欲、理解力和学习能力大为增进，需在学校和家庭教育中继续培养，使他们在德、智、体诸方面都得到全面发展。学龄期儿童疾病的性质和表现逐渐接近成人，应保证营养、足够的睡眠和适度的体格锻炼，并注意牙齿和视力的保护。

二、小儿各期健康教育

1.胎儿期健康教育　护士应向孕妇宣传：孕期最初3～4个月，胎儿易受先天性感染的不良影响而发生畸形，如风疹病毒可使胎儿发生心脏、眼及其他畸形。此外，告知孕妇应遵医嘱服药物使用物，不要滥服药物或有病坚持不服任何药物。避免放射线，注意保护胎儿免受辐射侵害。嘱咐孕妇注意营养均衡，避免因长期缺乏营养而使胎儿及新生儿出现营养性疾患。

向孕妇宣传早期智力开发可以从胎儿时期开始进行胎教，经常听一些轻音乐。

2.新生儿期健康教育　新生儿期需要细致护理，护士应向父母讲解室温的保持、母乳喂养常识、保证睡眠及预防感染等知识。教会父母如何进行早期干预，刺激新生儿听觉、视觉及触觉等感觉的发育，指导父母选择玩具辅助新生儿进行早期智力开发。

3.婴儿期健康教育　护士应向父母宣传供给婴儿适量的营养要素，预防营养不良及消化不良，否则容易发生佝偻病、贫血和腹泻。在此期间，婴儿对多种传染病易感，必需按时进行预防接种，完成计划免疫。除注意营养外，出生后早期教育与智力开发也很重要，应选择适合月龄的玩具促使婴儿感知觉的发育。

4.幼儿期健康教育　护士应向父母讲解孩子此期的特点：体格生长速度比较婴儿期渐变缓慢，中枢神经系统发育也开始减慢；语言、行动与表达能力明显发展，能用人称代词；能控制大小便；前囟闭合，乳牙出齐。此时与年长儿和成人接触渐多，第二信号系统迅速发育。在正确教养下可以开始养成讲卫生、爱劳动及友爱互助的好习惯。断奶后如对营养供给不加重视，往往导致体重不增或少增，甚至出现营养不良。由于接触感染的机会较以前多，应注意传染病的预防，特别是疫苗、菌苗的接种或复种。

5.学龄前期健康教育　此期相当于幼儿园的阶段，护士应向父母讲解此期的特点包括生长发育变慢，动作和语言能力均逐步提高，能跳跃、登楼梯，又能唱歌、画图，开始识字、写字。社会集体活动增多，往往好奇、多问。也易发生意外事故，如溺水、烫伤、灼伤、坠床、坠窗和错吞药物以致中毒等，均应加强预防。有关免疫反应的疾病，如肾炎、结缔组织病等，在学龄前期开始增多。此时小儿可塑性很强，在环境、生活、体育锻炼和启发教育方面幼儿教师能发挥很大作用。要教育孩子爱祖国、爱学习、爱群体、有礼貌、讲节约及遵守社会公德。

6.学龄期健康教育　此期泛指进入小学以后到青春发育期前这一个年龄阶段。护士应向父母讲解此期的特点为脑的形态结构基本完成，智能发育进展较快，能较好地综合分析，克制自己，并在学校及社会生活中开始适应各种错综复杂的关系。淋巴系统在此时发育加速。因此，扁桃体肥大及发炎常见。乳牙全部更换并长出除第2～3磨牙之外的全副恒牙。主要的保健任务是注意坐、立的姿势，避免学校作业太重和精神过度紧张，保证足够的营养和体育锻炼，安排适宜的作息日程，避免学习困难和异常心理，防治龋齿，保护视力，必要时清除扁桃体病灶。并应在学校与家庭配合之下，为提高科学文化水平，培养德、智、体、美、劳全面发展打好基础。

7.青春期或青春发育期健康教育　这是童年过渡到成年的发育阶段，约占生长时期的一半。护士应向父母讲解此时的特征为体格发育首先加速，继而生殖系统发育成熟。一般相当于中学年龄阶段，但女孩比男孩的体格和性器官发育较早，约相差2年。除体格及生殖系统变化外，青春期显示智能跃进，开始锻炼独立生活能力，参与比较复杂的社会活动。此时情绪多变，可以发生异常心理，应当得到适当的诱导和教育，包括运动锻炼、性教育和其他卫生指导，避免吸烟和早恋。青春发育时期是锻炼身体，培养良好的道德品质，学好基础文化、技术知识，树立一生远大理想的重要时期。家长应注意观察孩子有无离群独行、学校恐惧症、近视眼、痤疮、肥胖症、缺铁性贫血及结核病等。女孩常有良性甲状腺肿大、月经不规则或痛经，男孩常出现乳房增大。这些行为、心理、体格异常和各种疾病，均需及时就医，与老师、学校联系，共同帮助孩子解决这些问题。

第二节　新生儿及新生儿疾病护理

一、新生儿护理

（一）新生儿特点

1.呼吸系统　新生儿出生后立即开始呼吸，但由于肋间肌薄弱，呼吸主要依靠膈肌升降，故以腹式呼吸为主。新生儿呼吸表浅，常有节律不均，频率较快，每分钟呼吸约40~50次。

2.循环系统 新生儿心率较快，每分钟100~160次，少数新生儿生后1~2日在心前区可听到心脏杂音，几天后消失，这与动脉导管未闭有关。心排血量为每千克体重每分钟180~240mL，比成人多2~3倍。新生儿的收缩期血压约为6.13~10.66kPa。

3.体温调节 出生后体温明显下降，1小时内可降低2.5℃，以后逐渐回升，波动于36~37℃。新生儿体温调节中枢功能不完善，易受外界环境的影响。所以，天气炎热时，新生儿卧室应注意通风，并供给足够的水分，冬天注意保暖，防止发生肺炎、硬肿症等。

4.皮肤与黏膜 出生时皮肤上有一层灰白色胎脂覆盖着，有保护皮肤作用。新生儿皮肤角质层薄嫩，血管丰富，易擦伤而引起感染，严重者可发展为败血症，故应注意皮肤清洁卫生。

新生儿口腔黏膜柔嫩，血管丰富，唾液腺发育不良，黏膜较干燥。有时在上腭中线两侧及齿龈切缘上可见由上皮细胞堆积形成的黄白色小点，称上皮珠，俗称"马牙"，无病理意义，切忌挑割，以免继发感染。

5.排泄与泌尿 新生儿一般于出生后12小时开始排胎粪，呈稠糊状，墨绿色，出生后2~3日内排完，以后转为黄色软便。如出生后24小时仍不排胎便，应检查有无肛门闭锁。

新生儿多在出生后24小时内排尿。最初几天因摄入水量少，排尿亦少。1周后次数明显增多，每日可达20余次之多。如出生后24~48小时不排尿，应寻找原因。

6.神经系统 新生儿脑相对较大，大脑皮质兴奋性低，睡眠时间长。新生儿期具有特殊神经反射，如觅食、吸吮、吞咽、握持及拥抱等。当神经系统损伤或颅内出血时，这些反射可能消失。正常情况下，出生后数月这些反射自然消失。

7.免疫 新生儿免疫功能发育不全，皮肤黏膜功能差，胃酸分泌少，杀菌力低，白细胞吞噬功能低，血清中补体成分少，故其杀菌、溶菌及灭活病毒等作用较差，使新生儿感染发病率高。新生儿从母体获得一些免疫抗体，故对麻疹、白喉等急性传染病具有免疫力。但对细菌感染缺乏抵抗力，感染后易发生败血症。所以，护理新生儿预防感染极为重要。

（二）新生儿几种特殊的生理状态

1.生理性体重下降 出生后2~4日体重可下降6%~9%，10日左右恢复。其主要原因是出生后最初几天喂奶和水较少，而呼吸、皮肤蒸发水分及排出尿、便致使体重下降。如下降过多或恢复过晚，应考虑有病理因素或喂养不当。

2.生理性黄疸　有50%～75%的新生儿在生后2～3日出现黄疸，4～5日最明显，7～14日自然消退，但新生儿一般情况良好，称为生理性黄疸。

3.假月经　女婴出生后5～7日，有时可见阴道少量出血，1～2日后自止。这是因为母亲妊娠后期雌激素进入胎儿体内，生后突然中断，因而形成类似月经的出血。无需处理，可自行停止。

4.乳腺肿大　男女婴皆可发生，多在出生后3～5日出现，也是因母体雌激素对胎儿影响中断所致。出生后2～3周自然消退，切勿强行挤压，以免造成继发感染。

（三）新生儿护理

1.环境　新生儿室应严格执行清洁及消毒隔离制度。室温保持在20～24℃，相对湿度为50%～65%。空气新鲜，阳光充足。

2.日常护理　新生儿的衣服宜宽大、质软，尿布可用吸水性好的软布或一次性尿布。做好皮肤护理，头颈、腋窝及会阴等皮肤皱褶处应勤洗。每次更换尿布时，应以温水冲洗臀部，拭干后可涂消毒植物油，预防尿布皮炎。脐带脱落后可用盆浴，每日1次，洗澡时应注意保暖，水温以36～37℃为宜。

3.哺乳母乳是婴儿时期最理想的天然食物。因此，以母乳喂养为好。母乳不足时，可补喂其他婴儿乳制品。喂奶后应将新生儿竖着抱起，轻拍背部，防止溢奶。

4.观察　每日应密切观察新生儿的精神状态、哭声、面色、皮肤、吃奶、大小便及睡眠情况，如有异常应及时处理。

5.预防感染　新生儿室要每日通风2次，保持室内空气新鲜。工作中严格执行无菌操作，护理每位新生儿前后必需洗手。新生儿所用的物品应保持清洁，如衣服、尿布、被服及奶瓶等。

6.健康教育　新生儿室的护士应主动向年轻的父母介绍新生儿的日常护理，如洗澡、母乳喂养、奶瓶的消毒、换尿布等，使他们了解新生儿的一般特点及特殊的生理状态；教会他们如何观察新生儿的异常情况，如病理性黄疸、腹泻、呕吐和肺炎的一般表现，及时发现，立即就医。

为预防交叉感染，新生儿在家应经常洗澡，减少亲友的探视。室内注意经常通风，保持空气新鲜。接触新生儿前要仔细洗手，奶具应经常煮沸消毒。

向父母讲解乙肝疫苗、卡介苗接种及复种，并到地段保健站按计划执行。

指导父母如何对新生儿进行早期干预，多给予视觉、听觉、触觉等感觉刺激。指导父母如何为新生儿选择玩具，玩具应颜色鲜艳，可转动，有声音，如八音盒、风铃等。

二、早产儿护理

（一）早产儿特点

1.外观　大多数早产儿身长不足46cm，头相对较大，皮肤薄嫩、色红、水肿并发亮，皮下脂肪少，全身胎毛多，头发少而短。耳壳平软，指甲薄而短，达不到指端。男婴睾丸多未降入阴囊，女婴大阴唇不能覆盖小阴唇。

2.呼吸系统　早产儿肺泡数量相对少，肺泡表面活性物质含量少，呼吸肌力弱，吸气时肺难以膨胀。呼吸中枢发育不完善，调节能力差。基于上述缺陷，常表现为哭声低弱，呼吸浅快，节律不规则，常出现呼吸暂停和暂时性发绀，易发生肺不张或肺透明膜病。

3.体温调节　早产儿体温调节中枢发育未成熟。故体温不稳定，易受环境温度的影响。出生后头几天由于肌肉活动少，分解代谢低，能产热以保温的棕色脂肪发育不足，又无寒战反应，故产热少，且因皮下脂肪少和体表面积相对大，使散热增多，体温常低于正常。刚出生后，若护理操作时身体暴露过多，体温可急剧下降，造成严重后果。因此，早产儿的保暖十分重要。

4.消化系统　早产儿吸吮能力差，吞咽反射弱，容易呛奶。贲门括约肌松弛，胃容量小，容易溢奶，由此而引起呼吸道梗阻或窒息，故应耐心细致地哺喂。胃酸及各种消化酶分泌少，易导致消化功能紊乱及营养缺乏症。

5.肝肾功能　早产儿肝肾功能不完善，对胆红素的处理和排泄功能差，故生理性黄疸较重，且持续时间较长。肝脏形成凝血因子不足，加之血管脆弱，故易出血。又因铁和脂溶性维生素在肝脏储存不足，吸收不良，加之生长发育快，故易患贫血和佝偻病。早产儿肾功能亦不完善，易有脱水、水肿、电解质紊乱和酸碱平衡失调的表现。

6.神经系统　早产儿脑发育未成熟，多处于抑制，呈睡眠状态。

7.抵抗力低　早产儿各系统器官的功能尚未成熟，对外界环境适应能力较弱。由于胎龄不足，来自母体的抗体少，自身合成免疫球蛋白的功能低下，对某些感染的抵抗力更低，易受病原体侵犯，感染后病灶不易局限，病情较重。

8.生长发育快　早产儿若给予合理的营养和良好的护理，生长发育的速度比同龄足月儿快。

（二）早产儿护理

1.保暖　早产儿出生时应在有辐射灯源的保温操作台上护理。室温24～27℃，相对湿度55%～65%。体重小于2000g者应尽早置于闭式暖箱中，暖箱温度根据体重及生后天数决定，体重越轻暖箱温度越高，使早产儿体温维持在36～37℃。

2.给氧　出生后应立即清理呼吸道分泌物，防止窒息。若有呼吸困难或发绀者，应立即给氧，有窒息时应进行人工呼吸。早产儿由于呼吸功能差，肺发育不良，可采用温湿化头罩间断给氧，氧浓度保持在30%～40%。氧浓度过高，时间过长，可引起眼晶状体后纤维增生和肺间质纤维化，造成失明及肺损害，需加以注意。

3.喂养　以母乳喂养为好，早喂奶可防止低血糖的发生。吸吮和吞咽反射良好者即可哺喂母乳，否则可通过胃管或滴管喂母乳，热能不足者可通过静脉补充。

4.一般护理　早产儿所用衣服、尿布等，应质地柔软，吸水性好。保持皮肤清洁，每日或隔日用消毒植物油擦拭皮肤，注意皱褶部位清洁，并勤换尿布，防止泛红。各种操作应尽量集中进行，动作要轻柔，避免劳累。

5.病情观察　早产儿体重越小，并发症越多，病情变化快，需加强巡视，密切观察面色、呼吸、心率及有无出血倾向等，发现问题及时采取措施。

6.预防感染　严格执行消毒隔离制度，遵守无菌操作原则。护理早产儿前后洗手，保持室内清洁。

7.做好抢救准备　早产儿因病情变化快，应随时做好抢救准备工作，备好氧气、吸痰器、新生儿复苏器、气管插管用物、监护仪、呼吸器及急救药品等。

8.健康教育　护士应告知早产儿父母，病情平稳后，会以更快的生长发育速度成长，最终赶上足月新生儿的生长发育。还应告知父母，要注意保暖，耐心喂养，观察体重的增长，并随时去门诊复查，了解早产儿生长发育是否正常。

三、新生儿疾病护理

（一）新生儿肺透明膜病

新生儿肺透明膜病是指出生后不久出现进行性呼吸困难、发绀和呼吸衰竭等症，又称新生儿呼吸窘迫综合征。本症多发生于早产儿，胎龄越小，发病率越高。病理改变以肺泡壁及细支气管上附嗜伊红透明膜和肺不张为特征。

出生时呼吸、心跳正常，哭声好。其临床特点为出生后12小时内，出现呼吸困难和发绀，伴有吸气性呻吟，呈进行性加重，常出现呼吸暂停，面色青灰或苍白，最后进入呼吸衰竭状态。由于肺不张逐渐加重，故胸廓渐下陷，双肺呼吸音减低，可听到细小水泡音。心音逐渐减弱，病情重者，发展快，死亡率高。

治疗原则为氧疗及辅助呼吸。疑有新生儿肺透明膜病的患儿应住新生儿重症监护室，及时应用心电监护仪，监测呼吸、心率、血压及血氧饱和度等。根据病情及血气分析结果，选择用氧方式，使血氧分压维持在6.7～9.3kPa为宜。病情危重者，应及时应用呼吸器治疗。及时纠正酸中毒和电解质紊乱。给予抗感染治疗及肺表面活性物质替代疗法。

新生儿肺透明膜病的护理：

1.保暖　维持适宜的环境温度，以保持患儿皮肤温度在36～37℃，相对湿度应大于50%，体温不升者应将患儿置于开放暖箱或闭式暖箱中。

2.保持呼吸道通畅　及时清理呼吸道分泌物，应用呼吸器治疗的患儿，应每1～2分钟为患儿翻身、拍背及吸痰1次。

3.保证营养供应　能哺乳者按时喂乳，当患儿病情危重不能经口喂养时，应静脉补充。

4.静脉管理　患儿在病情危重期，均需静脉给药、补充液体及营养。因此，要有计划地使用和保护静脉，保证抢救和治疗。

5.病情观察　患儿病情变化快，可在短时间内出现烦躁不安、呻吟、阵发性发绀及严重的三凹征。护士必需密切观察病情变化，及时发现异常情况，及时报告医生，并积极采取有效措施。

6.预防　积极做好孕期保健及卫生宣传教育，预防早产和围生期缺氧。

（二）新生儿肺炎

新生儿肺炎是新生儿期常见疾病，分为吸入性和感染性两类。发病早期呼吸道症状和体征均不明显，易被忽略而延误诊断和治疗，需提高警惕。

宫内感染多于出生后3日内出现症状，产时及产后感染多于出生3日后出现症状。病初可无明显的呼吸道症状。患儿表现为一般情况差，反应低下，重者可有烦躁不安、哭声无力、拒乳及口吐泡沫等。患儿常有体温不升、呼吸浅促、唇周发青、肢端发绀、鼻翼扇动及呼吸暂停或窒息，少有咳嗽。由于胸部运动微弱，肺部听诊常无啰音，仅为呼吸音粗糙，可有心率加快，肝脾肿大及腹胀。

治疗原则：给氧、控制感染及对症治疗。根据病情选择不同的给氧方法，氧气应先加温湿化后输给患儿。控制感染多采用静脉给药。超声雾化吸入促使呼吸道分泌物的排出。

新生儿肺炎的护理：

1.保暖　对于体温不升的患儿或早产儿应放在开放暖箱或闭式暖箱中保暖。暖箱温度根据患儿体重和日龄调节，使患儿皮肤温度保持在36.5℃左右。室内温度在22~24℃，相对湿度为55%~65%并保持室内空气新鲜。

2.保持呼吸道通畅　应经常为患儿更换体位，使呼吸道分泌物易排出。对分泌物较多的患儿，应随时吸出，防止分泌物堵塞呼吸道造成窒息。

3.喂养　细心哺喂，防止呛咳，少量多次喂奶，喂奶后应使患儿侧卧位，头偏向一侧，防止呕吐后误吸。病情严重或呛咳较重的患儿，可用鼻饲喂奶，以保证热能及水分的供给。

4.输液严格掌握静脉输液量及速度　每分钟以4~6滴为宜，以免静脉输液速度过快加重心脏负担引起肺水肿或心衰。早产儿或伴有心衰的患儿最好选用注射器输液泵调节静脉输液速度。

5.病情观察　新生儿病情变化大，患病时各种反应能力较低。因此，应密切观察患儿的一般情况、生命体征变化、吃奶情况、有无呛咳及发绀等，发现问题应及时处理，并做好各项护理记录。

6.加强新生儿的保护，防止交叉感染　各种操作均应严格执行无菌操作，应注意新生儿室的清洁，保持新生儿用具、衣服清洁。工作人员患有感染性疾病时，不能接触新生儿。

7.其他　加强孕妇保健，积极预防宫内感染。

（三）新生儿败血症

新生儿败血症是指在新生儿期致病菌侵入血循环，在血液中生长繁殖并产生毒素而造成的全身感染。引起新生儿败血症常见的病原菌为金黄色葡萄球菌、大肠杆菌、副大肠杆菌及链球菌，其次为肺炎双球菌、绿脓杆菌等。

临床表现：早期出现精神和食欲欠佳、哭声减弱及体温不稳定等。发展较快，迅速进入精神萎靡、嗜睡、不吃、不哭、面色欠佳状态。体壮儿常有发热表现；体弱儿、早产儿则常体温不升。可有以下较特殊的表现：黄疸、肝脾肿大、出血倾向、休克征象及中毒性肠麻痹等。常可发现局部感染灶，如脐部有脓性分泌物、脓疱疹及蜂窝织炎等。早产儿的病情多较重，病死率高。

治疗为抗感染治疗，在病原菌未明确前，可选用广谱抗生素，明确病原菌后则根据药敏试验选用有效抗生素治疗。病情危重者可少量多次输新鲜血或血浆，及时纠正酸中毒和电解质紊乱。对症治疗即，出现黄疸给予光疗，注意保暖，及时纠正缺氧等。

新生儿败血症的护理：

1.患儿应住单间，防止止交叉感染。注意保暖，随时调节室内温度及湿度。保持室内清洁，空气新鲜。

2.加强皮肤护理，保持皮肤清洁。脐部有分泌物时，应先用3%双氧水涂擦局部，然后涂75%乙醇，2～3次/日。皮肤有脓疱疹者，应每日用75%乙醇涂擦脓疱处2～3次，根据情况可在局部涂1%龙胆紫药水。

3.供给足够的营养及液体，维持水与电解质平衡。不能口服者应给予鼻饲或静脉补液。

4.病情观察

（1）注意体温变化：新生儿败血症往往表现为体温不稳定，病情危重时，机体反应差，常体温不升，四肢冰凉，应及时采取保暖措施。

（2）呼吸及面色的观察：患儿常有呼吸不规则、呼吸困难及发绀等，应注意保持呼吸道通畅，必要时给氧。若患儿出现面色苍白或发灰、呼吸表浅、心音低钝及体温不升时，应考虑有心力衰竭或呼吸衰竭的可能，立即通知医生，及时采取抢救措施。

（3）消化系统的改变：患儿常有食欲减退，吸吮力弱或拒乳，并有呕吐、腹胀及腹泻等症状。

5.护理新生儿时，动作要轻柔，所使用的衣服、尿布等应柔软，防止皮肤黏膜受损，导致细菌侵入机体。

6.新生儿室应严格执行消毒隔离制度，如发现患有感染性疾病的患儿应立即隔离治疗。

7.重视孕妇保健，防治宫内感染，分娩过程中做到无菌操作，保持脐部清洁、干燥。

（四）新生儿颅内出血

新生儿颅内出血是常见的一种脑损伤，其病因与围生期缺氧、缺血及产伤有密切关系。

临床以窒息、惊厥及抑制状态的相继出现为主要特征。病情的轻重视出血部位和出血量多少而定。早期出现兴奋状态，表现为烦躁不安、易激惹、尖叫、拒乳及呕吐，有时出现局部或全身痉挛。体检可见双眼斜视、凝视、眼球震颤及瞳孔大小不等；前囟紧张饱满，四肢强直等。病情危重者常出现昏迷。

治疗原则为控制出血，常用维生素K肌肉注射，连用3日。同时，可加用其他止血药物；镇静常用苯巴比妥钠、安定或水合氯醛等；降颅压选用20％甘露醇等；为预防感染需适当加用抗生素。

新生儿颅内出血的护理：

1.保持患儿安静，各种护理操作尽量集中进行，动作要轻，少搬动患儿，避免惊扰。同时，注意保持环境安静，患儿取头高脚低位。

2.室内温度、湿度要适宜，患儿若为早产儿应置于暖箱内。根据病情给予氧气吸入，并注意保持呼吸道通畅。

3.患儿禁食期需静脉补充液体，保证足够的热能及水分。病情稳定后可喂奶。喂奶时应卧于床上，不可抱起患儿，必要时可用鼻饲喂奶。

4.密切观察病情变化，如患儿出现呼吸不规则、呼吸暂停、面色苍白、瞳孔大小不等、前囟张力增高及嗜睡等症状，应及时通知医生，做好抢救准备。

5.对早产儿、难产及产时有窒息的新生儿，应肌内注射维生素K，预防出血。同时，加强观察与护理。

6.做好孕妇保健工作，提高助产技术，预防胎儿缺氧和分娩损伤。

（五）新生儿硬肿症

新生儿硬肿症是指在新生儿期内由于寒冷、早产、低体重、窒息及重症感染等多种因素引起的皮肤和皮下脂肪变硬或水肿的一种疾病。常伴有低体温及多器官功能受损。冬春季节发病较多，由于早产或感染引起，在夏季亦可见到。

患儿多在出生后1周内发病。主要表现为皮肤发凉、变硬，呈暗红色，有时呈凹陷性水肿。硬肿先起于下肢及臀部，后延及躯干部、上肢和面颊，严重者全身受累，硬如板状。患儿一般情况差，反应低下，哭声微弱或不哭，体温不升，不能吸吮，呼吸浅慢，心音低钝而慢。危重者并发弥散性血管内凝血。

治疗原则为积极去除病因，早期纠正脏器功能紊乱，及时纠正酸中毒和改善微循环；合理供给热能和液体；根据感染的性质选用适当的抗生素抗感染；对症治疗，有出血倾向者应用止血药。

新生儿硬肿症的护理：

1.复温 必需遵循逐渐复温的原则，切忌加温过快。患儿入院后先测量体温，如不升应改用低温体温计测量直肠体腔温度，并根据硬肿范围估计其轻重程度。轻者可用温暖棉被包裹后放于24～26℃室温中，使其逐渐复温。重者应将患儿放于开放暖箱上或闭式暖箱中，每小时提高箱温1℃，逐渐复温，使患儿皮肤温度以达到36℃左右，使体温在12～24小时内恢复正常并维持稳定。密切监测复温过程，注意室温变化，随时调节暖箱温度，每小时测量体温1次，使患儿体温逐渐恢复正常。

2.喂养 有吸吮能力的患儿应尽量喂母乳，不能吸吮的患儿可用鼻饲或滴管喂奶。乳量不足或有呕吐的患儿，暂不喂乳。由静脉补充液体和营养。保证患儿的热能及营养需要量。喂奶时要耐心细致，同时要观察患儿吸吮及吞咽功能。喂奶后使患儿侧卧位或头偏向一侧，防止呕吐物吸入气道。

3.病情观察 注意观察患儿皮肤硬肿的程度、范围、生命体征的变化及出入量情况，并做好护理记录。

4.一般护理 做好患儿及床单的整洁，保证患儿皮肤清洁及皮肤的完整性，严格消毒隔离制度，严格执行无菌技术操作，防止交叉感染。

5.预防 做好产前检查，尽量避免早产和窒息，产房的室温应在22～26℃，备有红外线保暖床。在寒冷的季节应加强对新生儿，尤其是早产儿的保暖工作。预防并积极治疗感染。

（六）新生儿破伤风

新生儿破伤风是由破伤风杆菌引起的急性感染性疾病。本病往往是由于不慎分娩，病原菌由脐部侵入并在该处滋生繁殖，产生嗜神经外毒素。以全身骨骼肌强直性痉挛及牙关紧闭为主要特征。

潜伏期4～14日，以出生4～8日后发病最多。潜伏期越短，病情越重，预后越差。患儿可先出现牙关紧闭，哺乳时不易塞进乳头。随后有面肌紧张，口角向下呈苦笑面容。四肢抽动或呈强直性痉挛，轻微刺激（声、光、接触）即能引起痉挛发作。重者可因呼吸肌与喉肌痉挛而引起呼吸困难。痉挛发作越频繁，持续时间越长，病情越重，病死率越高。

治疗原则为止痉，常用复方氯丙嗪、安定、苯巴比妥钠及10%水合氯醛等，各药物可交替使用。待痉挛减轻后，可逐渐减少药物使用次数及药物剂量。应早期使用破伤风抗毒素血清（TAT），注射前需进行过敏试验；常选用青霉素抗感染治疗。

新生儿破伤风的护理：

1.保持安静，减少刺激。应将患儿置于安静的环境中，室内光线柔和，无噪声。各种护理操作尽量集中进行，动作要轻柔。

2.严密观察病情变化，防止窒息。痉挛发作时常出现呼吸困难或窒息，应保持呼吸道通畅，随时吸出呼吸道分泌物，及时给予氧气吸入，积极配合医生做好抢救工作。

3.注意保暖，定时翻身，以防坠积性肺炎发生。患儿禁食期间，做好口腔护理，每日用生理盐水棉球擦拭口腔2～3次，保持口腔清洁。

4.脐部应用氧化剂清洗，改变局部无氧环境，不利于破伤风杆菌的生长繁殖。可用3%过氧化氢或1∶4000高锰酸钾溶液清洗脐部，直至伤口愈合为止。换药后应将所用敷料焚毁，以杀灭破伤风杆菌。

5.维持营养，在痉挛频繁发作时应暂时禁食，用静脉补液、血浆维持。痉挛减轻后可用鼻饲喂奶，每次喂奶量不宜过多，以免呕吐引起窒息。

6.严格执行无菌操作规程，做好脐带的消毒处理。

第三节　小儿各系统疾病护理

一、营养不良

营养不良是因缺乏热能或蛋白质所致的一种营养缺乏症，主要是喂养因素或疾病因素所致，3岁以下婴幼儿多见。

体重不增是最先出现的症状，继而体重下降，病久者身高也低于正常。皮下脂肪逐渐减少或消失，易发生呕吐和腹泻。免疫功能低下，易并发营养性贫血、各种感染、维生素缺乏及自发性低血糖等并发症。

治疗原则为处理各种危及生命的紧急情况，如腹泻脱水、电解质紊乱、酸中毒及休克等；调整饮食及补充营养物质。采用中西医结合方法，积极治疗原发病，促进消化和改善代谢功能。

小儿营养不良的护理：

1.一般护理　病室内空气新鲜，温度、湿度适宜，做好消毒隔离工作，勿与患感染性疾病患儿同住一室，以防交叉感染。加强护理，保持皮肤清洁干燥，勤洗澡。床单位保持清洁平整。骨突部位每日用50％乙醇按摩2次，促进血液循环，必要时在此垫棉圈。及时更换尿布，预防臀红及尿布疹。进行口腔护理，特别对鼻饲患儿，每日用生理盐水棉球擦洗口腔2次。定期测量体重，了解患儿的营养状况。

2.观察病情　特别是重度营养不良患儿，因反应低弱，可随时无声无息地死亡。因此，要加强巡视，注意呼吸、心率的改变。

3.静脉营养　对于全静脉营养和部分静脉营养患儿，注意保护血管，先选择远端的静脉，留置套管针，一般可保留1周，但每日应观察留针部位有无渗血、渗液，浸湿了的胶布应及时更换。注意输液速度，最好使用输液泵维持24小时输液，便于控制速度或添加药物。

4.合理喂养　根据营养不良的程度、消化能力和对食物耐受情况逐渐调整饮食。轻度营养不良患儿在基本维持原膳食的基础上，较早添加含蛋白质和高热量食物。中度及重度营养不良患儿，热能和营养物质应由低到高，逐渐增加。母乳喂养患儿开始以患儿食欲为准，何时想吃奶即何时喂，不予限制。无母乳者开始给予稀释牛奶，少量多次喂给，5日后逐渐增加奶量及浓度，并减少喂奶次数；较大患儿除给予乳制品外，可给予豆浆、蛋类、肝末、肉末、鱼泥等高蛋白质食物。各种程度的营养不良均应注意维生素及无机盐的补充，尤其是维生素A及钾、镁。各种蔬菜及水果中都含有丰富的维生素及无机盐。

5.婴儿期应采用母乳喂养　母乳是婴儿期必需和理想的天然食物，母乳含有丰富的营养和抗感染物质，能使患儿少患腹泻和呼吸道感染等疾病。对母乳不足及无母乳者，应采用合理的混合喂养或人工喂养。随着年龄增长，至6个月时应补充各种辅食，包括各种维生素及无机盐，尤其应注意补充具有优良生物利用价值的蛋白质。保证小儿充足的睡眠，纠正不良卫生，到户外活动锻炼身体，以增进食欲，提高消化能力。对于患有先天畸形，如唇裂、腭裂及幽门狭窄等，必需及时予以适当治疗。同时，做好传染病的预防接种、隔离和早期治疗。当发现患儿食欲低下及体重不增时应及早进行治疗。

二、维生素 D 缺乏性佝偻病

维生素D缺乏性佝偻病，主要是日光照射不足、维生素D摄入不足、维生素D需要量增加、食物中钙磷含量过低或比例不当及疾病等原因所致，是婴幼儿时期常见的一种慢性营养缺乏病。

临床表现：早期常有烦躁、夜啼、多汗、枕部秃发。病情发展可见肌张力低下、腹胀及全身肌肉韧带松弛，故坐、立、行均发育延迟。严重者身材矮小，智力落后及出牙晚。骨骼改变可见方颅、手镯征、肋骨串珠及鸡胸。长大后遗留"O"形腿或"X"形腿等后遗症。

治疗目的在于控制活动期，防止畸形和复发。采取综合治疗，包括营养、日光及药物治疗，防治并发症等。

小儿佝偻病的护理：

1.一般护理　居室内光线应充足，定时开窗通风，进行户外活动，多晒太阳。给予含丰富维生素D和钙质的食物，如肝、蛋黄、乳类、绿色蔬菜。患儿出汗多，每日清洁皮肤和头发，勤换枕套和内衣。

2.重症佝偻病的护理　患儿体质弱，应鼓励定期到户外晒太阳，因普通玻璃不能透过紫外线。人体皮肤含7-脱氢胆固醇，经日光、紫外线照射才能形成维生素D。为预防骨骼畸形，不会站立时鼓励俯卧，1岁左右不宜多站、多走。护理操作动作轻柔，以免发生骨折。对反应差的患儿加强观察，一旦发生惊厥，应立即抢救。

3.加强孕期保健　孕妇应多晒太阳，饮食应含有丰富的维生素D、钙、磷和蛋白质等营养物质。对冬春季妊娠或体弱多病者，可于妊娠7～9个月给予维生素D和钙剂。提倡母乳喂养，对早产儿、双胎儿、人工喂养儿或冬季出生小儿可进行药物预防。于出生后1～2周开始，每日口服维生素D 500～1000U，剂量要准确，以免中毒。婴幼儿应及时添加辅食，保证营养供给。每日户外活动应在1小时以上，对于体弱儿或冬春季节，应用维生素D预防仍是重要方法。对有低钙抽搐者或以淀粉为主食者应补适量钙剂。服用鱼肝油及钙剂的剂量应准确，不可加入奶液或其他食物中喂哺。一旦发现患儿有两眼凝视、四肢发紧等情况时应立即刺激人中穴位并送往医院。后遗症期，无需药物治疗，应加强体格锻炼。骨骼畸形可采用主动或被动运动的方法矫正。

胸部畸形可做俯卧位抬头展胸运动。下肢畸形可做肌肉按摩（"O"形腿按摩外侧肌，"X"形腿按摩内侧肌），增加肌张力，以纠正畸形。

三、婴儿腹泻

婴儿腹泻是由多病原、多因素引起的以腹泻为主的一组疾病。肠道内细菌和病毒感染是重要的原因之一，其次为饮食不当、气候变化及上呼吸道感染亦可导致腹泻。本病为婴幼儿常见病。

临床表现：腹泻、腹痛、恶心、呕吐、发热及脱水；严重者出现水、电解质紊乱及酸中毒，伴有低血钾、低血钙等。粪便镜检，可见大量脂肪球。临床上根据病史和表现，常将脱水分为轻、中、重3度。

治疗原则为调整和早期进食，去除病因，口服补液或静脉补液，预防和纠正脱水，控制感染，纠正酸中毒及低血钾，对症治疗。

婴儿腹泻的护理：

1.一般护理　对感染性腹泻应注意消毒隔离，管理好粪便及呕吐物，对尿布、便器及痰盂应进行消毒处理。护理患儿后应洗手。做好口腔护理，勤漱口，经常保持口腔湿润。年幼儿可用生理盐水棉球擦洗口腔，如有鹅口疮，可涂制霉菌素甘油（制霉菌素甘油：用50万U制霉菌素碾碎溶于10mL甘油中搅匀即可），每日3次。保持皮肤清洁，特别是臀部，应勤换尿布，每次便后用温水洗净、拭干，扑爽身粉。若已发生臀红，轻者局部涂鱼肝油或消毒花生油，重者或局部有破损可用暴露法或烤灯法。烤灯前洗净臀部，不可涂油，灯泡为30～40W，灯泡距臀部患处30～40cm。

2.饮食管理　腹泻脱水患儿除有严重呕吐者暂时禁食外，母乳喂养者继续哺母乳，暂停辅食；人工喂养者暂停饮食4～6小时后应继续进食。少量多餐，人工喂养者可喂加水稀释的牛奶、米汤、粥、面条等，逐渐过渡到正常饮食。腹泻停止后，继续给予营养丰富的饮食。

3.观察病情　准确记录出入水量，如腹泻和呕吐量及性质，第1次排尿时间及量，1∶3服或静脉补液量及种类，供治疗参考。做到静脉输液及时准确，掌握"先快后慢，先盐后糖，见尿补钾"的原则，如输液合理，3～4小时排尿，说明血容量恢复，24小时眼眶凹陷恢复，说明脱水已被纠正。如出现下列情况应及时通知医生，进行处理。

（1）排便次数突然增多、两眼下凹、前囟塌陷、烦渴、尿少、皮肤干燥弹性差及循环衰竭等脱水表现，应及时做好补液准备。

（2）出现烦躁不安、呼吸深快、嗜睡、口唇红似樱桃、昏睡或昏迷等酸中毒表现，应准备好碱性溶液，配合医生抢救。

（3）出现精神萎靡、全身无力、肌张力低、腹胀气、肠鸣音减弱或消失、心音低钝及心律失常等低血钾表现，应遵医嘱备好含钾溶液及时静脉滴注，钾浓度不得超过0.3%，严禁从静脉直接推入，预防发生心搏骤停。

（4）出现哭闹不安、惊厥、手足抽动及搐搦等低钙表现，应遵医嘱给5%葡萄糖酸钙溶液10mL加5%葡萄糖溶液10mL静脉滴注。

4.哺乳及饮食卫生　提倡母乳喂养，尤其出生后最初数月内应母乳喂养。人工喂养应注意奶瓶卫生，注意喂养定时、定量，食物成分适宜。如增加辅食应循序渐进，避免夏季断乳，不要过早地给予大量淀粉或脂肪类食物。培养儿童卫生，饭前便后洗手。做好食品、食具、尿布、便器、玩具和设备等日常性消毒工作。随着气候变化及时增减衣服，避免过热或受凉。生吃水果应先洗净消毒后再吃，勿食腐烂变质、过期的食品，注意饮水卫生。避免长期滥用广谱抗生素，以免肠道菌群失调。

四、小儿肺炎

小儿肺炎是由细菌、病毒、肺炎支原体及沙眼衣原体等病原体所致的肺部炎症，常见的有病毒性肺炎、细菌性肺炎及支原体肺炎等。

临床表现：发热、咳嗽、气促、呼吸困难、鼻翼扇动及三凹征。严重者可并发心衰、中毒性脑病和中毒性肠麻痹。

治疗原则为病因治疗、控制感染及对症治疗，包括氧疗、镇静、止痉、祛痰及纠正心力衰竭。伴有中毒性肠麻痹应禁食及胃肠减压。积极抢救感染性休克、脑水肿及呼吸衰竭。

小儿肺炎的护理：

1.一般护理　保持室内安静，空气流通，室温维持在20℃左右，湿度以60%为宜。饮食宜富含维生素和蛋白质，少量多餐。6个月以下患儿为预防呛咳和误吸可行鼻饲喂养。保持呼吸道通畅，及时清除上呼吸道分泌物。定时更换体位、拍打背部或给予雾化吸入促进于排痰。较小患儿咳嗽反射差，痰多者可使用吸痰器协助排痰。吸痰时注意动作轻柔，吸痰管在口腔、鼻腔内螺旋式捻动吸净分泌物。呼吸困难给予头高位或半卧位。缺氧明显者给予氧气吸入，可通过口罩、头罩、温湿化给氧。

2.观察病情　静脉输液和给药时，剂量要准确，滴速宜慢。持续高热者应及时采取降温措施，以免发生惊厥，可头枕冰袋、温水擦浴或酒精擦浴，必要时给予药物降温。注意呼吸次数及节律的改变，如有呼吸困难及发绀等应给予氧气吸入。注意脉搏及心率的变化，如有心率增快，每分钟140～160次以上，同时呼吸困难加重，烦躁不安，肝脏肿大，提示有心衰的可能，应积极配合抢救。

3.预防　病愈后加强体格锻炼，增强体质，合理喂养，提高预防疾病能力。对于营养不良、佝偻病、贫血、上呼吸道感染及急性传染病应积极防治。

五、皮肤黏膜淋巴结综合征

皮肤黏膜淋巴结综合征又名川崎病，是一种以全身血管炎性病变为主要病理改变的急性发热性出疹性疾病。病因可能与感染、免疫反应、环境污染、药物及化学制剂等因素有关。5岁以下小儿多见。

临床表现有发热、皮疹、手足硬肿。手掌和指趾末端可见红斑，两眼球结膜充血。口唇红、干裂，口腔黏膜发红，失去光泽。浅表淋巴结肿大。病后2周内可并发冠状动脉炎及动脉瘤，表现为心脏杂音、奔马律及心电图异常等。

阿司匹林为治疗的首选药物，具有抗炎及抗凝作用。对症处理包括降温、控制感染及支持疗法。

皮肤黏膜淋巴结综合征患儿的护理：

1.一般护理　急性期应卧床休息以减少体力消耗。发热持续时间长，心肌酶谱异常或心电图有改变时，需绝对卧床休息。给予营养丰富、清淡、易消化的半流质饮食，避免过热及辛辣刺激性食物。高热者采取降温措施，可给予物理降温或药物降温。

2.加强皮肤和黏膜护理　患儿口唇干裂、出血，手指末端有皮疹及破损，应保持皮肤清洁、干燥。床铺平整，衣服柔软。每日用生理盐水漱口，较小患儿用生理盐水棉球擦洗口腔，干裂处涂甘油类药物。眼结膜充血可滴利福平或氯霉素眼药水。

3.观察病情　注意面色、心率、呼吸及血压变化，及时发现心血管系统并发症。患儿外出进行检查时应有专人护送，并注意路途中的病情变化。

4.随访　病情缓解后仍需坚持服药，禁用肾上腺糖皮质激素。需随访半年～1年。有冠状动脉扩张者需长期随访，至少每半年做1次心电图检查，直至扩张消失。

六、过敏性紫癜

过敏性紫癜是一种毛细血管变态反应性疾病，以广泛的小血管炎为病理基础，以皮肤紫癜、消化道黏膜出血、关节肿痛和血尿为主要的临床表现。发病年龄以学龄儿童为常见，春秋季发病较多。致敏原因常与感染、药物、食物及虫咬有关。

临床表现：皮肤紫癜，病程中反复出现皮肤紫癜为本病特点，多见于下肢及臀部，对称分布，分批出现。紫癜大小不等，呈紫红色，高出皮肤，可伴有荨麻疹、多形红斑和血管性水肿。随着紫癜的加重可有腹痛、呕吐及便血等消化道症状。有些患者常出现关节肿胀和疼痛。部分患者还常出现肾脏症状，如血尿、蛋白尿等。

治疗原则为轻型患儿经过抗感染、口服芦丁、雷公藤多甙、维生素C，调节饮食及适当休息即可缓解。较重患儿可用氢化可的松静脉滴注或口服泼尼松治疗。对症治疗可用止血、脱敏等药物。

过敏性紫癜患儿的护理：

1.加强皮肤护理　皮肤紫癜为本病的主要特征之一，为防止皮肤感染，每日用温水清洗，保持皮肤清洁，避免皮肤紫癜受磨损，局部勿受压。床铺要洁净、平整、干燥，定期更换被单等，注射部位要避开皮肤紫癜处。已破损的疱疹可涂1%龙胆紫药水，防止感染。

2.严格饮食管理　因过敏性紫癜的特点是以毛细血管炎为主的变态反应性疾病，很多患儿有消化道症状，如腹痛、呕吐、腹泻及便血等，为减轻肠道负担及出血，饮食护理很重要，必需做到以下几点：

（1）有消化道出血时应禁食，静脉补液，防止加重出血。

（2）给予患儿少渣或无渣易消化软食。因致敏因素可引起肠炎，形成肠道水肿和出血。粗纤维和不易消化的食物易损伤肠黏膜，加重出血。

（3）病初需暂禁食动物蛋白质，如牛奶、鸡蛋、鱼、虾等，待病情恢复期再逐渐增加动物蛋白食物，促进于寻找有无食物过敏。

（4）当明确患儿对某种食物过敏，除有禁食的医嘱外，还应做好交接班工作，并且要反复向患儿及家长宣传。

3.病情观察

（1）观察皮肤紫癜：护士应观察皮肤紫癜出现的数量、性状、分布情况，有无新出现的紫癜及紫癜与饮食、药物有无关系等。

（2）观察消化道症状：如患儿有腹痛，应注意腹痛的性质、部位、肠蠕动情况，有无呕吐及腹泻等，并注意粪便性状和颜色的变化。如有消化道出血，应立即通知医生，同时做好止血、输血及抢救的准备工作。

（3）观察尿量、尿色的变化：了解肾功能受损的程度，有利于及时预防并发症的发生。

4.休息　病情危重期应嘱患儿卧床休息，待病情好转后逐渐增加活动量。肾脏有损害的患儿，出院后上学期间避免参加剧烈的活动3个月～半年。

5.心理护理　对患儿及家长进行有关疾病知识的宣传，让他们了解发病原因、治疗护理过程及饮食和休息对患儿的重要性。减轻患儿的思想负担和急躁心情，积极配合治疗及护理，使患儿尽快恢复健康。

七、肾病综合征

肾病综合征分为原发性肾病、继发性肾病及先天性肾病。本文着重描述原发性肾病。本病是以肾小球基底膜通透性增高为主要病变的一组临床综合征。病因可能与机体的免疫功能紊乱有关。

单纯性肾病起病缓慢，出现水肿，两眼不能睁开并可有胸腔积液、腹水，致呼吸困难；阴囊水肿，少尿，常有腹痛、腹泻等。有大量蛋白尿、低蛋白质血症和高胆固醇血症。肾炎性肾病除具有以上症状外，还常出现肉眼血尿和不同程度的高血压。感染、电解质紊乱是常见的并发症。

治疗为激素疗法，为目前诱导肾病缓解的首选药物。应用细胞毒性药物，如环磷酰胺、环孢霉素A等。冲击疗法及对症处理，如控制感染、利尿、纠正电解质紊乱。其他有抗凝药物用于防治血栓。

肾病综合征患儿的护理：

1.一般护理　有严重水肿和高血压时，需卧床休息，一般无需严格限制活动。病室内空气新鲜、流通，室温及湿度适宜，勿与感染性疾病患儿同住一室，室内进行定期消毒。保持皮肤清洁、干燥，避免皮肤受压和擦伤。经常翻身，骨骼突出部位可用橡皮圈或棉圈垫起，水肿的阴囊可用吊带托起。皮肤有破损渗液处可用5%硫酸镁溶液或生理盐水湿敷防止感染。尽量避免肌肉注射，以免吸收不良或药液外渗。

2.饮食管理　有高血压和水肿时给予低盐或无盐饮食；利尿开始后改为低盐饮食；大量利尿期改为普通饮食；大量蛋白尿期适量增加蛋白质，摄入量控制在每日每千克体重2g左右为宜，选用优质蛋白质，植物性蛋白质限制到最少；大剂量激素应用期间需适当补充维生素D和钙剂。

3.观察病情

（1）注意尿量、尿色的变化，及时留取尿标本送检，准确记录出入水量，定期测量体重，以供治疗参考。

（2）注意药物的不良反应，如长期应用激素可使骨质疏松，导致低血钙。环磷酰胺可有恶心、呕吐等胃肠道反应及脱发、尿频、尿浑浊、出血性膀胱炎等不良反应。对此，护理人员均应了解。

（3）肾脏穿刺术后应俯卧位，伤口沙袋压迫4小时，然后改为仰卧位继续沙袋压迫伤口至24小时方可下床活动。密切观察伤口有无渗液、渗血及疼痛，同时监测血压，注意腹部情况。术后连续留取3次尿标本送检。

（4）冲击疗法期间（包括甲泼尼龙冲击和环磷酰胺冲击），注意血压、心率、心律的变化，严密监测；冲击液体于1～2小时内滴完，部分患儿滴注环磷酰胺48小时内有恶心、呕吐、食欲下降，1周内消失。应给予安慰、解释，必要时给予止吐药物。

4.本病病程长，易复发　应鼓励家长和患儿树立信心，坚持系统而正规的治疗，遵医嘱服药，不可随便间断或停药。病情缓解后定期到医院随诊，检查尿液情况。不可忽略对患儿的身心护理，既要安静休息，又要适当参加一些娱乐活动。对疾病要有全面的认识，注意防止感染对本病尤为重要。保持皮肤清洁，尽量少去公共场所，不要接触患传染病患儿，特别是传染病流行期间（如麻疹、水痘、腮腺炎等）应加以保护。保持良好的情绪，不要过度劳累，注意均衡营养，增强体质，以以达到促进康复的目的。

八、化脓性脑膜炎

化脓性脑膜炎是由各种化脓性细菌所引起的脑膜炎症。由于小儿免疫功能不够成熟、血脑屏障功能不够完善，化脓性细菌容易通过血液侵犯中枢神经系统。本病是小儿神经系统较常见的感染性疾病。

临床表现：儿童期有发热、头痛、呕吐、烦躁及抽搐，面色苍白，呼吸节律不整甚至昏迷，脑膜刺激征阳性。婴幼儿期表现为精神委靡、发热、烦躁不安、惊厥、双眼凝视、颈强直及囟门隆起。新生儿表现为面色青灰、呼吸不规则、拒乳或吐奶、易激惹、惊叫、惊厥，前囟紧张或头后仰。

治疗原则为病原治疗、控制感染、支持疗法和对症治疗，如降温、止痉、降颅压等，积极抢救休克、昏迷。

化脓性脑膜炎患儿的护理：

1.一般护理 保持室内安静。昏迷患者取平卧头侧位或侧卧位，防止呕吐物吸入气管内造成窒息。给予高热能、易消化流质或半流质饮食；进食困难者给予鼻饲或静脉补充营养。及时清除上呼吸道分泌物，保持呼吸道通畅。做好口腔和皮肤护理。昏迷患者以生理盐水纱布覆盖双眼以保护角膜。

2.高热惊厥的护理 持续高热可使代谢增快，组织耗氧量增加，导致脑缺氧，从而加重脑水肿，必需积极采取降温措施。可用物理降温，如头枕冰袋，腹股沟等大血管处放置冰囊，降温同时又降低脑细胞耗氧量。注意皮肤颜色防止体温不升及冻伤。发热40℃以上每30分钟测量体温1次，稳定在37.5～38℃可逐渐撤冰袋。惊厥时应及时给予止痉药物。为防止舌咬伤，于两齿之间置纱布缠绕的压舌板。发绀者给予氧气吸入，及时吸痰保持呼吸道通畅。

3.观察病情 注意体温、脉搏、血压、呼吸、意识及瞳孔的变化，及时发现呼吸衰竭、脑水肿及脑疝等情况。呼吸衰竭常表现为呼吸表浅、叹息样呼吸及潮式呼吸等。脑水肿常表现为头痛加重、呕吐、意识障碍、肌张力增高；若不及时处理可引起脑疝而危及生命。鞘内注射及硬脑膜穿刺后，患儿应平卧1小时并观察药物使用反应，脑室穿刺后按压30分钟，腰穿后应去枕平卧4～6小时。

4.抢救准备 准备氧气、吸痰器、开口器、压舌板、人工呼吸机和急救药品，积极抢救昏迷、呼吸衰竭及循环衰竭。

5.后遗症 患儿病愈后常留有耳聋、失明、瘫痪及智力低下等后遗症，应继续进行训练，包括体格和智能的训练。

（厉 娟 徐海静 邵珠红 朱 红）

第七章　眼及耳鼻咽喉科疾病护理

第一节　眼科常见疾病护理

一、急性卡他性结膜炎

急性卡他性结膜炎是一种常见的传染性眼病，引起感染的细菌常见有4种，即：柯一威氏杆菌、肺炎双球菌、葡萄球菌和流行性感冒杆菌。此病与病毒性结膜炎一起被民间称为"红眼病"，治疗不彻底会转为慢性结膜炎。

临床表现：初期自觉瘙痒、异物感，重者有灼热感。眼睑水肿，结膜充血、水肿，有时可见点状或片状结膜下出血。分泌物为黏液性或黏液脓性，重者结膜表面有一层白色假膜，易剥离。如果角膜受累，则畏光流泪，并伴有眼痛。

治疗原则：

1.日间局部用抗生素或磺胺眼药水滴眼，每30分钟或1小时滴1次，迅速杀死致病菌，控制炎症发展。睡前结膜面涂抗生素眼膏，可长时间保留抗菌药物，防止眼睑粘连。

2.冲洗结膜囊。分泌物多者可用生理盐水或3%硼酸水，用洗眼壶冲洗。冲洗液温度要适宜，应接近体温。

3.患眼暴露，避免遮盖，利于分泌物排出。

急性卡他性结膜炎患者的护理：

1.预防为主，急性卡他性结膜炎是接触传染，传染性极强。应养成良好的卫生，勤洗手，不共用毛巾，不用手或衣袖擦眼，准备干净的手帕擦眼。

2.结膜炎患者要积极治疗，并防止传染他人。脸盆、手帕、毛巾与他人分开，煮沸消毒，不去公共游泳池或浴室。

3.医务人员的手和检查用具应清洗后用消毒液浸泡消毒，常用的消毒液有0.2%过氧乙酸或0.5%洗消净，避免交叉感染。

二、睑腺炎

睑腺炎俗称"针眼"，是由葡萄球菌感染导致眼睑腺体的化脓性炎症，分内睑腺炎及外睑腺炎。

临床表现为眼睑局部隆起，有红肿热痛等急性炎症表现。内睑腺炎结膜面明显充血。外睑腺炎眼睑红肿，在睫毛根部的睑缘处有炎症表现。一般2～3日局部出现脓点，可自行破溃，破溃后炎症反应及疼痛减轻，1～2日后逐渐消退。

治疗原则：

1. 睑腺炎初期建议局部热敷。热敷方法：患侧眼睑及周围皮肤涂一层凡士林油，嘱患者闭眼，盖消毒干纱布，将湿热敷垫（温度约50℃）放于消毒纱布上，并以中棉垫盖之。3～4分钟更换1次，共敷15～20分钟。热敷可以使血管扩张，促进血液循环，帮助炎症吸收。

2. 滴消炎眼药水。

3. 脓肿形成后如未破溃或虽破溃但排脓不畅，可切开引流。内睑腺炎切口在结膜面与睑缘垂直，外睑腺炎切口在皮肤面，与睑缘平行。

睑腺炎患者的护理：

1. 热敷时更换热敷垫应迅速，以免热度间断。温度不宜太高，以免烫伤。热敷包专用，注意隔离。

2. 养成良好的卫生，不用脏手揉眼。慢性结膜炎或睑缘炎应及早治疗，加强锻炼，注意营养，增强体质。

三、屈光不正

眼在调节静止状态下，平行光线（指5m以外的光线）射入眼内，成像不能落于视网膜者为屈光不正，包括近视、远视和散光。

近视病因有遗传因素，高度近视常有家族史、先天发育异常、青少年阅读时间过长和距离过近。远视为眼轴过短，屈光面弯曲半径过大，屈光间质密度降低。散光多见于子午线屈光度不规则或两条垂直子午线屈光力不等。

近视眼的角膜屈光力强，视远不清，视近物清晰。远视眼的角膜屈光力弱，因成像在视网膜后，造成视物不清，看远看近都需要调节，伴明显的视力疲劳，阅读和近距离工作不能持久。轻度远视，远近视力可正常，高度远视则远近视力均不正常。轻度散光0.25D，多数视力不受影响，无症状。大于0.5D视物不清，需要调节，易出现视力疲劳。

治疗原则为散瞳验光。近视配适度凹透镜；远视佩戴适度凸透镜；规则散光用柱状镜矫正，近视散光用负柱状镜矫正，远视散光用正柱状镜矫正。

北京协和医院协和一森美激光角膜中心，应用准分子激光光学角膜切削术（PRK）治疗近视，获得较好效果。使用准分子激光在角膜中央切削，使角膜表层形成一个凹面，从而降低屈光度以矫正视力。

手术条件：年龄18～50岁。近视在-20.00屈光度以下，散光不超过5.00屈光度，远视在4.0屈光度以下，近视度数稳定在2年以上，无全身系统疾病或其他眼疾。

屈光不正患者的护理：

1.准分子激光光学角膜切削术后，术眼应遮盖24小时，保证术眼休息，减轻因手术引起的疼痛、异物感和流泪。术后3日内用四环素可的松眼膏滴眼，起到抗炎及助角膜上皮恢复的作用。角膜上皮创面一般72小时可恢复正常，后点抗生素和激素眼药水。术后第1、3、10日及第1、3、6、12个月复查。使用眼药的种类、浓度、次数遵照复查后医嘱执行。

2.发育性近视对青少年视力影响较大，以预防为主。加强卫生宣传教育，学习和工作应有良好照明，阅读保持30cm距离，看书1小时应放松休息10分钟，坚持做眼保健操。高度近视应避免对眼碰撞，以免视网膜脱离。

四、闭角型青光眼

青光眼分原发性、继发性、先天性及混合性4种。原发性闭角型青光眼最常见，以眼压升高为主要特征，伴视野缺损及视力下降。青光眼常有家族史，可能与遗传因素相关。小眼球、小角膜、大晶状体、远视眼、高褶虹膜、前房浅和前房角狭窄等解剖因素及情绪激动、生气、过度疲劳、气候突变、在暗光下停留过久，均为本病的诱因。

临床急性发作时有剧烈眼痛、同侧头痛、虹视、恶心、呕吐及视力急剧下降。检查发现眼压升高、瞳孔散大、角膜水肿、眼部充血、前房变浅、房角闭塞。如眼压升高持续时间较长，检查可发现虹膜节段性萎缩，晶状体前囊下出现点状或片状混合斑块，称青光眼斑或视盘杯/盘比增大。

治疗原则：先行药物治疗或激光治疗，眼压下降后选择适当方式手术治疗。

1.药物治疗使用缩瞳剂1%～2%毛果芸香碱，每10分钟滴眼1次至眼压下降，瞳孔缩小后逐渐减少滴眼次数，根据眼压改为1～2小时1次或4次/日。β受体阻滞剂常用0.25%～0.5%噻吗胺滴眼，口服2次/日。碳酸酐酶抑制剂，如乙酰唑胺首量500mg，逐渐减少至250mg，2次/日，长期服用此药应同时补钾。使用以上药物2小时后眼压仍高，可以快速静脉滴注20%甘露醇250～500mL。

2.眼压下降后，根据病情选择虹膜周边切除术或小梁切除术或虹膜钇铝石榴石激光打孔术。

青光眼手术患者的护理：

1.青光眼术后需卧床1日。嘱患者不要用手揉眼，防止伤口出血。

2.手术后术眼需滴散瞳药，护士需认真核对，点药后患者用示指和消毒棉球压迫泪小点2～3分钟，并向滴药眼一侧侧卧，以免药液流入另眼。

3.嘱患者注意卫生，避免暴饮暴食，保持排便通畅，劳逸结合。避免视力疲劳及在暗处逗留时间过长，少看电视、电影。避免因瞳孔变大，加重生理性瞳孔阻滞，房水从后房入前房受阻。同时，在暗处停留过长瞳孔变大，加重周边虹膜堆积，房水从前房角流出受阻，导致房水排出障碍，使眼压升高，严重者导致青光眼急性发作。

4.保持情绪稳定，避免生气、焦虑或紧张等负面情绪。

5.按时滴眼药，定期复查。如发现看灯光有彩色圈，感觉眼胀、视力减退、视物模糊应立即上医院检查。

五、视网膜脱离

视网膜脱离是视网膜神经上皮层和色素上皮层分离，分原发性和继发性。原发性视网膜脱离的病因有高度近视、外伤、变性病和慢性炎症等。继发性视网膜脱离由于眼部其他疾病引起，如出血、炎症和渗出，导致增殖性视网膜炎，视网膜牵拉脱离。

临床表现：眼前突然闪光，视物变形和视野缺损。视力减退的程度取决于视网膜脱离的部位、范围和时限。如在黄斑区，中心视力下降；脱离部位在上方，下方看不见；如果全脱离时视力降至光感。

治疗常选择光凝、手术及支持治疗。

1.光凝 对有视网膜裂孔尚未发生视网膜脱离者，应用红宝石及氩离子激光封闭裂孔。

2.手术治疗 行巩膜外环扎、冷凝和放液术、眼内激光术、空气或惰性气体填充术、硅油填充术。根据网脱部位及破孔大小决定手术方案，排除视网膜下积液，封闭破孔，使网膜复位。

3.支持疗法　配合手术，可给50%葡萄糖+维生素C静脉注射，帮助渗液吸收并营养视网膜。口服维生素B_1。滴消炎眼药水。

视网膜脱离手术患者的护理：

1.术前护理

（1）术前应卧床休息，避免眼球运动，减少头部活动。卧位选择应使脱离的部位处于较低位。如上方脱离，头部尽量低平，裂孔在下方者可取半卧位。

（2）教会患者在床上大小便。预防感冒，如有咳嗽及时治疗。

（3）保持眼部清洁，按时滴消炎散瞳药。

（4）术前1日剪眼毛，冲洗结膜囊，防止止手术感染。

（5）心理护理，减少患者精神紧张和焦虑。

2.术后护理

（1）术后的体位和卧床时间的长短根据手术方式不同而有所区别。一般视网膜复位术后需要卧床24～48小时。空气或惰性气体注气术、硅油填充术后，患者取俯卧或侧卧位。因气体、硅油比重轻，可以顶住网膜起到内支撑的作用。同时阻止气体、硅油与晶状体接触，引起后囊下白内障。

（2）保持体位舒适，减轻肩颈部肌肉疲劳，应准备马蹄枕，枕内充填荞麦皮。患者俯卧时，额头置于马蹄枕鞍部，面颊置于马蹄枕两腿部，可增加平衡及支撑面。腹部垫一软枕，增强舒适感。

（3）俯卧时间根据注入不同的气体及网膜复位情况而定，普通空气约7日吸收，惰性气体SF_6的吸收时间约2周，C_3F_8惰性气体的吸收时间约3～4周。

（4）注意皮肤护理，按摩受压部位。

（5）注意观察眼压及光感。因惰性气体可以与血中的氮结合，产生膨胀。C_3F_8膨胀后是注入气体的4倍，膨胀高峰在术后48～72小时，SF_6的膨胀倍数为1.9，术后24小时为膨胀高峰，普通空气不膨胀。术后眼压应维持在3.47～3.73kPa，可起到内支撑作用，否则不能复位。但气体膨胀致眼压过高，光感消失，会引起视神经的损害。因此，术后应密切观察眼压及光感的变化，发现异常情况应及时报告医生，紧急采取措施。

（6）术后可能出现恶心、呕吐，因此术后第1日应给予半流食，24小时后改为普食。

（7）术后出现便秘、咳嗽、疼痛症状时，应及时对症处理，减轻患者痛苦，促进网膜复位。

（8）嘱患者不要用力揉眼，按时滴消炎及散瞳眼药水；不做剧烈运动，1年内不宜从事重体力活动；多吃蔬菜注意保持排便通畅；定期复查。

六、老年性白内障

晶状体蛋白质发生改变，晶状体混浊，称白内障。主要原因：随年龄增长，晶状体不溶性蛋白含量增加，谷胱甘肽与维生素C缺乏，使晶状体营养代谢失调；晶状体受紫外线照射，使过氧化酶受到破坏，影响晶状体代谢，导致晶状体混浊；老年人有糖尿病或其他眼病，易加重白内障。

临床上以皮质性白内障多见，分4期。

1.初发期　混浊由赤道部前后皮质开始，混浊伸入瞳孔区之前不影响视力。

2.膨胀期　晶状体大部分混浊，瞳孔区呈灰白色，患者视力明显下降，前房变浅。

3.成熟期　晶状体皮质完全混浊，皮质膨胀现象消退，前房恢复正常深度，整个晶状体呈灰白色混浊，患者视力大多数仅存光感和眼前手动感，此时最适宜做手术。

4.过熟期　成熟期白内障经过若干年，皮质分解或液化为乳化物，晶状体核下沉，晶状体体积缩小，晶状体囊膜皱缩。可恢复部分视力，但易出现并发症。

治疗上成熟期前可外用卡他灵等眼药，内服维生素C、维生素E等药物；成熟期或接近成熟期时可手术摘除，合适者同时植入人工晶状体。

白内障手术患者的护理：

1.术前护理

（1）术前应剪眼毛，冲洗结膜囊，预防手术感染。

（2）充分散瞳，药物为5%去氧肾上腺素+复方托吡卡胺，术前每10分钟滴1次，共滴4次。瞳孔散大固定后，可明显减少术中损伤虹膜及术后虹膜损失色素的机会。

（3）对行白内障超声乳化囊外摘除术者，应在术前2小时滴0.03%欧可芬（ocufen），滴药4次，每次间隔30分钟。因为做白内障超声乳化摘除术时有较多的器械进入前房，这些器械接触虹膜后，使瞳孔缩小，使术中操作产生困难。这种因器械接触虹膜而造成瞳孔缩小可能与术中眼内前列腺素释放有关。欧可芬是一种非激素局部应用的抗炎药物，可以抑制前列腺素生物合成中所必需的环氧化酶，从而阻断前列腺素的合成，有效地防止白内障术中的瞳孔缩小。因此，护理中应定时、准确滴眼药。过早、过迟都不能以达到预期。

（4）滴眼药后压迫泪小点2分钟，防止药物经鼻泪道黏膜吸收，引起颜面潮红、心率加快、严重时出现神经系统症状等不良反应。

（5）滴药后仔细观察瞳孔的变化，如发现异常情况应及时与医生联系。

2.术后护理

（1）术后应卧床休息1日。如果行超声乳化白内障囊外摘除术只需卧床3～4小时。由于角巩膜切口小，仅为3.2mm，不需缝合，很快可以恢复活动。

（2）按时滴0.3%庆大霉素和1%泼尼松眼药水，起到抗炎作用。

（3）人工晶状体植入者每晚睡前滴复方托吡卡胺眼药水1次，可以活动瞳孔，防止粘连。嘱患者滴复方托吡卡胺后要少活动，最好上床睡觉，以免晶状体移位。

（4）出院后定期复查。

（5）未能植入人工晶状体的患者，术后3个月可配戴眼镜提高视力。半年后病情允许，仍可行人工晶状体Ⅱ期植入术。

第二节 耳鼻咽喉科常见疾病护理

一、先天性耳前瘘管

先天性耳前瘘管是第一鳃沟在胚胎期融合不全面形成的盲道，多具分支。大部分瘘管开口位于耳轮脚前。管腔内有脱落的上皮及角化物质，常因腐败排出带臭味的分泌物。

耳前瘘管一般无自觉症状，感染时常出现红肿、疼痛，反复感染常出现长期不愈的脓性瘘管或结疤。

治疗上无症状者可不必治疗；已有感染者，应予抗感染治疗；形成脓肿者需切开引流；如瘘管反复感染，控制感染后可行瘘管切除术。

先天性耳前瘘管患者的护理：

耳前瘘管未感染者，无需处理，但应经常保持外耳清洁。急性炎症时，要用抗生素控制炎症或局部热敷。切不可发现瘘管后，经常用手自行挤压分泌物，避免感染化脓。

二、鼓膜外伤

人体鼓膜较薄，易受直接或间接外力冲击而破裂，前者如针戳伤，后者如掌击或爆炸冲击波所致损伤。治疗颅底骨折时，操作不当也可引起鼓膜外伤。

鼓膜受伤后突觉耳内轰鸣，伴耳痛，有时可有少量血从外耳道流出，随即出现耳闷感、耳鸣及耳聋。

治疗上首先防止感染，受伤后严禁洗耳或滴耳药，以免细菌带入中耳，必要时用无菌棉球堵塞外耳道口，同时全身应给予抗生素治疗。

鼓膜外伤患者的护理：

外伤后患者因耳内轰鸣会出现急躁情绪，首先稳定情绪，告知患者预后，一般可以自愈，时间为2~3周。鼓膜外伤后，要保持外耳道清洁干燥，以免引起细菌感染。禁止用水洗外耳道及用力擤鼻涕，如有鼻涕应从口中吐出，应预防感染。

三、慢性化脓性中耳炎

慢性化脓性中耳炎系中耳黏膜因化脓性致病菌侵入，处理治疗不及时、不合理、不彻底或因鼻咽部及其邻近器官的炎性病灶反复发作所致。

慢性中耳炎按病理及其临床表现可分为3型，即单纯型、溃疡型及胆脂瘤型中耳炎。临床表现：局部及全身症状。局部表现耳痛及听力减退；全身症状为全身不适及发热等，小儿症状较重。

治疗原则包括病因治疗、引流及控制感染。彻底清除发炎组织，重建听力。抗感染常用的药物为0.25%氯霉素液或0.3%庆大霉素药液等。溃疡型及胆脂瘤型中耳炎，一般药物治疗无效，应手术清除病变，以防并发症发生。

化脓性中耳炎患者的护理：

慢性中耳炎因反复发作，患者常疼痛难忍，故应积极治疗。有剧痛时可给予镇痛剂。嘱咐患者不要用手挖耳道，术后不要用力擤鼻涕或打喷嚏，以免贴片脱落。如控制不住，打喷嚏时要张口打出。术后避免污水入耳，避免受凉、感冒。

四、鼻息肉

鼻息肉为成年人常见的鼻病。目前有关病因学说甚多，但多数学者认为是变态反应及慢性炎症所致。鼻部变态反应多次反复地发生，使得局部小血管通透性明显增高，血浆渗出增加，鼻黏膜极度水肿，受到外界重力作用逐渐下垂而形成息肉。

慢性炎症学说认为，慢性鼻炎、鼻窦炎的脓性分泌物的长期刺激，致使鼻黏膜内发生血栓性静脉炎及淋巴回流障碍，加上小血管运动神经被破坏，小血管扩张，通透性增高，发生组织水肿，形成息肉。

临床表现：持续性鼻塞、嗅觉减退及闭塞性鼻音，睡眠时打鼾是本病的主要症状。若并发鼻窦炎，鼻分泌物多，常伴头痛。长蒂的鼻息肉，使患者有鼻异物感，后鼻孔息肉可致咽鼓管阻塞引起耳鸣及听力减退。

治疗主要为手术摘除鼻息肉，其次是针对病因进行治疗。由于鼻息肉与鼻变态反应及慢性鼻炎关系密切，因此，还需治疗鼻炎、鼻窦炎，以改变机体的变态反应状况。

鼻息肉手术患者的护理：

鼻息肉摘除术是治疗鼻息肉的主要方法。术后患者应取半坐卧位，以便随时吐出口内分泌物。如有虚脱或头昏现象，则改为平卧位，全麻术后应取平卧侧头位。饮食方面，患者术后口腔进路进流食，其他术式患者术后进普食。术后应随时观察患者体温、脉搏、呼吸、血压及出血情况。术前向患者讲明手术情况，以减轻患者恐惧、紧张的情绪。本病术后效果良好。

五、慢性扁桃体炎

慢性扁桃体炎多由急性扁桃体炎反复发作或因引流不畅，细菌滋生繁殖演变而来。

临床表现：

1.咽部发瘙痒、发干、异物感、灼热或微痛。

2.扁桃体过度肥大，妨碍儿童呼吸、吞咽及共鸣功能。若伴有腺样体肥大，则常出现鼻塞，睡眠时有鼾声。

3.口臭。多因炎症持续或隐窝内潴留干酪样腐败物所致。

4.因经常咽下炎性分泌物可导致消化不良、头痛、乏力及低热等症状。

治疗方法为保守疗法及手术疗法。

1.保守疗法

（1）基于慢性扁桃体炎——变应性状态的观点，本病治疗不应仅限于抗菌药物和手术，还可结合应用链球菌变应原和疫苗进行脱敏。

（2）5%乙醇普鲁卡因液或10%～30%硫代硫酸钠溶液2mL注入扁桃体的不同部位。

（3）扁桃体陷窝冲洗法及吸引法，目的为清除隐窝内存积物，减少细菌繁殖机会，冲洗药物可用生理盐水或2%硼酸溶液。

2.手术疗法　扁桃体切除术。

扁桃体切除术术后患者的护理：

1.患者卧床休息，采取半坐卧位，术后4小时口含有止血药物的冰块，促进血管收缩，减少出血。置弯盘于患者床旁，嘱患者将冰水及口内分泌物、唾液吐于其内，不要咽下，以便观察出血情况。如连续口吐鲜血，应检查切口，采取止血措施。

2.术后第2日创面出现一层白膜，是正常反应，对创面有保护作用。

3.术后4～24小时可进流食，术后第2日，创面白膜生长良好者，可改为半流食，术后第3日可食不含粗纤维的普食。

（尹晓妹）

第八章　口腔科疾病护理

第一节　牙体牙髓疾病治疗及护理

一、龋病

浅龋在临床上无自觉症状,釉质表面有白垩色或黄褐色斑点,探诊表面粗糙、变软,无明显缺损。位于牙齿窝沟部位的龋,窝沟有着色、变黑,探诊可卡住探针。位于牙骨质部位的龋,临床多有牙齿敏感症状,暴露的根面牙骨质有表浅而广泛的着色,探诊粗糙、变软。

中龋多有对冷、热、甜、酸,特别是对甜、酸刺激有一过性敏感症状。检查时可见龋洞,腐质去尽以后,窝洞底位于牙本质浅层。X线照片显示龋洞部位达牙本质浅层的X线透射影像。

深龋多有对冷、热、甜、酸,特别是对冷刺激一过性敏感的症状。检查时可见较深龋洞。腐质去尽后,窝洞底位于牙本质深层。X线照片显示龋洞部位为深近髓部位的X线透射影像。

龋病治疗的原则是终止病变发展,恢复牙齿外形和功能,保护健康的牙髓,维护牙列的完整性。可采药物使用物治疗、矿化法治疗及充填治疗等。

龋病患者的护理:

1.药物治疗的护理

(1)治疗前准备:①器械准备:常规检查器1套(治疗盘、口镜、镊子、探针、口杯、治疗巾)、双碟、各型钻针、挖匙、敷料盒(大棉球、小棉球、纱卷)。②药物准备:10%硝酸银或氨硝酸银、丁香油。

(2)治疗中护理:①根据龋损大小,备好适宜的圆钻、挖匙,供医生去腐质使用。②在医生去净腐质后,协助其清洗牙面,用吸引器吸出水及唾液,再提供纱卷隔离唾液(隔湿)。③护士将10%硝酸银或氨硝酸银、丁香油分别滴入双碟内,另备数个小棉球，备用。④如用再矿化法，另准备75％氟化钠甘油小棉球，供医生进行药物涂擦治疗。⑤治疗中，嘱患者不要吞咽口水，以免将药物同口水一起咽下。治疗后请患者漱口。

2.银汞合金充填治疗的护理

（1）术前准备：①器械准备：常规检查器1套、挖匙、水门汀充填器、银汞充填器、研光器、各型钻针、成形片、成形夹、木楔、敷料盒、银汞输送器、调和板、调刀、银汞雕刻器。②材料准备：银汞合金、水门汀等。

（2）术中护理：①热情接待患者，了解病情并阅读病历，调整治疗椅位，使患者座位舒适，医生易操作，为患者系好治疗巾，备好漱口水。②洗手后，密切配合医生的治疗，根据龋洞大小，选择并提供适宜型号、大小的器具。③治疗中，及时帮助医生吸唾液、隔湿、调节照明。④复面洞的充填要准备好成形夹、成形片，牙间隙大者，准备木楔。⑤充填前协助医生吹干窝洞并隔湿，根据需要可直接银汞合金充填，或遵医嘱调制护髓剂和垫底材料后，再用银汞合金充填。⑥根据窝洞大小准备适量的银汞合金充填材料，用银汞输送器少量多次送入窝洞内，复面洞应先送入邻面龈阶和点隙角不易填入的地方。一般先准备较小的银汞充填器，填至一定高度时，再准备较大的银汞充填器填压。输送银汞合金时，随时挤掉多余的汞放在饱和食盐水中。⑦充填后嘱患者不要咬合牙齿，以免充填体折断。准备好银汞雕刻器、研光器、咬颌纸，以便医生进行雕刻、光滑充填体外形，恢复咬拾关系。⑧医生将充填体修整完毕后，让患者轻轻咬颌牙齿，询问咬颌关系是否合适，有无咬颌高点。⑨治疗后，嘱患者24小时内暂不用此牙咬食物；患者如有不适，要随时复诊。⑩为患者预约复诊时间。充填24小时后，医生对充填体磨光，护士应准备各型银汞磨光钻，供医生使用。

3.光固化树脂充填的护理

（1）术前准备：①器械准备：常规检查器1套、敷料盒、各型钻针、吸引器管、光固化机及其用品、水门汀充填器、抛光钻针、聚酯薄膜成形片、咬颌纸等。②材料准备：比色板、光固化树脂、酸蚀剂、粘合剂。

（2）术中护理：①医生进行牙体预备时，护士应协助其清洁牙面、吸唾液及吹干牙面。②深龋达牙本质深层需垫底时，遵医嘱调配垫底材料。③协助医生在自然光下用比色板比色，选择近似牙色的充填材料，并征求患者的意见。④递送酸蚀剂，酸蚀牙面1分钟后，医生用压力水枪将酸蚀剂冲洗干净，护士协助吸水后，吹干窝洞。⑤

准备蘸有粘合剂的小海绵块，以备医生涂布酸蚀后的牙面，用光固化灯照射20秒。⑥准备好水门汀充填器和选择好的材料，护士协助医生分次充填，并及时擦拭和清洁充填器工作端。充填牙齿邻面时，需向医生提供聚酯薄膜成形片以分离相邻牙齿。充填后光照40秒。⑦充填完毕后，护士准备咬颌纸和各型抛光钻，以便修整和抛光牙齿的外形。⑧在修整外形和抛光时，询问患者咬合关系是否合适、有无高点；征求患者对牙齿外形和颜色的满意程度。必要时，可根据患者要求加以修整。⑨修整与磨光时，医生需用高速涡轮手机调磨，护士应协助吸水。医生用慢速手机调磨时，护士应用三用枪向充填体表面喷水或滴水，减少调磨时产生的热能，同时用强吸引器吸水。

二、牙体非龋疾病

（一）楔状缺损

临床表现：唇颊面牙颈部硬组织缺损，由浅凹形逐渐加深，表面光滑，结构坚硬，边缘整齐，为牙齿本色。缺损深达牙本质时，有牙齿敏感症状，深及牙髓时，可引起牙髓病或根尖周病。

治疗常选择脱敏治疗、充填治疗及牙髓治疗并介绍正确的刷牙方法。

楔状缺损的护理：

1.光固化树脂充填护理见龋病护理方法。

2.光固化玻璃离子水门汀充填护理

（1）术前准备：①器械准备：常规检查器1套、敷料盒、各型钻针、光固化机、海绵块、聚酯薄膜成形片、水门汀充填器、抛光钻针、吸引器管、调和板、调和刀。②材料准备：光固化玻璃离子处理液、调和液、玻璃离子粉。

（2）术中护理：①协助医生清洁牙齿表面，吸唾，吹干牙面。②准备蘸有处理液的海绵块，由医生用其涂布牙面，光固化机照射20秒。③根据缺损大小，取适量玻璃离子粉、调和液进行调和，供医生充填缺损。护士及时擦拭和清洁充填器工作端。充填牙齿邻面时，需向医生提供聚酯薄膜成形片，以分离相邻牙齿。充填后光照40秒。④在医生修整外形和抛光时，协助其吸水、吸唾。⑤充填前牙楔状缺损时，充填完毕，可向患者征求对牙齿外形和颜色的满意程度。必要时，适当调整。

（3）了解患者刷牙情况：纠正不正确的刷牙方法。向患者宣传口腔卫生的重要性，示范正确的刷牙方法：①刷牙时间为每日早晚两次，晚上刷牙更重要。每次刷牙3～5分钟。②使用标准牙刷。③刷牙方法用模型示教，教会患者用竖刷法刷牙。

（二）牙齿敏感症

临床表现：机械刺激时牙齿有酸痛感觉，刺激去除后，疼痛立即消失，或并发冷、热、酸、甜激惹痛，无自发痛。用探针检查牙面敏感区，可找到敏感点或面，多在牙本质外露部位、釉牙本质交界处或牙颈部。常伴有使牙本质暴露的牙体疾患，如磨损、楔状缺损等。

治疗原则：

1.小而深的敏感点，可充填治疗并调𬌗。

2.𬌗面敏感区，做脱敏治疗并调𬌗。

3.牙颈部敏感区使用无腐蚀性的脱敏剂脱敏，如75%氟化钠甘油糊剂，以免烧伤牙龈。

牙齿敏感症患者的护理：

1.75%氟化钠甘油糊剂脱敏护理

（1）治疗前准备：①器械准备：常规检查器、敷料盒、双碟。②药物准备：75%乙醇、75%氟化钠甘油糊剂。

（2）治疗中护理：①取出少量氟化钠甘油糊剂置于双碟内，备数个小棉球蘸上糊剂于治疗盘中备用。②协助医生将患牙隔湿，医生用75%乙醇棉球将患牙脱脂后，吹干牙面。医生用75%氟化钠甘油棉球反复涂擦过敏点2～3分钟。③治疗中，嘱患者不要吞咽口水，以免将药物同口水吞咽。治疗后嘱患者漱口。

2.25%麝香草酚加热脱敏法护理

（1）治疗前准备：①器械准备：常规检查器1套、水门汀充填器2支、酒精灯、火柴、敷料盒、吸引器管。②药物准备：25%麝香草酚。

（2）治疗中护理：①将少量麝香草酚放入双碟内，制取数个小棉片浸药液备用。安装吸收器管，备用。②向患者讲清治疗经过，教会患者呼气方法和时间，以取得患者的合作，以免烟雾和味道刺激患者咽喉部。③医生擦干牙面，将药物棉片放在过敏点上，护士点燃酒精灯，将充填器工作端在酒精上加热后，递给医生熨烫棉片。同时嘱患者呼气，并立即用吸引器吸出熨烫时产生的白色烟雾，反复热熨2～3次见效即可。

3.塑化剂脱敏护理

（1）治疗前准备：①器械准备：常规检查器1套、敷料盒、双碟、小塑料杯。②药物准备：塑化液Ⅰ、Ⅱ、Ⅲ液，75%乙醇。

（2）治疗中护理：①将塑化剂按比例滴在小塑料杯内调配好后置于双碟中，备好数个小棉球浸药液，备用。②协助医生隔离唾液，用75%乙醇棉将患牙脱脂后，吹干牙面，医生用塑化液棉球反复涂擦过敏点数次。注意塑化剂不能过饱和，以免流失在黏膜上造成黏膜烧伤。护士应密切观察，必要时提供甘油棉签，涂布患牙周围，保护口腔黏膜。③治疗后嘱患者漱口。④向牙齿敏感症的患者介绍自我保健知识，可咀嚼生核桃仁、茶叶等，对牙齿敏感症有一定疗效。

三、牙髓病

牙髓充血的临床表现是有深龋洞，对温度刺激极敏感，尤其冷刺激敏感，温度测验反应迅速、局限，刺激去除后疼痛短暂持续。

急性牙髓炎：自发性、阵发性剧烈疼痛，夜间较白天剧烈，放射性疼痛不能定位，温度刺激可使疼痛加剧，刺激去除后疼痛持续一段时间，个别化脓性牙髓炎或部分牙髓坏死的患牙遇冷水疼痛缓解。

慢性牙髓炎的临床症状不典型，少数病例无明显自觉症状。一般既往可有自发痛史或长期遇冷、热刺激或进食痛，或有定时的阵发痛史，疼痛性质多为钝痛或胀痛，多数可定位。检查时可有深龋洞，温度测试反应不一，多见对热敏感或热测后呈迟缓性反应，亦可有冷测敏感或迟钝，叩痛（+）或叩诊不适。

治疗原则：

1.牙髓充血者做间接盖髓（安抚治疗）。

2.急性牙髓炎、慢性牙髓炎急性发作或开髓后出血多者，麻醉下牙髓开放，并给予止痛药。

3.慢性牙髓炎、急性牙髓炎应急处理后，后牙牙髓失活，前牙拔髓。

4.牙髓失活后，前牙和年轻恒牙做根管治疗；成人后牙做塑化治疗或根管治疗；炎症局限者可考虑做干髓治疗。

牙髓病患者的护理：

1.间接骨髓（安抚治疗）护理

（1）术前准备：①器械准备：常规检查器1套、各型钻针、挖匙、水门汀充填器、敷料盒、吸引器管、调和板、调和刀。②材料准备：氢氧化钙糊剂、氧化锌丁香油暂封剂。

（2）术中护理：①医生常规去腐质，备充填洞型（备洞），护理同银汞充填法所述。②协助医生隔湿，擦干窝洞，需用氢氧化钙糊剂时，调配少量糊剂和氧化锌丁香油暂封剂，医生盖湿后，其上用氧化锌糊剂封闭窝洞；或遵医嘱直接用氧化锌丁香油暂封剂安抚患牙。③嘱患者暂不用患牙咀嚼，安抚期间若疼痛加重或出现自发痛，请患者随时就诊。④预约患者两周后复诊。⑤复诊时，患者若无自觉症状，医生去除部分暂封剂，修整洞形，做永久性充填。护理同充填法。

2.急性牙髓炎应急处理的护理

（1）术前准备：①器械准备：常规检查器1套、涡轮钻针、细裂钻或小圆钻、挖匙、注射器、敷料盒、吸引器管、棉签等。②药物准备：樟脑酚、麻醉剂、碘酒等。

（2）术中护理：①牙髓炎急性发作期，患牙疼痛剧烈，患者多有精神紧张及情绪烦躁，护士首先要关心、体贴患者，耐心接待患者，并做好解释安抚工作。向患者说明疼痛的原因、治疗的方法和目的，以取得患者的合作。②准备麻醉剂、碘酒及棉签。③麻醉效果出现后，医生开髓，护士协助吸唾，并利用吸引器管遮挡舌及口腔黏膜，以免涡轮钻误伤口腔内软组织。④髓腔开放后，护士为医生准备好樟脑酚药物棉球置于治疗盘内，备用。如患牙为逆行性牙髓炎，医生开髓后，护士应提供拔髓针，同时备1根樟脑酚药物棉捻，备用。⑤治疗后嘱患者暂不漱口，暂不用患牙咀嚼，以免食物进入窝洞引起疼痛；若出现疼痛或肿胀，嘱患者随时就诊。⑥预约复诊时间，嘱患者按期复诊，继续进一步治疗。

3.牙髓失活护理

（1）术前准备：①器械准备：常规检查器、各型钻针、水门汀充填器、敷料盒、挖匙、调和板及调和刀等。②药物准备：金属砷或三氧化二砷等。③材料准备：氧化锌丁香油暂封剂。

（2）术中护理：①活髓牙可在麻醉下进行开髓，护士准备麻药备用。②开髓护理同前所述。③穿髓孔暴露后，护士遵医嘱选取失活剂备用，并调制氧化锌丁香油暂封剂。④根据失活剂的性能，预约患者复诊时间，三氧化二砷失活剂封药时间2~3日，金属砷失活剂封药时间为10~14日。⑤告知患者服药后可能出现的药物反应、疼痛等情况。若出现轻微疼痛且疼痛逐渐减轻或消失，属于正常反应；若疼痛逐渐加重或暂封剂脱落，请患者随时就诊；嘱患者必需按预约时间复诊，以免因封药时间过久而出现药物烧伤。

（3）注意事项：①协助医生观察患者麻醉后有无药物不良反应。②封失活剂时必需配合医生严格隔湿、止血。牙体缺损大者，必要时调制材料供医生制作假壁，防止失活剂脱出造成药物烧伤。③氧化锌丁香油暂封剂调制不应过硬或过软，以免封药不严或压力过大。

4.干髓术护理

（1）术前准备：①器械准备：常规检查器1套、挖匙、水门汀充填器、冲洗器、敷料盒、调和板、调和刀及银汞充填器等。②药物准备：外用生理盐水、甲醛甲酚、干燥剂。③材料准备：磷酸锌水门汀、氧化锌丁香油暂封剂及银汞合金。

（2）术中护理：①牙髓失活护理方法同上。②牙髓失活后复诊时患者若无症状，选用圆钻或挖匙供医生去除暂封物，并取出失活剂。③选用细裂钻或小圆钻供医生揭去髓室顶部，护士协助吸唾，吹干窝洞，选用锐利挖匙，供医生去除患牙冠部牙髓。④护士准备生理盐水冲洗器，医生用其冲洗髓腔。护士协助吸唾、隔湿、吹干窝洞。⑤护士准备甲醛甲酚药物棉球，医生用其处理根髓断面。护士用水门汀充填器取适量干髓剂，备用，医生将干髓剂置于根管口并用氧化锌丁香油暂封剂暂封。⑥完成干髓治疗后，亦可同时进行永久性充填，护士分别调制水门汀类垫底材料和银汞合金，配合医生完成全部治疗。必要时，遵医嘱让患者拍X线片，复查时对照。⑦做一次性干髓术时，医生在局部麻醉下去除冠部牙髓，选用一次性干髓剂。护理方法同上。

5.塑化治疗护理

（1）术前准备：①器械准备：同间接盖髓的护理。另外，还需准备根管锉、扩大针、拔髓针、光滑髓针、髓针柄、冲洗器、双碟及小塑料杯等。②药物准备：2%氯胺T钠、塑化剂Ⅰ、Ⅱ、Ⅲ液、甘油。③材料准备：氧化锌丁香油暂封剂等。

（2）术中护理：①开髓、牙髓失活的护理方法同前。②准备好光滑髓针、拔髓针、扩大针或根管锉，供医生拔髓、扩大根管使用。同时，准备好2%氯胺T钠或3%双氧水冲洗器，医生冲洗根管时，护士协助吸唾。若患者有疼痛症状，可进行髓腔封药，待症状消失后再行塑化治疗。③患者无特殊症状，护士及时调配塑化剂，并将光滑髓针安装在髓针柄上，供医生进行塑化治疗（将塑化剂导入每根管内）。④帮助医生调整椅位，治疗上颌牙齿时，应调整手术椅位，使头稍向后仰，利于塑化液进入根管内，并减轻患者疲劳。⑤医生反复导入塑化剂时，每两次之间，护士应协助医生用干棉球吸干髓腔内药液，防止塑化剂烧伤口腔黏膜。⑥医生塑化完毕，护士准备氧化锌丁香油暂封剂，医生封闭根管口或封闭窝洞。若一次完成充填治疗，按医生要求分别调制磷酸锌水门汀垫底材料和银汞合金充填材料。⑦塑化治疗中，应注意保护口腔黏膜，用甘油棉签涂擦患牙周围的黏膜。如有塑化剂外溢，嘱患者反复漱口，并用甘油涂敷。⑧嘱患者24小时内暂不用此牙咀嚼，如有轻度不适，可观察，待症状自行消失；如有较重不适，可随时就诊。

6.根管治疗护理

（1）术前准备：①器械准备：常规检查器1套、各型钻针、拔髓针、光滑髓针、扩大针、系列根管锉、纸捻、髓针柄、尺子、冲洗器、水门汀充填器、吸引器管、酒精灯、火柴、调和板、调和刀，必要时准备机用扩大器、螺旋充填器等。②药物准备：2%氯胺T钠或3%双氧水、甲醛甲酚等根管消毒药。③材料准备：氧化锌丁香油糊剂、牙胶尖等。④X线照片。

（2）术中护理：①开髓拔髓的护理方法同前。②根管预备：准备3~4cm的小尺子、扩大针、系列根管锉。根据医生测量的根管长度，将各号根管锉或扩大针的止动片调至工作长度，并按序号排放于治疗盘内。准备2%氯胺T钠或3%双氧水冲洗器，协助医生预备、冲洗根管，并同时吸水、吸唾。③根管封药：制作棉捻或准备数根纸捻，医生用其擦干根管；遵医嘱准备甲醛甲酚或樟脑酚药物棉捻，医生将其置入根管，并用氧化锌暂封剂暂封。嘱患者1周后按时复诊。根管封药治疗可省略，根管预备后直接进行根管充填。④根管充填：调制好氧化锌丁香油糊剂，根据根管工作长度和粗细，选择合适的牙胶尖数根，用75%乙醇消毒后备用。准备好X线片。准备光滑髓针或螺旋充填器，医生用其进行根管充填。根管充填完成后，递送牙胶尖，并备好加热的水门汀充填器，医生用其切割多余长度的牙胶尖。填写X线照相单，嘱患者拍X线片。X线片显示患牙根充填完满，即刻垫底并做永久性充填或预约复诊时间，完成永久充填治疗。向患者讲解填充后可能出现的不适反应，如有轻度疼痛、肿胀，口服消炎类药物和止痛药。如有较重的疼痛或肿胀、跳痛等，可随时就诊。

（3）注意事项：①根管治疗小器械，使用前必需严格检查，如有生锈、折痕、螺纹松解或弹性不好应更换。②根管治疗时要注意无菌操作，预防交叉感染，所用器械均需消毒。③后牙操作时或技术不熟练的医生操作时，根管锉、扩大针必需系安全线防止器械滑脱、误吞。

四、根尖周炎

急性根尖周炎多有牙髓病史、外伤史及不完善的牙髓治疗史。初期轻微痛或不适，咬紧牙反而感觉舒适；继而自发性钝痛及咬合痛，患牙有浮起感。检查可见龋坏、充填体或牙冠变色等，有程度不同的叩痛和牙齿松动。牙髓活力测验大多无反应或迟钝。

急性化脓性根尖周炎患牙表现与急性浆液性根尖周炎相同，而疼痛更剧烈，叩痛、松动更明显，后期邻牙也有轻度叩痛和松动，周围软组织也有炎症表现。临床可分为3个阶段：①根尖脓肿：自发性持续性剧烈跳痛，叩痛（卌）和松动Ⅲ，轻度扪起，根尖部牙龈潮红。②骨膜下脓肿：除上述症状外，患者痛苦面容，根尖部牙龈红肿，移形沟变平，扪痛，并有深部波动感。全身不适，发热，白细胞计数增高，区域淋巴结肿大。严重病例可并发相应面部的蜂窝织炎，下磨牙伴有开口受限。③黏膜下脓肿：疼痛减轻，叩痛减轻，根尖区黏膜呈局限的半球形隆起，扪诊有明显波动感，全身症状缓解。X线片显示根尖区硬骨板消失，或牙周膜间隙增宽，或伴有根尖周骨质密度减低，亦可无明显改变。

慢性根尖周炎无明显自觉症状，有时有咀嚼不适，既往有疼痛和肿胀史。检查时可见，龋坏或其他牙体疾患或有充填物。叩诊不适，患牙一般不松动，有时有牙龈瘘管，牙髓活力测验无反应，X线片显示根尖区有不同表现的X线透射区。

治疗原则：

1.消除急性炎症，开髓、拔髓、清除根管内感染物质并开放引流。移形沟变平有波动感时，局麻下切开引流并给予消炎药和止痛药。

2.急性症状缓解后，可做根管治疗或塑化治疗。

根尖周炎患者的护理：

1.急性根尖周炎应急处理的护理

（1）术前准备：①器械准备：常规检查器1套、敷料盒、涡轮钻针、拔髓针、扩大针、注射器、冲洗器、手术刀、吸引器管、体温表、石轮及棉签。②药物准备：麻醉剂、碘酒、2%氯胺T钠、樟脑酚等。③材料准备：橡皮引流条、咬颌纸。

（2）术中护理：①心理护理：急症患者疼痛剧烈，伴有全身症状，应给予关心照顾，提前就诊时间。②测量体温并记录在病历上。③遵医嘱准备麻醉药。④安装涡轮钻针，医生开髓时，协助吸水、吸唾。⑤准备拔髓针、扩大针，医生用其拔髓和根尖穿刺。⑥准备2%氯胺T钠冲洗器，用于冲洗根管。⑦需做脓肿切开时，应准备手术刀、生理盐水冲洗器和橡皮引流条。医生切开脓肿，冲洗切口后，置入橡皮引流条。⑧对牙齿咬合创伤引起的根尖周炎，应准备咬合纸和石轮，医生用其测试殆关系，用石轮调磨修正殆关系，消除殆创伤。⑨术后医生给予消炎药和止痛药，向患者讲解药物的服用方法。嘱患者注意休息。⑩拍X线片，以备下次治疗使用。必要时转理疗科进行辅助治疗。⑪预约下次复诊时间，若有明显疼痛嘱患者可随时就诊。

2.根管治疗的护理同牙髓病护理。

3.塑化治疗的护理同牙髓病护理。

第二节　牙周疾病护理

牙周疾病是发生在牙周组织（牙龈、牙周膜、牙槽骨和牙骨质，也称牙齿支持组织）疾病的总称，分牙龈病和牙周炎两大类。

牙龈病是发生在牙龈组织而不侵犯其他深部牙周组织的疾病。常见的牙龈病有慢性龈缘炎、妊娠期龈炎和增生性龈炎等。

牙周炎指病变除发生在牙龈外，侵犯牙周膜、牙槽骨和牙骨质的慢性破坏性疾病。常见的牙周炎有成人牙周炎、青少年牙周炎和快速进展型牙周炎等。

牙龈炎与牙周炎在病因、发病机制、症状和治疗方法上有很多相似之处，预后却不同。牙龈炎的病变是可逆的，一旦除去病因，炎症可以完全消退，牙龈组织恢复正常。如果病因未除去，炎症得不到控制，一部分牙龈炎可进一步发展成为牙周炎。牙周炎的病变不可逆，长期慢性的炎症造成牙周组织的破坏吸收，牙齿的支持组织减少，牙齿逐渐松动，最终可导致牙齿丧失。对牙周炎，现有的治疗手段可以使牙龈的炎症消退，疾病停止发展，但已被破坏的牙周组织则不能完全恢复正常。牙周炎的危害远远大于牙龈炎。

牙周疾病的护理工作主要体现在对牙周疾病检查和治疗的护理配合，以及口腔卫生宣传教育两方面。故先集中介绍常见牙周疾病的表现及治疗原则，护理内容在后面叙述。

一、牙龈疾病

（一）慢性龈缘炎

牙菌斑及其代谢产物、内毒素等长期作用于牙龈，再加上牙石、不良修复体等刺激因素导致龈缘炎。

临床表现：患者自觉症状不明显，刷牙或咬食物时可有不同程度的牙龈出血；牙龈呈鲜红或暗红色；龈乳头圆钝，龈缘变厚、光亮、水肿，质地松软，失去弹性；牙石、菌斑聚集，牙颈部有大量牙石堆积或有大量软垢，探诊易出血。

治疗原则为除去致病因素、口腔卫生宣传教育（见本节第3部分）及改正和消除菌斑滞留的因素。

（二）妊娠期龈炎

妊娠期龈炎的直接原因是菌斑。妊娠时性激素水平的改变，使原有的慢性龈炎加重。如果没有局部刺激因素的存在，妊娠本身不会引起牙龈的炎症。

患者在妊娠前即存在轻度龈缘炎，但未引起注意。妊娠2～3个月后开始出现症状，至8个月时以达到高峰。分娩后约2个月，龈炎可大部分消退至妊娠前水平。炎症可发生于个别牙或全口牙龈，以牙间乳头处最明显，前牙区重于后牙区。牙龈鲜红、松软光亮，轻触牙龈极易出血，有时可自发出血。少数孕妇可发生妊娠瘤，妊娠瘤发生于单个牙的牙间乳头，一般开始于妊娠第3个月。牙龈鲜红光亮或呈暗紫色，质地松软或略带韧性，极易出血，有时有蒂，可迅速增大，严重者妨碍进食。分娩后，妊娠瘤可逐渐自行缩小，但必需除去局部刺激物才可使病变完全消失。

治疗原则为去除局部刺激因素和口腔卫生宣传教育，对一些体积较大，妨碍进食的妊娠瘤，可在妊娠第4～6个月进行手术切除。

妊娠初期及时治疗原有的龈缘炎，认真控制菌斑，预防妊娠期龈炎的发生和复发。

（三）增生性龈炎

主要发生于青少年，是牙龈组织局部受刺激而发生的慢性炎症，同时伴有细胞和纤维的增殖，因而牙龈形态增大。主要的局部因素为菌斑、牙石、口呼吸。牙齿错位拥挤、未充填的龋齿、银汞合金充填体的悬突及不恰当的正畸治疗等，均是常见的加重因素。

临床表现：牙龈深红或暗红，松软光亮，易出血，龈缘肥厚，龈乳头常呈圆球状增大，盖过牙面1/3或更多。

治疗原则为除去一切局部刺激因素、口腔卫生宣传教育及纠正口呼吸的不良习惯。除去病因，牙龈纤维性增生的部分不会消退，常遗留不良的牙龈外形，有碍菌斑的清除。对此，可施行牙龈切除术，恢复牙龈的生理外形。

（四）药物性牙龈增生

癫痫患者长期服用苯妥英钠可致牙龈增生，亦可因服用硝苯地平和环孢菌素引起。

牙龈增生常发生于全口牙龈，但在上下前牙区较重。增生始于唇颊侧或舌侧的牙间乳头和边缘龈，最初呈小球状突起于牙龈表面，继之，增生的乳头逐渐增大并相连，不同程度地盖住牙面，严重者可影响咀嚼。增生的牙龈呈桑葚状或有小的分叶，质地坚实，略有弹性，呈淡粉红色。一般不出血，不痛。如并发牙龈炎症，牙龈呈深红或暗红色，松软易出血。

治疗原则为去除局部刺激因素，控制菌斑，口腔卫生宣传教育，改服其他抗癫痫药物。对于需长期服用苯妥英钠、硝苯地平及环孢菌素等药物的患者，应在开始药物使用前先治疗原有的慢性牙龈炎。

（五）急性坏死性龈炎

在全身抵抗力下降及营养不良、工作繁忙或情绪紧张等情况下，原来已存在于牙龈沟或牙周袋内的梭形杆菌和螺旋体的数量与毒力增加，在牙周组织慢性炎症的基础上可发生此病。

本病好发于18～30岁的年轻人，男性较多见。起病急，其主要特点为牙间乳头和边缘龈的坏死。病变进展迅速，牙间乳头的中央凹下呈火山口状。如病变继续发展，坏死可向侧方扩延，波及边缘龈，使龈缘呈虫蚀状，表面有伪膜。病变部位的牙龈极易出血，有自发出血，唾液增多且黏稠，口腔内有特殊的腐臭味。轻症患者一般无明显的全身症状；重症者可有低热、疲乏和颌下淋巴结肿大等。

治疗原则为急性期局部清创，除去大块牙石，局部用1%～3%过氧化氢溶液冲洗、含漱。全身药物使用，口服甲硝唑，采用支持疗法。急性期过后应治疗龈缘炎。口腔卫生宣传教育。

二、牙周炎

（一）成人牙周炎

主要为菌斑、牙石、食物嵌塞、不良修复体等局部刺激因素所致。

本病多发生在30岁以后，一般由牙龈炎发展而来。病变累及多个牙齿，但组织破坏缓慢。主要临床表现：

1.牙龈炎症　牙龈红肿，呈深红或暗红色，龈缘变厚，龈乳头圆钝，牙龈组织松软脆弱，易出血。轻压牙龈时，龈缘有脓性渗出物，可有口臭。

2.牙周袋形成　正常情况下龈沟深度＜2mm，牙周炎时上皮附着丧失，真性牙周袋形成，探诊深度＞3mm。

3.牙槽骨吸收　正常情况下，牙槽嵴顶距釉牙骨质界约1～2mm。牙周炎时，牙槽骨吸收，高度降低。

4.牙齿松动、扇形移位　牙齿松动、移位，是牙齿支持组织特别是牙槽骨破坏到一定程度而产生的症状。牙齿移位多见于前牙。

治疗原则为常规牙周基础治疗（洁治、刮治和口腔卫生宣传教育）。必要时调𬌗、手术治疗。病变严重者可应用抗生素治疗，可服用螺旋霉素或甲硝唑。

（二）青少年牙周炎

患者龈下菌斑的成分主要为革兰阴性杆菌，其中最主要的为放线杆菌。此外，大量研究表明，约有75%的青少年牙周炎患者，其周缘血中中性粒细胞的趋化功能降低，吞噬功能也减退，这种白细胞趋化功能缺陷常为家族性。

临床表现：青春期开始发病，发病年龄在11～13岁。男女均可发病，女性多于男性，但也有人报告性别无差异。口腔卫生一般较好，但牙周组织破坏严重。有明显的家族倾向。病变最初累及切牙和第1磨牙，并可探及深的牙周袋。病变晚期，由于牙齿松动，有牙齿移位，并呈扇形展开。病情进展迅速。牙周组织被破坏的程度比成人牙周炎快3～4倍。患者在20岁左右即已拔牙或牙齿自行脱落。

治疗原则为早期发现，及时治疗，主要为牙周基础治疗以及抗生素治疗，如口服螺旋霉素等；必要时进行手术治疗；兼顾口腔卫生宣传教育。

（三）快速进展性牙周炎

66%～80%的患者有中性多形核白细胞趋化功能低下或自体混合淋巴细胞反应异常。关于本病的龈下菌群了解得尚不充分，主要的细菌有牙龈类杆菌及中间类杆菌等。

本病多发生于青春期至35岁，男女发病无差异。病损可发生于全口牙的任何牙齿，而且常累及多数牙。病变进展迅速，引起牙槽骨的严重破坏，甚至发展为牙周脓肿或牙齿丧失。

治疗原则为常规牙周基础治疗、口腔卫生宣传教育及抗生素治疗，如服用四环素、螺旋霉素或甲硝唑等。维持治疗，定期复查。

（四）牙周脓肿

牙周脓肿是发生于牙周袋壁的急性局限性化脓性炎症，一般发生于重症牙周炎的深牙周袋。致病因素有：①深牙周袋内的感染进入深部牙周组织，引起该处的化脓性炎症，形成脓肿。②炎症渗出物从牙周袋内向外引流不畅。③牙周治疗过程中，因操作不当将感染源推向深部的牙周组织。④机体抵抗力下降时，局部抵抗力降低，使慢性炎症急性发作。

临床表现：

1.急性牙周脓肿常在单个或多个牙齿的唇或颊侧近龈缘处形成范围较局限的脓肿或突起，大小不等，表面光亮、发红、水肿。肿胀区常伴有持续性跳痛、压痛、咬合时疼痛加剧。患牙有叩痛及松动，有深牙周袋。患者可有牙齿伸长感、全身不适和淋巴结肿大等。

2.急性牙周脓肿可自行破溃排脓而消退，亦可转变为慢性牙周脓肿。慢性牙周脓肿无明显主观症状。常因引流不畅而积脓于牙周袋内，形成袋样膨胀。患牙稍有不适，有时在黏膜上可发现瘘管，按压时可有脓性渗出物从瘘管内排出。检查时叩痛不明显，扪诊时有压痛。

急性牙周脓肿的治疗原则为止痛、防止感染扩散及使脓液引流。脓肿初期脓液尚未形成前，可清除大块牙石，冲洗牙周袋，将防腐收敛药物引入袋内，全身给以抗生素或支持疗法。

当脓肿局限、出现波动时，可根据脓肿部位，从牙周袋内或牙龈表面引流。切开引流后应彻底冲洗脓腔，并敷防腐药物。

急性期需适当调𬌗，去除早接触点。急性期过后，应彻底治疗慢性牙周炎。

三、口腔卫生健康教育

牙菌斑是引起牙周组织疾病的主要原因。清除牙菌斑，防止其再形成，是治疗和预防牙周疾病的有效方法，也是巩固疗效、维护牙周组织健康的重要措施。

清除牙菌斑并防止其再形成，除采用现有的治疗手段外，还需得到患者积极、主动地配合，这是保持治疗效果的关键，也是预防牙周疾病的根本保证。因此，在患者就诊过程中，向其反复进行口腔卫生宣传教育，定期复查的重要性和必要性，这是牙周科护理工作中的一项极其重要的内容。主要包括以下两方面：

（一）牙菌斑及其危害

人的口腔是一个有大量微生物聚集的场所。其中有些细菌不断地黏附在牙齿表面，形成一层不能用水冲掉，也无法漱掉的无色薄膜，我们称这种薄膜为牙菌斑。

每个人的牙面都有牙菌斑（$1mm^2$的菌斑中约有1亿多个细菌），而且不断在形成新的牙菌斑。如果每天能用正确的方法刷牙，菌斑就可以被彻底除去。相反，若不认真正确地刷牙，原有的菌斑不但无法除去，新的菌斑还会在上面不断形成，并产生许多有害物质刺激牙龈，使牙龈充血、发炎。

此外，受口腔内唾液及其他因素的影响，菌斑在牙面堆积日久，就会逐渐钙化变硬，形成牙石。牙石既坚硬又粗糙，它不仅影响刷牙效果，还利于菌斑在上面附着，也容易吸附大量的细菌毒素，从而加重牙龈损害。

牙龈炎的病因十分明确，病变也是可逆的。只要彻底除去菌斑和牙石，并注意口腔卫生，炎症很快就能消退，牙龈组织可以完全恢复正常，也不会留下任何不良后果。但是，患牙龈炎后如果得不到重视和积极有效地治疗，牙龈炎可进一步发展成为牙周炎。

与牙龈炎不同，牙周炎的病变是不可逆的。其检查和治疗既复杂又费时费力，效果也不十分理想。由于牙龈炎的进一步发展，使其他深部的牙周组织受到破坏并且吸收，造成牙齿周围支持组织的减少，导致牙齿松动。随着年龄的增长，牙周炎不断加重，牙周组织不断被破坏、吸收，牙齿也更加松动，最终因无法治疗而被拔除或自行脱落，影响咀嚼功能以至全身的健康。

牙周炎是导致成年人牙齿丧失、老年人全口缺牙的主要原因，所谓的"老掉牙"就是牙周炎发展到晚期造成的。

由此可见，菌斑是牙周病的主要病原刺激物，而且除去之后还会不断地在牙面重新形成。因此，必需每天彻底清除菌斑，才能预防牙周疾病的发生。对于已患有牙周疾病的人，除了在治疗过程中彻底清除牙面的菌斑和牙石外，还必需掌握菌斑控制的方法，保证牙周治疗的顺利进行，并长期保持疗效。

（二）自我控制菌斑的方法

1.刷牙 目前，控制菌斑的方法很多，但仍以机械控制菌斑的效果最好。刷牙是自我清除菌斑最常用且易掌握并行之有效的方法。

（1）牙刷的选择：目前市场上出售的牙刷种类及规格较多，但有些牙刷设计欠合理，也影响刷牙效果。如使用头部过大、刷毛太硬的牙刷刷牙，不但无法将牙面上的菌斑刷掉，还易损伤牙齿和牙龈。因此，提倡用保健牙刷刷牙。

保持牙刷的刷头大小合理，刷牙时便于在口腔内灵活运转，能将牙齿（特别是最后一个牙齿）上各个部位的菌斑除去。另外，保健牙刷的刷毛富于弹性，软硬合适。刷毛的毛端经加工磨圆，可减少对牙齿和牙龈的刺激。

保健牙刷分别有幼儿、小学生、中学生及成人等几种规格。

（2）刷牙方法：堆积在牙龈边缘及牙齿邻面的菌斑是对牙周组织构成直接威胁的局部刺激物。因此，清除菌斑的重点为龈沟内和牙间隙，刷牙以水平颤动法（Bass法）较适宜。本法应选用软毛牙刷，避免损伤牙龈。水平颤动法刷牙要点如下：①将牙刷的刷毛放在牙颈部，与牙面呈45°角，刷毛指向牙龈方向，使一部分刷毛能进入牙龈沟，一部分在沟外并进入邻面。②轻压刷毛，牙刷在原位做前后向的水平颤动6～8次，以将该部位的菌斑揉碎并从牙面除下。③刷上下前牙的舌侧时，要将牙刷竖起，用牙刷的前部接触牙齿，做上下颤动。④刷牙时要依次从牙齿的一侧刷到另一侧并重复同样的动作。⑤牙刷移动的距离不要过大，每次移动不超过两颗牙齿，要有重叠，以免遗漏。⑥全口牙齿的每个面都要刷到，最后一个牙的远中及牙弓转折处尤应注意。

完成刷牙的全过程需要3～5分钟。提倡认真刷牙，只要刷得彻底，每天早晚各刷1次即可。

（3）牙刷的保护：牙刷在每次使用后，应以清水洗净甩干，将刷头朝上放入漱口杯中，使之通风干燥，避免细菌繁殖。

①刷毛以45°角指向牙龈，使部分刷毛进入龈沟和牙间隙。

②轻压刷毛，作原位的前后颤动。

③𬌗面稍施压力使刷毛进入点隙等凹处，作前后向颤动牙刷毛出现翻卷倒伏时，应随时更换。因为使用翻卷倒伏的牙刷刷牙，既不利于菌斑的清除，还容易刺伤

牙龈。

（4）牙膏：刷牙时配合使用牙膏，主要是通过其中的摩擦剂和洁净剂来增强刷牙的效果。牙膏在刷牙中只起辅助作用，关键是掌握正确的刷牙方法，选用牙膏最好为含氟或质地较细的牙膏。

2.牙线　牙线是清除邻面牙菌斑的有效工具，适用于牙间乳头无明显退缩的牙间隙较小者。牙线是由多股细尼龙丝制成，亦可用丝线或涤纶线代替。牙线使用方法：

（1）取一段长20～22cm的牙线，将两端打结形成一个线圈。

（2）用双手的示指或拇指将线圈绷紧，两指间相距1～1.5cm，将此段牙线由𬌗面轻轻放入牙间隙，注意不要用力过猛，以免损伤牙龈。

（3）将牙线紧贴牙颈部的一侧牙面，并尽量包绕，使接触面积增大。

（4）在牙面作上下移动，刮除邻面的菌斑。每个牙面需刮4～5次，然后再将牙线反绕到同一牙间隙的另一个牙面，重复相同的动作。

（5）将牙线轻轻从𬌗面取出，另换一段牙线，再依次进入其他邻面，重复上述动作。注意不要遗漏。牙线使用完毕，应用清水漱口，以便将遗留在口腔的菌斑漱出。

3.牙签　牙签也是清洁牙间隙菌斑的有效工具，但只适宜牙龈乳头退缩，牙缝较大者使用。应选择硬木或塑料制成的光滑无毛刺的牙签，横断面以圆形或三角形为佳，尖端应渐细。牙签的使用方法：

（1）将牙签以45°角放入牙间隙，尖端指向𬌗面。

（2）用牙签的侧面紧贴一侧牙齿邻面的牙颈部刮净菌斑并摩擦牙面，然后漱口。

（3）要依次进行，以免遗漏。

4.坚持定期复查，维护治疗效果　牙周疾病经彻底治疗后，若要保持长期疗效，防止旧病复发，应切实掌握自我控制菌斑的方法，并坚持认真去做。此外，坚持定期复查，也是维护疗效的重要手段。

完成牙周治疗计划并取得良好效果后，患者应每隔3～6个月复查1次。复查时，医生会根据检查结果的对比判断治疗效果，并针对患者自我控制菌斑的情况进行具体检查和指导，根据牙周组织的健康状况做相应的治疗和处理。这是防止旧病复发的有效措施，应持之以恒，配合医生完成复查计划。

四、牙周科专用器械

（一）洁治器

1.手用洁治器

（1）镰形洁治器共4支。①前牙镰形（直角）1支，用于前牙洁治。②前牙镰形（大镰刀）1支，可用于全口牙的洁治，但主要用于前牙。③后牙镰形（牛角）1对，用于后牙洁治。

（2）锄形矫治器1对。锄形洁治器主要用于去除全口牙齿颊舌面的碎小牙石、菌斑及烟斑色素等。

2.超声波洁牙机

超声波洁牙机是一种高效去除牙石的器械，尤其对去除龈上大块牙石有省时、省力的优点。超声波洁牙机由超声波发生器和换能器两部分组成。发生器发出振荡，并将功率放大，然后将高频电能输出至换能器即手机。手机将高频电能变换成超声振动，每秒达2.5万次以上，振幅达0.254μm，通过换能器上的工作头高速振荡而除去牙石。使用超声波洁牙机应注意以下几点：

（1）切忌长时间连续脚踏开关，以免工作头处于连续工作状态而缩短机器的使用寿命。治疗结束，应及时关闭电源。

（2）超声波洁牙机必需在有喷水（雾）冷却的情况下工作，水柱应对准工作头，达到冷却的目的。

（3）口腔内的细菌可随冷却水的喷雾由口腔内喷出而污染诊室空气。有研究表明，在洁治前让患者口含3%过氧化氢溶液，鼓腮漱口1分钟后再进行超声洁治，可大大减少喷雾中所含的细菌数，减少环境污染。对患有肝炎、肺结核等传染性疾病者，则禁止使用超声波洁牙机洁治，以免造成环境的严重污染。

（4）体内放置心脏起搏器的患者及医务人员不宜使用超声波洁牙机，以免因电磁辐射的干扰，影响起搏器的正常运转。

（5）超声波洁牙机在使用后，应以2.5%碘酒消毒手机柄及工作头，待其自然干燥1分钟后，用70%酒精脱碘，方可继续使用。

（二）刮治器

1.匙形刮治器共2对，分别为前牙1对，后牙1对。

近年来国际上普遍使用Gracey刮治器，共有7支，一般使用其中的4支即可完成全口各部位的刮治。这4支器械的用途分别是：#5～#6适用于前牙及尖牙；#7～#8适用于磨牙及前磨牙的颊舌面；#11～#12适用于前磨牙和磨牙的近中面；#13～#14适用于前磨牙和磨牙的远中面。

2.锄形刮治器共4支，分别用于全口牙的近、远、中和颊舌侧4个面。

第三节　口腔颌面部肿瘤护理

肿瘤在颌面外科是常见病和多发病。良性肿瘤多来源于牙源和上皮组织，其次为间叶组织，治疗以手术切除为主。恶性肿瘤以上皮组织来源为多见，治疗方法应根据肿瘤组织来源、生长部位、细胞分化程度、发展速度、临床分期及患者的机体状况和精神状态来选择。

一、牙龈癌

口腔颌面部的恶性肿瘤以癌为最多见，尤其以鳞状上皮细胞癌为常见，占口腔颌面部恶性肿瘤的80%以上。

牙龈癌是发生在上、下颌游离龈、附着龈的癌性病变。在我国患病率较高，在口腔颌面部恶性肿瘤构成比中居首位。下颌牙龈癌较上颌多发，男性多于女性，好发年龄在50～70岁。

牙龈癌发病可能与下列因素有关：原发性癌与残根、残冠及不良修复体的慢性刺激有关；继发性癌多见于牙龈区白斑及乳头状瘤恶变。

临床上病变多发生在磨牙区，前牙区少见。生长速度较慢。牙龈癌呈浸润性生长，易向周围组织扩展，破坏牙槽骨，引起牙齿松动和疼痛。上颌牙龈癌可侵入上颌窦，出现神经麻木，累及周围肌肉引起开口困难，进食、说话不便。牙龈癌多数为高分化鳞癌，淋巴转移比其他部位口腔癌出现晚。下颌牙龈癌主要转移至颌下、颈上深淋巴结，淋巴转移率为30%。上颌牙龈癌在中晚期出现淋巴结转移。

牙龈癌对放疗不敏感，应采取以手术为主的综合治疗。早期只累及牙槽骨者，可行颌骨矩形切除，下颌骨牙龈癌可同时行舌骨上淋巴结清扫术。下颌牙龈癌累及颌骨时，应行颌、颈联合根治术，颌骨缺损区可植入钛板，以保持颌骨连续性和正常的咬合关系。上颌牙龈癌累及上颌窦时，应作全上颌骨切除，有淋巴结转移者应作颈淋巴清扫术。

牙龈癌手术患者的护理：

1.术前护理

（1）颌骨切除将破坏患者正常面颌外形和生理功能，故术前应耐心做好解释工作，把疾病的原因、性质及手术的目的、术式及术中、术后易出现的问题及护理向患者解释清楚，取得患者的配合。

（2）牙周洁治。

（3）做好面颈部皮肤准备，上颌骨切除需要口内植皮者应准备供皮区皮肤，一般选用大腿内侧皮肤。剪鼻毛，清洁口、鼻腔。

（4）做好输血前的交叉配血及术后所用腭护板。

（5）做好青霉素和普鲁卡因等药物皮肤过敏试验。

（6）术前1日应用含漱剂漱口，保持口腔清洁。

（7）一侧下颌骨切除者，术前应制备好合适的健侧斜面导板，以保护正常殆关系。

（8）术前30分钟 肌肉注射抗生素，以预防术后感染。

2.术后护理

（1）全麻未清醒前应密切观察血压、脉搏和呼吸情况，保持呼吸道通畅，及时吸出鼻腔分泌物。如有舌后坠现象，应行舌牵引，使舌前伸并固定在口外。对下颌肿瘤范围较大、下颌骨切除超过中线行气管切开者，应按气管切开常规护理。

（2）手术次日患者应采取半卧位。每日做雾化吸入2~4次，稀释痰液，利于排出，减轻咽喉部肿胀，防止呼吸道感染。

（3）每日做口腔清洁或口腔冲洗，即用生理盐水棉球擦拭（或盐水冲洗）牙间隙、龈颊沟、颊黏膜、牙齿的颌面及舌侧面、舌、口底，保持口腔清洁，嘱患者在餐后用含漱液含漱。

（4）给予高热量、高蛋白质、富含维生素的流质饮食或要素饮食，不能进食者行鼻饲，必要时可行锁骨下静脉穿刺给予静脉高营养，维持和增强机体的抗病能力，促进愈合。

（5）上颌骨切除、口内植皮者，要注意观察包扎敷料及填塞的碘仿纱条有无松动、脱落，发现异常及时报告医生，采取措施。

（6）遵医嘱合理应用抗生素，预防切口感染，植骨者应用抗生素应持续2周。

（7）下颌骨切除术后颌间结扎一般需维持4~6周，斜角导板要放置半年以上。

（8）上颌骨切除创口初愈后，应早期指导患者进行张口训练，防止瘢痕挛缩影响言语和进食。

（9）做颈淋巴清扫术者，按颈淋巴清扫术后常规护理。

二、腮腺混合瘤

混合瘤又名多形性腺瘤，此肿瘤含有肿瘤性上皮组织和黏液样组织或软骨样组织，又称混合瘤，是涎腺肿瘤中最常见的一种。腮腺是混合瘤好发部位，占60%～85%，颌下腺占10%，小涎腺占7%，混合瘤亦可发生在磨牙后三角，颊、唇等部位。在此主要介绍腮腺混合瘤。

腮腺混合瘤好发年龄为40～60岁，临床表现特点：

1.病史长，肿瘤生长缓慢，无自觉症状，无疼痛，边界清楚，有包膜，中等硬度，呈结节状生长。肿瘤呈球状、分叶状或不规则形，一般可以活动。

2.生长于腮腺深叶的肿瘤，当体积增大时，可见咽侧或软腭膨隆，出现咽部异物感或吞咽障碍。肿瘤向外生长，可造成面部畸形，但一般不引起功能障碍。

3.若肿瘤在缓慢生长一段时间后，突然加速生长，出现疼痛或面神经麻痹，则提示有恶性变化可能，应结合其临床表现综合考虑。

治疗原则为腮腺浅叶部位的肿瘤，应行肿瘤及浅叶切除，保留面神经。治疗成功的关键在于第1次手术方式应从肿瘤包膜外的正常组织处切除。

手术后常见并发症为味觉出汗综合征。腮腺混合瘤彻底切除后复发率很低。

腮腺混合瘤手术患者的护理：

1.术前护理

（1）术前1日做好皮肤准备，剃去患侧耳后发际上3cm范围内的毛发，并用肥皂水彻底清洗干净。

（2）腮腺区手术有可能损伤面神经，所以患者术前思想负担较重，故术前应做好耐心地解释工作。

（3）术中有时在腮腺导管内注射1%亚甲蓝，其作用使腮腺着色，以便与面神经相区分。注射亚甲蓝后，开始几次尿液颜色可呈蓝色，应告知患者不必紧张。

2.术后护理

（1）注意观察切口渗血情况，如渗血较多，应及时报告医生给予止血处理，必要时需打开伤口探查，如因切口包扎过紧，患者出现呼吸困难，应协助医生及时剪开绷带，重新包扎处理。

（2）腮腺手术后，局部应用敷料压迫包扎是保证切口Ⅰ期愈合的重要环节。应密切观察敷料包扎的松紧度，保证压力，防止敷料松动、脱落，导致手术区积液，或发生涎瘘及感染。

（3）术中创口内放置的引流条或负压引流装置，无异常情况一般在48～72小时内拔出，拔出后切口加压包扎7～14日。如局部出现积液，可用注射器抽吸后继续加压包扎，直至痊愈。

（4）术后进流食或半流食，禁食刺激性食物，特别是酸性食物。因酸性食物刺激腺体分泌活跃，易形成涎液潴留，影响伤口愈合。

（5）由于手术刺激面神经，部分患者术后会出现暂时性面神经麻痹，应安慰患者不必担忧，经药物治疗或理疗可逐渐恢复。

（6）对因病变范围大未能保留面神经者，术后患者会出现睑裂闭合不全，应注意保护患者的眼睛，白天可滴用眼药水或戴眼罩、盐水纱布覆盖，防止止发生暴露性角膜炎、结膜炎。

三、恶性淋巴瘤

恶性淋巴瘤是全身性疾病，约半数病例首先侵犯头颈部，在病理上分为非霍奇金淋巴瘤（NHL）和何杰金淋巴瘤（HL）。何杰金淋巴瘤发生于淋巴结者称结内型，发生在淋巴结外者称结外型，男女之比为2：1，病因不明。

临床表现：淋巴结肿大，尤其是颈、腋下、腹股沟等表浅淋巴结肿大，可移动，表面皮肤正常。结外型早期多为单发病灶，可发生于牙龈、腭、颊、舌根、扁桃体、口咽、颌骨及颏等部位。临床表现症状呈多样性，有炎症、坏死、肿块等各型。随病情发展可伴发全身症状，如发热、多处淋巴结肿大、贫血、乏力、肝脾肿大及消瘦等。

治疗原则为单发病变且局限者，手术切除后可行化疗加放疗。头颈部恶性淋巴瘤以化疗为主。

恶性淋巴瘤患者的护理：

1.实施化疗方案的静脉给药，方法非常重要，应先以未加药物的液体进行静脉穿刺，抽吸回血确认针头在血管内后，将配制好的药液由茂菲滴管内滴入。勿使药液溢出血管外，否则引起组织水肿、疼痛、坏死。若不慎漏出时，应立即注射生理盐水稀释，同时局部冷敷48小时。阿霉素滴入速度不宜过快，并且注意心脏功能。

2.注意事项为药物应现配现用，滴药宜慢，一般在15～20分钟内完成。对某些需避光输入的药物，应在输液瓶及输液管上套上黑布套。

3.药物使用剂量较大时，溶剂量也应相应加大，以免浓度太高刺激血管，发生静脉炎。

4.反复接受化疗的患者，由于化疗药物的刺激常使血管发生栓塞、静脉炎，应注意保护血管，穿刺应从远端开始逐渐向上。

5.化疗期间应鼓励患者多饮水，促进药物排泄。

6.化疗的第4、7、10、14日，查血白细胞计数及分类、血小板，白细胞低于$3 \times 10^9 / L$，血小板低于$80 \times 10^9 / L$，应考虑停药，或加用刺激骨髓再生、提高白细胞及血小板的药物，必要时少量多次输新鲜血液。第7、14日查肝肾功能及心电图。

7.食欲减退者应给予助消化药，恶心、呕吐严重者可肌肉注射甲氧氯普胺或静脉滴注维生素 B_6 100～200 mg，还应给予补液。

8.化疗期间患者会出现口腔溃疡，应适当给予抗生素预防感染，保持口腔清洁，用有消毒、收敛作用的溶液含漱，预防口腔炎和咽喉炎。如溃疡影响患者进食，可用0.5%普鲁卡因溶液饭前含漱，减轻疼痛。

9.化疗药物可致脱发、脱需及色素沉着，应在治疗前向患者解释，一般不需停药或特殊处理。停止治疗一段时间后毛发可以再生，色素会逐渐消退。

第四节　唇腭裂序列治疗及护理

唇腭裂是最常见的面部先天性畸形疾患之一，患病率达1.82‰。发病机制尚不十分清楚，大多与遗传因素有关。传统单一的唇腭裂手术修复不能以达到满意的治疗效果。由于唇腭裂患者先天颌面部发育缺陷及手术创伤，常形成牙颌系统畸形、语音功能障碍等继发畸形，严重影响了患儿及家属的精神心理健康。要预防继发畸形，取得满意的治疗效果，常需颌面外科、整形外科、口腔正畸科、修复科、耳鼻喉科、语音病理、精神心理、妇儿科等各科专家密切合作，实行综合序列治疗。

唇腭裂序列治疗及护理分为5个阶段：

一、手术前处置

1.唇腭裂患儿的出生登记　目前在许多发达国家和地区已经建立起较为完善的出生缺陷登记制度，患儿出生后24小时内，区域性出生缺陷监测机构即可获得信息，并对患儿的治疗过程进行指导和监测。

2.对唇腭裂患儿父母的教育　唇腭裂患儿的出生对其父母是沉重的打击，因此使家长了解有关疾病的知识十分重要，以唇腭裂治疗中心编撰的小册子进行卫生宣教，介绍该疾病治疗步骤和可能以达到的治疗效果。在患儿出生后2周左右参加唇腭裂中心的第1次会诊，由儿科医生对患儿进行全面的体检，由外科或语音病理医生与患儿家长进行认真地交谈，及时解答有关问题，对喂养方法提供指导，并对治疗原则及可能的预后作较为详尽的介绍。

3.完全性唇腭裂的术前正畸治疗　由于患儿颌骨及颌周肌肉连续性的丧失，出生后早期即可表现出明显的颌骨骨段移位，术前正畸的目的是保持或恢复各骨段的正常位置和正常牙弓形态，利于颌骨的正常发育。此时，一般不主张使用复杂矫治器，简单的腭托多可以达到目的。

二、唇裂修复术

唇裂是颌面部最常见的一种先天性畸形，患病率约为1%。先天性唇裂常并发腭裂，少数患儿还有身体其他部位畸形。唇裂分为单侧唇裂和双侧唇裂。根据裂隙的大小、造成的功能障碍（如咀嚼、吸吮、吞咽、语言、表情等）和外貌缺陷的程度不同，通过手术治疗可恢复外形及功能。

1.手术治疗原则　单侧唇腭裂修复手术的时机多在出生后3～6个月。完全性双侧唇裂可分次手术，在出生后3个月和6个月时分别修复双侧裂隙，以降低手术难度，减轻创伤，有利于颌骨的发育。

2.手术前护理

（1）口腔颌面外科术前准备。

（2）婴幼儿应于术前数日停止吸吮母乳或奶瓶嘴，改用汤匙喂养，以便术后习惯喂饲流质。应向家长说明，手术后若继续吮吸将影响伤口愈合，引起伤口感染、二次裂开等。同时，如术前不训练用喂饲的方法，术后患儿对突然改变的喂饲方法不适应，引起哭闹也会影响伤口愈合。

（3）手术前用清水洗净面部及唇部，鼻孔用盐水棉球擦拭，成人剪去鼻毛，注意口腔清洁，药物使用液含漱，做好个人卫生，剃胡须等。

（4）成人单侧唇裂以局麻为主，婴幼儿主要选用基础麻醉加局麻，成人双侧唇裂可应用全麻。成人全麻术术前8小时开始禁食，婴幼儿于术前6小时开始禁食、禁水。

3.手术后护理

（1）口腔颌面外科手术后护理。

（2）全麻清醒后4～6小时，可用滴管或小匙喂流质，喂食时尽量不接触伤口，以免引起伤口感染，术后10日方可吮吸母乳或奶瓶嘴。

（3）注意观察患儿术后有无脱水、高热等症状，并及时处理。注意保暖，防止感冒引起肺炎等并发症。

（4）手术区域在术后第1日加压包扎，防止出血，第2日开始给予暴露，除去压迫敷料，安放唇弓，保护唇部伤口和减少唇部的张力。并用75%的乙醇清洁伤口，避免血液、鼻涕、泪水污染。唇弓松紧度要适宜。

（5）婴幼儿应避免啼哭、吵闹，保持局部清洁、干燥，防止患儿搔抓及碰撞上唇，以免裂开。尤其夜间更应注意，可将患儿双肘松捆制动或戴布手套。

（6）术后应用抗生素防止感染。视张力程度，于术后5～7日拆线。发生感染的缝线应提前拆除，婴幼儿的口内缝线宜晚拆或不拆。拆线后，尚需提醒家长防止患儿碰伤唇部，否则，虽伤口愈合但也有裂开的可能，2周后撤掉唇弓。

三、腭裂修复术

腭裂也是一种患病率较高的先天性畸形，虽然不影响美观，但因腭裂与鼻腔相通，不仅发音不清，在饮食吞咽、呼吸等方面均有严重功能障碍，尤其是语言功能障碍。对儿童心理产生不良影响，可能养成不愿与人接触的个性。通过手术缝合裂开的腭部，恢复腭咽正常解剖形态，以达到重建生理功能的目的。

1.手术治疗原则

腭裂修复手术多选择在患儿1岁至1岁半时进行。腭裂修复的手术方法很多，最常用的是传统的兰氏（Langenbeck）双蒂粘骨膜瓣腭成形术和二瓣后推腭成形术。

2.手术前护理

（1）口腔颌面外科术前准备。

（2）术前应注意口鼻和咽部有无感染，特别是有无扁桃体炎和增殖腺肥大。要注意保暖，预防感冒。如有上呼吸道感染，需在术前进行治疗，待炎症消退后再考虑手术。

（3）向患儿及家属（包括成年患者）耐心讲解术后需要保持安静，不能大声哭笑、喊叫，不吃坚硬或过烫食物，以免影响伤口愈合。

（4）术前1日用含漱液反复漱口，保持口腔清洁。备血。

（5）裂隙较宽大者，术前可考虑制备腭护板备用。

（6）成年患者可选择局部麻醉，患儿一般选择气管内插管全麻。术前晚禁食、禁水。

3.手术后护理

（1）口腔颌面外科术后护理。

（2）全麻未清醒前，取平卧位，头偏向一侧，保持呼吸道通畅，促进于分泌物流出，并经常吸净口腔内分泌物。吸痰时注意吸管勿接触伤口，以免伤口出血。采用咽后壁组织瓣移植的患者，由于咽腔缩小，咽后壁创面可能渗血，易发生呼吸道阻塞，故应严密观察，防止呕吐、伤口出血和呼吸道阻塞。

（3）全麻清醒后，患儿多因疼痛不敢下咽，口腔内常积有多量分泌物，应及时用吸引器吸出，应将吸痰管放在下颌龈颊沟间吸引，切勿将填塞碘仿纱条吸出。

（4）加强饮食护理，保持口腔清洁是促进伤口愈合的关键。术后2周内可给予流质饮食，3～4周进半流食，第5周后改为软食或普食。对不能进食的患儿需适当补充液体。每次进食后都应用漱口液漱口，保持口腔清洁，防止食物黏附于创口，引起伤口感染。

（5）防止患儿术后大声哭闹或吃过硬食物，导致伤口裂开。注意保暖，防止感冒，避免因咳嗽影响伤口愈合。

（6）术后8～10日取出松弛切口的纱条，取出后2小时内禁食，并注意伤口有无渗血。渗血多时应报告医生，及时处理。腭部缝线可在术后14日拆除，患儿如不合作，可不必勉强拆除，可任其自行脱落。

（7）腭裂修复后，还要为恢复功能创造条件，须向患者及其家属说明，尚需进行语音训练使发音得到逐步改善。术后3个月，可指导患儿及家属用拇指按摩腭部，并做后推的动作。同时，开始语音矫治，建议患者吹口琴，吹气球，加强腭咽闭合，并从头学习发音。

（8）定期随访语音改善情况，并确定是否需要再行手术或专门进行语音训练。

四、手术后处置

1.术后语音效果的观察和语音治疗　语音发育的早期即可能出现声门及咽部的异常代替音，这种发音模式一旦建立就很难矫正。因此，腭裂修复后要及时发现和治疗发音异常。术后半年内应对患儿的语音状况进行1次较全面的评价，对有问题者可开始早期训练。其他患儿每年进行1次随访，到4岁左右，再进行1次较全面的语音功能检查，包括发音评价、鼻音程度判断及听力检查等。对发音异常者进行系统和高密度的语音治疗。半年以后对治疗效果不明显，尤其是仍表现一定程度的高鼻音者，进行全面的腭咽功能检查，至少应包括X线片和鼻咽纤维镜检查，对确诊有腭咽闭合不全者，应采取进一步的治疗措施。

2.腭咽闭合不全的处置　经过较为系统的语音治疗，到患儿5岁左右，语音改善仍不明显者，可考虑二次咽成形术，其目的只是协助发音时的腭咽闭合，奠定正常语音功能的解剖基础，并不能直接矫正发音异常，故术后仍应继续进行语音治疗。

除咽成形术外，还可考虑用矫形修复体协助发音时的腭咽闭合。由于各种矫治器需反复摘取以保持清洁，每次摘取都会使患者感到自己是有缺陷的，故应尽量避免长期使用矫治器，只宜将其作为语音治疗的辅助手段。

3.正畸治疗　可根据牙列状况分为乳牙列期、混合牙列期和恒牙列期3个阶段进行治疗。

五、颌骨及面部继发畸形的治疗

1.牙槽突裂植骨术　患儿9～11岁恒尖牙萌出之前是行牙槽突裂植骨的理想年龄。植骨手术后约有15%的患者可能需手术开窗，并经正畸协助恒牙的萌出。

2.唇鼻及颌骨继发畸形的手术治疗　目前各种唇裂修复术式均难做到1次矫正存在的鼻、唇畸形。除了遗留不同程度的瘢痕组织外，随着生长发育还会出现越来越严重的继发畸形，很多患者可能需经多次手术修整才能矫正唇、鼻畸形，以达到相对满意的效果。

3.面部继发畸形的治疗　部分完全性唇腭裂患者还可能逐渐产生严重的面中部后缩畸形。这部分患者共同的特征是上颌后缩，上颌前部高度不足和相对的下颌前突，在使用正畸手段不能满意地矫正畸形时，应采用外科手段使上颌骨下降、前移。这一手术应在生长发育完成后（男性17～18岁、女性15岁）进行。在畸形和错𬌗极为严重时，考虑到心理社会因素的影响，手术年龄可以提前，但应向患儿家长交代术后发育受限及可能需再次手术的问题。

六、唇腭裂治疗护理中应注意的问题

1.中耳感染与听力问题 早期的听力丧失不仅会影响患儿对发音技巧的掌握，还会导致语言发育障碍。因此，患儿出生后即应密切注意检查和观察其中耳功能，在唇腭裂修复前更应将听力及中耳检查作为一项常规的术前准备内容。

2.患者的精神心理状态 面部畸形及语音功能异常会给患者形成不良的自我印象，社会对这种疾病的反应也多不利于患者精神心理的正常发展。各种主观和客观因素使患者最终感到自己与社会环境不相容，并因而产生焦虑，自我封闭等心理症状。因此，注意患儿的行为变化，及时进行必要的心理咨询和治疗，对保证最终的治疗效果十分重要。

3.注意患儿的全身健康状态 唇腭裂患儿的全身发育状况一般稍差于正常儿童，尤其是合并其他畸形（如先天性心脏病）时，可能会影响总体治疗计划和预后。故在治疗前应全面了解患儿的健康状况，治疗过程中也应注意观察患儿的整体生长发育情况。

4.重视患儿父母的配合 唇腭裂的治疗过程贯穿患儿整个生长发育期，畸形与功能变化的关系也十分密切，治疗过程中需要患儿及时、多次复诊。因此，患儿家长与医护人员的配合是保证良好治疗效果的前提。尤其在语音治疗过程中，患儿家长的积极性起着决定性的作用。因此，医护人员应做好患儿父母的工作，使其充分了解配合治疗的重要性，并充分发挥积极作用。

第五节 口腔修复护理

口腔修复学的临床内容包括牙体和牙列缺损畸形，牙列缺失的修复，预防牙周病，颞颌关节疾患的矫形治疗和颌面部缺损的修复治疗。本节主要介绍的是最常见的牙列缺失修复及护理、牙体缺损的全冠修复及护理、活动义齿的使用和保护需知。

一、牙列缺失的总义齿修复

上颌、下颌或上下颌牙齿全部缺失者，称为牙列缺失。上颌或下颌牙齿全部缺失，其对颌牙列可能是完整的或是缺损的，称为单颌牙列缺失。牙列缺失的原因：龋齿和牙周病，老年人因生理退行性改变，导致牙龈萎缩、牙根暴露、牙槽骨吸收，造成牙齿松动脱落，不良修复体亦可造成牙列缺失。

牙列缺失是一种常见病、多发病。患病年龄多在50岁以上，女性多于男性，青年人变性型牙周病亦可导致牙列缺失。上颌牙列缺失多于下颌。牙列缺失，对患者颌面部形态的改变，对发音和咀嚼功能的影响均比牙列缺损严重。牙列缺失后应适时进行全部义齿修复，以恢复颌面部形态、发音和咀嚼功能，保护颌面部的软、硬组织，维护颞下颌关节健康。

治疗原则为制作全口义齿。全口义齿由基托和人工牙组成，义齿借助各种固位力和辅助因素附着在上下颌牙槽嵴上，可恢复患者颌面部的形态和功能，促进组织健康。全口义齿是黏膜支持义齿。

总义齿修复患者的护理：

1.操作步骤及所需器械

（1）初诊时所需器械及护理：①患者坐在治疗椅上后，围好前身，调整头托位置，准备好检查器、小毛巾，口杯中放水。②选择上下无孔托盘各1个。根据托盘的大小，准备经色印模膏2～3块，准备刮刀、酒精灯（取初印模）。③取终印模时护士要准备印模材料，总义齿一般用打样膏，上颌用10～15g，下颌用7～12g。

（2）印模材上盘时的注意事项：①上颌不要太多，上颌唇系带处、颊系带处、上颌结节处都必需涂到。②下颌颊系带处、舌系带处及磨牙后垫处都要涂到。上下颌印模合格后，写好患者的姓名，送至模型室灌制石膏模型。

2.确定正中关系及试托时的护理

（1）确定正中关系时护理：取来患者的石膏模型，准备合平面板、合平面铲、烫蜡刀及垂直距离测量器（有时要用虫蜡版）。

为患者准备好检查器，口杯放水，戴好治疗巾，给医生点燃酒精灯，待用，准备好红蜡版。

（2）试托时的护理：准备器械和操作步骤与确定正中关系基本相同，多准备1盘戴石针，主要用小桃石。

3.试牙时的护理　准备检查器1份，小毛巾1条，口杯1个，给患者戴好治疗巾并调整椅位，准备排牙蜡刀1把，各类戴石针1盘，红、蓝咬合纸各1条，并点燃酒精灯待用。

协助医生写好收费条，试牙完后，及时把修复体送模型室。

4.戴牙及复查时的护理

（1）戴牙时的护理：准备检查器1份、小毛巾1条及口杯1个，给患者戴好治疗巾并调整好椅位，各类戴石针1盘，红、蓝咬合纸各1条，纱布卷2个，砂纸片2个，协助医生写好收费条。对患者依照戴牙需知内容进行必要的宣传教育，交给其戴牙需知单1张。

（2）总义齿复查时的护理：准备小毛巾1条、口杯1个，给患者戴好治疗巾并调整好椅位，准备排牙蜡刀1把，各类戴石针1盘，红、蓝咬合纸各1条，纱布卷2个，砂纸片2个，必要时准备好棉签及龙胆紫，自凝单体及自凝牙托粉，协助医生写好收费条。

二、牙体缺损全冠修复

全冠因制作材料不同分为金属全冠、塑料全冠。金属全冠又因制作方法不同分为铸造全冠及锻造全冠，临床多用铸造全冠。铸造全冠一般多用于大面积充填后及隐裂的后牙。

全冠修复的护理：

1.用物准备 除常规用物外，还应准备各类金刚砂车针、咬合纸、印模材料及托盘。

2.初诊时护理 待医生牙体预备完毕后，护士调制印模材料，医生取印模后立即送往模型室灌制石膏模型。

3.粘固时护理 准备粘固剂、调刀、调板、70%乙醇棉球。待医生试戴调整磨光后，将全冠用70%乙醇消毒后吹干，备用，调制水门汀粘固剂，将粘固剂均匀涂在全冠内层，递与医生。常规清理用物消毒备用。

4.注意事项

（1）调制粘固剂一定要能拉出3cm丝方可使用。

（2）调刀、调板一定要保持干燥。

（3）塑料全冠一般用于临时冠，粘固用氧化锌糊剂，其他护理同铸造全冠。

三、活动义齿的使用和保护需知

活动义齿由牙齿、卡环（钩）、托或杆组成。使用时必需注意保护，护理上做到以下几点。

1.义齿的咀嚼功能不如真牙，因此不宜吃过硬食物，以免折裂。

2.戴牙前分清义齿的上下、前后、左右，然后放入口内，用手指在义齿或托上轻轻按压即可戴好。摘下颌牙时用同侧拇指将钩向上推动。摘上颌牙时用示指或中指将钩向下拉动即可取下，不要用猛力推拉，以免造成义齿折断或钩变形。

3.初戴义齿时，往往有说话不清、口水多、恶心等不适感，亦可能感觉有些紧，全口牙又可能感觉有些松（特别是下颌部）。这些不适多是暂时的，习惯适应后就会好转，一般说义齿对味觉的影响不大。

4.全口义齿初戴后吃饭易掉，应先慢进食，吃软食，将食物放入口中，先用后牙慢慢咀嚼，不要用前牙切咬。另外，在打喷嚏、打哈欠、漱口、咳嗽、低头时，义齿容易松脱，经过一段时间练习，即可自动控制。

5.饭后应摘下义齿洗净，漱口后再戴上，保持口腔卫生，否则食物残渣存积，挂钩的牙齿易龋坏。晚上义齿必需刷洗干净，睡眠时佩戴或摘下均可。摘下的义齿要放在冷水中，不要放在热水中或干放，以免变形。

6.戴用过程中如发生疼痛、咬腮、咀嚼不得力或卡环过松、吃饭易掉等情况，应及时复查修改。如义齿发生破裂或折断，应将碎块带来进行修理，不要自行修改，以免弄坏。

第六节　常见错颌畸形矫治护理

错颌畸形是指儿童在生长发育过程中，由先天的遗传因素或后天的环境因素，如疾病、口腔不良习惯、替牙异常等导致的牙齿、颌骨、颅面的畸形，如牙齿排列不齐、上下牙弓间的关系异常、颌骨大小形态位置异常等。这些异常是牙量与骨量、牙齿与颌骨、上下牙弓、上下颌骨、颌骨与颅面之间不协调造成的。牙齿的错颌畸形不但影响外貌，也影响功能，应积极治疗。

一、牙列拥挤

牙列拥挤可由遗传因素、替牙期故障和颌骨发育不良造成。如邻牙前移占据缺牙隙而造成恒牙萌出时因间隙不足而错位；乳牙滞留可使恒牙萌出时错位等；颌骨发育不足可造成牙量、骨量不调。牙齿不能整齐地排列在齿槽内，造成拥挤移位。

牙列拥挤是错颌畸形中最常见的症状，可表现为牙齿拥挤错位、排列不齐。牙列拥挤的患病率较正常排列牙齿为高，牙列拥挤不但影响外观，严重者还可造成口唇闭合困难，形成开唇露齿。

牙列拥挤的主要原因是牙量相对大而骨量相对小，因而其矫治原则是通过各种矫正器扩大牙弓的长度及宽度，以增加骨量；或通过片切，牙齿减径或减数拔牙的方法减少牙量。不论是通过增加骨量还是减少牙量的方法治疗牙列拥挤，目的都是使拥挤牙在获得足够排齐间隙的条件下接受矫治。

治疗方法包括手压法和矫治器矫正。矫治器矫正又可分为可摘式矫正器及方丝弓矫治器矫正。

牙列拥挤患者的护理：

1.用手压法治疗时要教会患者用手指挤压错位的牙齿。每日3次，每次压40～50下。

2.佩戴可摘式矫治器患者的护理

（1）将制作好的矫正器消毒后放入治疗盘内，核对患者姓名、设计单。

（2）医生将矫治器戴入患者口内后，询问患者自我感觉、有无压痛。

（3）教会患者正确摘戴矫治器。戴入时，以双手拇指、示指协作将固位卡环压就位；摘下时，以双手示指位于固位卡环处用力取下，不可扳卸唇弓，以免发生变形。

（4）告诫患者保持口腔卫生，矫治器每日用牙刷轻轻刷洗干净，饭后漱口，防止牙龈炎。

（5）教育患者按医生要求坚持戴用可摘式矫治器，尤其是有些中、小学生因害怕影响学习、影响发音、同学见笑等原因，白天不戴只在晚上戴用，这样影响治疗效果，延长治疗时间，甚至导致治疗失败。

（6）治疗期间要妥善保管好矫治器。矫治器取下后放入盒内保存，防止挤压变形。用冷水刷洗或浸泡，防止塑料基托受损。

（7）戴用活动矫治器者一般每1～2周复诊1次。嘱患者按预约时间就诊，如有特殊情况及时复诊。

3.佩戴方丝弓矫治器患者的护理

（1）粘带环的护理配合：①操作步骤：将试好的粘带环用75%乙醇棉球消毒后再

用气枪吹干，然后取适量的水门汀粉溶液放在玻璃板上。协助医生对患者进行口腔内隔湿处理，将调拌好的水门汀糊剂沿粘带环龈端放置。②注意事项：调拌水门汀粘合剂的用具要清洁、干燥。水门汀液体和粉末混合时，不要将粉末1次加入液体内。调拌时均匀加压，要使糊剂细腻。调拌好的水门汀呈糊状，粘度以拉丝状为宜。

（2）直接粘接正畸附件的护理配合：①准备工作：患者口腔清洁，去除牙齿表面牙石及软垢；检查治疗椅的排唾、水、气系统是否完好；常规器械准备充分，如检查器、开口器、双碟、玻璃板、调拌刀或胶棒、敷料等；将正畸附件用75%乙醇棉球消毒后备用，备好粘合剂、酸蚀剂。②操作过程：调节好治疗椅角度，使患者头部处于合适的枕着位置。放开口器于患者口中，使需要粘接附件的牙齿暴露充分。协助医生做隔湿处理及牙表面酸蚀处理。调粘合剂：先在双碟中放入等量的渗透液Ⅰ和Ⅱ，用一根胶棒搅拌混合后交医生使用，然后分别用两根胶棒将糊剂Ⅰ和Ⅱ按1：1的比例等量取出放在玻璃板上，每牙1份。最后当医生用镊子夹起待粘的正畸附件时，护士立即将糊剂Ⅰ和Ⅱ混合调匀，用胶棒将调好的一份糊剂刮在正畸附件背网上。以此类推，直至需要粘接附件全部粘完为止。③注意事项：粘接正畸附件是医护四手操作完成，护士应与医生密切配合。调粘合剂时应快速，以免糊剂固化。放粘合剂于附件背网时动作要轻，以免给医生造成不便。取用粘合剂材料用量要准，以免降低粘着效果或造成材料浪费。

（3）口腔卫生宣教：对佩戴固定矫正器的患者，护士应进行认真的卫生宣教。除讲明在正畸过程中保持口腔卫生的重要性外，还应向患者说明只有正确的刷牙方法才不会导致托槽脱落、唇弓折断等现象，并教会患者使用正畸专用牙刷的正确方法。正畸专用牙刷由3排刷毛组成，中间呈V字形槽沟。正确的刷牙方法是：①先横刷，因专用牙刷的刷毛中间一排低于两侧刷毛，两侧较高的刷毛可将托槽脊内嵌塞的食物残渣清除，同时中间一排短刷毛可将弓丝通过之处及托槽表面滞留的食物残渣清除干净。②横刷之后，用牙刷顶端两束刷毛逐个牙进行纵刷，毛刷与牙面呈45°角，由龈端向牙面方向刷。③最后，将咬合面刷净。正确的刷牙方法应贯彻整个治疗过程，每日3餐后都应进行彻底的口腔清洁，否则会因口腔不卫生造成牙齿龋坏，降低正畸疗效。

二、前牙反颌

不良习惯，如不正确的哺乳姿势、咬上唇或下颌前伸均可导致反颌及下颌前突；替牙期的局部障碍，如乳牙滞留或早失、乳尖牙磨耗不足等；某些疾病亦可造成下颌前突，如上颌发育不足、佝偻病、内分泌疾病等；遗传性前牙反颌伴下颌前突有明显的家族背景，而且下颌骨及颜面畸形很显著。

前牙反颌是较为常见的错颌畸形。因程度不同，可表现为单纯前牙反颌，而后牙关系正常及颜面宽度无明显异常；严重者除表现前牙反颌外，还可并发磨牙远中错𬌗，甚至颜面部表现下颌前突、上颌发育不足或两者并存形成凹形侧面形。

治疗：①矫治原则：尽早消除病因，早期矫治，争取良好的治疗结果。②矫治方法：临床常采用头帽与牵引颏兜矫治装置、前方牵引矫治装置、可摘式上颌矫正器、方丝弓矫治技术、正畸和外科正畸的联合矫治方法。

前牙反颌矫治的护理：

1.各种牵引帽的制作　各种牵引帽是口外牵引装置的重要组成部分。口外牵引装置是对颌骨和牙齿施加矫治力的口外矫治器的总称。矫治力可作用于上颌，亦可作用于下颌，牵引力方向可以向前，亦可以向后。一般临床上各种头帽的制作均由护士完成。

（1）材料：布带（2.5～3.0cm宽的背包带，将其双层缝合、缩水后备用）、剪刀、大头针、缝针、缝线、弹力线、纽扣、平纹布。

（2）颈带的制作：取平纹布1块，折成长约15cm、宽约6cm的长方形，中层加海绵软垫，取弹力带约25cm固定在软垫外侧，两端分别终止于两侧耳垂下方，并在终端缝上纽扣或拉钩。颈带适用于低位口外牵引。矫治力作用于下颌或将下牙向后方牵引。

（3）简单头帽的制作：简单头帽由3条横带、1条纵带组成。第1条横带从一侧下颌角处开始经耳屏前缘通过颅顶，经另一侧耳屏前缘至另一侧下颌角处；第2条横带从一侧耳廓上缘通过枕骨至另一侧耳廓上缘；第3条横带从一侧耳垂下缘通过枕颈部至另一侧耳垂下缘，如用于口外弓，此带还应稍加长至口角处。1条纵带从顶骨正中起向后、向下至枕颈部。在3条横带与1条纵带的相交处缝合固定。简单头帽多与口外弓合用，适用于高位牵引，矫治力作用于上颌或将上颌磨牙向后牵引。

（4）头帽颏兜的制作：头帽颏兜是颏兜与简单头帽的联合应用，矫治力作用于下颌骨，用于限制下颌骨过度向前发育。

颏兜的制作：取平纹布1块，根据患者颏部大小，剪成双层长方形。将布块先贴于患者下唇下缘，然后向后兜往颏部，至颏部两侧分别打褶成兜状，先以大头针固定，检查是否与颏部贴合，然后缝合。

每侧以两条松紧带连接颏兜与头帽，1条向上至颞突部，1条向后至下颌角，左右对称，两侧承受力量相等，500g左右。每日戴用不得少于12小时。

2.佩戴可摘式上颌矫治器矫治的护理　同前。

3.采用方丝弓矫治技术矫治的护理　同前。

三、口腔不良习惯矫治及护理

不良习惯发生的原因较复杂，一般心理学家认为，吮奶是婴儿与外界交流的重要通道，由于人工哺乳使婴儿缺少母亲哺乳时的温暖、安宁和舒适的感觉，哺乳未能满足婴儿精神的需要或过早断奶，儿童期模仿其他儿童的习惯动作。另外，一些疾病造成的鼻呼吸困难等都可能成为引起口腔不良习惯的诱因。

常见不良习惯有异常吞咽、吮指、吐舌、吮唇或咬唇和口呼吸习惯。这些不良习惯所产生的错𬌗畸形有开𬌗、反𬌗、上前牙前突、深覆盖等。

治疗原则：

1.传统矫治法　对于吮指的婴幼儿，可在其吮吸的手指上涂抹苦味剂，戴手套（五指并联）、睡前听轻音乐或饮用温牛奶等；对咬唇习惯者可采用在其下唇涂抹苦味剂或提醒患儿的方法；对吐舌及口呼吸的患者要及时去除病因。

2.矫治器矫治法　去除病因后，可经常提醒患儿用鼻呼吸，闭唇困难的患儿应教会其对唇肌的训练，必要时用胶布帮助上下唇闭合。

（1）唇挡：为防止吮指、咬唇等不良习惯，可使用上颌唇挡丝活动矫正器。

（2）破除吮指习惯可使用腭网活动矫治器。

（3）腭刺：为上颌可摘式活动腭刺矫正器，是破除不良吐舌习惯用的矫正器。

口腔不良习惯患者矫治的护理：

1.心理护理　纠正儿童口腔不良习惯的同时，注意保护儿童的心理健康。对患有不同程度的不良习惯的儿童不能一味批评或恐吓，如"再吐舌头就变傻瓜""再吃手指头就不要吃饭了"等。应多做说服工作，讲明不良习惯对身体健康的危害，鼓励他们，使其产生改正不良习惯的愿望，自动克服不良习惯。同时，还需适当采取一些措施，如游戏、听音乐、讲故事，以转移儿童注意力。特别是对婴幼儿要密切观察，及时满足生理需要。

2.制取上下颌印模

（1）取印模要点：①保证印模质量，即上下颌牙列，上下颌唇侧及颊侧黏膜移行皱襞，上下颌唇系带，上颌腭盖，下颌舌侧，上颌结节，下颌磨牙后垫，所有这些口腔内解剖标记印迹要完整、清晰。②正确使用藻酸盐印模材料。③选择合适托盘，临床分大、中、小号，根据牙弓大小选用。④正确书写印模记录单，患者姓名、年龄、取模用途、取模时间应详细记录，以备保存和查对。

（2）取上下颌印模：①准备工作：取常规检查器1份、漱口杯、面巾纸、合适托盘，必要时还可取酒精灯、蜡片备用。做好卫生宣教工作，使患者明确取名目的，消除顾虑，放松面部肌肉，做好口腔清洁，争取积极合作。②取模过程：上颌：护士位于患者右侧后方，用左手轻轻拉起患者上唇，右手将放有印模材料的托盘按逆时针方向旋转放入患者口中，牙中线对准托盘凹陷处。放正后，右手再将托盘向腭盖部抬起，唇颊侧印模要充实，2分钟后取出。下颌：护士位于患者右侧前方，左手轻轻拉起患者下唇，右手将放有印模材料的托盘按顺时针方向旋转放入患者口中，嘱其卷舌，同时将托盘平行按下，唇颊侧印模要充实，2分钟后取出。

（3）注意事项：调拌印模材料时动作要快，加压调匀。取模时动作要轻，托盘要1次就位，不能调整，以免印迹不清楚。印模材料用量不可过多或过少，过多会给患者造成不适，过少会影响印模质量。

四、记存模型装托技术

根据石膏模型的不同用途，临床上将其分为工作模型和记存模型。工作模型用于制作各种矫正器，记存模型则作为一种重要的病历资料长期保留，因此把石膏模型制成统一形状，临床称之为装托技术。

1.用物

橡皮托、直角架、熟石膏、调拌碗、调拌刀、石膏刻刀。

2.步骤

（1）在准备装托的石膏模型上刻好痕迹，目的是加强固位力，然后对准咬合关系。

（2）将调拌好的石膏倒入上颌托内，同时加以震动，排出混入石膏内的气泡。

（3）将对好咬合关系的石膏模，上颌模型咬合面向上，颠倒放入橡皮托内，唇系带对准橡皮托正中线。

（4）去除下颌石膏模型，使上颌石膏模平面与直角架水平面平行。选择合适的高度，从直角架刻度表上观测，一般为26，约3.5cm高。

（5）确定位置后立即用毛刷在石膏可塑期内对石膏模进行初步修整。

（6）将上下颌石膏模型重新对好咬合关系，按上颌石膏模的装托方法装好下颌石膏模型。

（7）精细修整，用雕刻刀修复牙龈缘及唇颊系带等处，用搓草或细砂纸等打磨石膏模型表面，使之光滑。

3.注意事项

（1）装好托的石膏模型咬合关系一定要准确，后侧面要在同一水平面上，竖放的时候上下颌石膏不能有丝毫移动。

（2）带托的模型整体高度一般为7cm。颌平面与地平面平行并位于上下石膏模中间。

（3）选择合适的橡皮托，橡皮托分大、中、小3种型号，根据模型大小选用。

（4）装好托的石膏模型托底不可过大或过小，过大会使模型外观不协调，过小会使模型不稳定。

（褚 艳 厉 娟 孙保英）

第九章　皮肤科疾病护理

第一节　皮肤病一般护理

一、皮肤损害部位的清洁与护理

皮肤病的治疗以外用药为主。为了使皮损直接接触药物，提高疗效，在涂外药物使用之前应先去除皮损上的分泌物、脓血痂及涂在皮损上的各种药物。如皮损上有致敏物质或药物，如汞制剂、染发剂或某些化妆品膏剂等，需及时彻底地清洁，去除病因。

1.避免强行揭除皮损处的敷料及用力擦洗或除去痂皮。不易松解的绷带、敷料可以剪掉；皮损处有胶布时可用汽油轻轻拭去；涂有红汞的创面可用软肥皂或清水冲洗。

2.如皮损无渗出或感染，可用消毒植物油（如花生油）清除原皮损处涂抹的油剂或糊剂；如为洗剂或擦剂，可用棉花或排笔蘸温水擦洗；膏药可用汽油或松节油去除。

3.血痂用双氧水去除，脓血痂用加温的1∶5000高锰酸钾溶液浸软去痂或用油膏泡软去痂。对渗出物多、痂皮厚并混合有涂擦药物的伤口（常见婴儿湿疹、脂溢性皮炎等），可先用5%硼酸软膏封包，次日再将痂皮去除并清洁。

4.肢体或全身化脓性感染的皮损使用1∶5000高锰酸钾液泡浴，但应注意保暖，泡浴后皮损处不宜用力擦，可轻轻拭干。

5.脓疱或水疱可先将其挑破或剪破，亦可用注射器吸出疱液，剪掉坏死的疱壁，清洗局部。

6.对皮损部位有毛发者应在剪刀上涂凡士林油膏后剪掉，避免毛发散落在皮损处。禁用剃头刀剃除皮损处的毛发，避免损伤健康皮肤而使皮损蔓延。

7.黏膜损害的伤口应使用无刺激性的溶液（生理盐水或硼酸水）清洗；耳道及口腔损害可用双氧水清洁除臭；肛周用高锰酸钾溶液清洁。

清洁感染化脓性皮损时，需保护正常皮肤，使之不受感染。护理人员应经常修剪指甲，随时用肥皂水洗净双手，避免交叉感染。

二、皮肤病外药物使用使用原则

外药物使用可以起到保护、清洁、止瘙痒、止痛、消炎及干燥等作用，促进病损的愈合。因此，外药物使用的选择十分重要，药物使用不当可加重病情，同样一种药物由于浓度不同可产生完全不同的效果。所以，护理人员不仅要掌握各种病损的形态及特点，同时要熟悉各种药物的剂型、作用及使用原则，指导正确药物使用。

使用外药物使用应遵循以下原则：

1.急性期皮损不能用刺激性药物，涂药时避免用力摩擦，以减少刺激。

2.肿胀明显或有渗液的皮损可采用湿敷的方法，使之收敛，减少渗出。湿敷间歇期用糊膏，不用油膏或洗剂。1次湿敷面积不得超过体表总面积的1/3，应注意保暖，防止受凉。

3.单纯红肿、无渗液的皮损不能用油膏，可用洗剂、粉剂或糊剂。

4.亚急性皮损可选用霜剂、油剂、洗剂或粉剂，不宜用软膏。

5.慢性皮损皮肤浸润肥厚、苔藓化、角化或皲裂，适宜使用油膏或加用角质剥脱剂。

6.皮损并发感染时，应先治疗炎症，待感染控制后再治疗皮肤病。炎症期不能使用刺激性的外药物使用。

7.选择外药物使用宜从低浓度开始，小面积使用。表皮剥脱或有溃破的皮损，药物容易被吸收，因此，药物使用后要注意局部及全身反应，并注意药物不良反应，刺激性强的药物慎用。

8.药物使用前询问患者有无药物过敏史，避免使用致敏性或刺激性强的药物。

9.不同年龄、不同性别、不同部位药物使用也有所不同。婴幼儿、女性面部皮肤娇嫩，药物使用后容易被吸收，也容易受到刺激，应选用浓度低、刺激性小的药物。面部及暴露部位不使用易引起色素沉着的药物，以免影响美观。

三、冷湿敷

冷湿敷是治疗皮肤病常用方法之一，适用于有红肿、糜烂或渗液的急性皮炎及湿疹。

冷湿敷可使毛细血管收缩，血流减慢，从而抑制新陈代谢。湿敷可软化、溶解及消除皮肤表层的分泌物，并通过所药物使用物起到收敛及消炎作用。

常用的冷湿敷液有3%～4%的硼酸水溶液和1：20醋酸铝溶液等。采用正确冷湿敷方法治疗皮肤病，具有极为明显的效果。

1.冷湿敷操作方法

（1）用6～8层纱布制成湿敷垫，其大小及形状可根据皮损大小及部位而定，面部皮损可做成面具型；口唇、外阴部最好用大片棉花代替。头面部湿敷前，先用棉花堵塞外耳道。

（2）冷湿敷分为间歇性和持续性两种。间歇性冷湿敷每隔10～15分钟更换1次湿敷垫，连续湿敷1小时，每日3～4次；持续性冷湿敷用于有大量渗液的皮损，但时间不宜过长，一般持续至睡前改涂外药物使用。持续性冷湿敷应每隔2～3小时暂停1次，使皮损暴露半小时，以促进上皮生长。如果长时间湿敷，皮损周围的皮肤需用油膏保护，避免长时间受浸。

（3）按时更换湿敷垫，将换下的湿敷垫放入药液中，稍拧干重新敷于患处（以不滴水为度）。湿敷垫应与皮损紧密相贴，以达到满意的湿敷效果。

2.注意事项

（1）湿敷过程中，务必取下湿敷垫将药液滴注其中。这样会使皮损经常处于湿漉状态，降低皮肤抵抗力，使渗出液不能被很快吸收。

（2）湿敷垫必需盖住皮损范围，湿敷面积不应超过全身总面积的1/3，因过度的体表蒸发可造成脱水，同时也易受凉。

（3）湿敷液不可过冷，避免因强烈的血管收缩引起代偿扩张导致感冒。室温低时，大面积湿敷必需将药液稍加温。胸背部大面积皮损做湿敷时，最好让患者躺卧在带灯的护甲下垫两块纱布，湿敷完毕更换纱布。湿敷垫每次用后要煮沸消毒，无感染伤口的湿敷垫每日煮沸1次，尽量做到湿敷垫及敷钳专人专用。

（4）湿敷液应新配制。高锰酸钾液用于有感染的皮损，但其作用易被有机物质减弱，因此湿敷液需随时更换，保证疗效。

第二节　常见皮肤疾病护理

一、脓疱疮

脓疱疮俗称"黄水疮"，又称脓痂疹，是化脓性皮肤病中最常见的一种。脓疱疮是由金黄色葡萄球菌和链球菌感染所致。某些因素，如温度高、出汗多、皮肤受浸渍时，细菌在皮肤上容易繁殖；患有瘙痒性皮肤病，皮肤屏障作用被破坏，都为本病提供了发病条件。

临床表现：初起在正常皮肤上或在红斑的基础上出现水疱，疱壁薄；1～2日水疱迅速增大，疱液由浅黄色很快变浑浊；破后露出糜烂面，干燥后形成黄色脓痂，自觉瘙痒。重者可发生淋巴结炎、发热，甚至可并发急性肾炎。

治疗以局部药物使用为主，病情严重者可全身应用抗生素。

脓疱疮通过接触传染，传染性强，蔓延迅速，因此要积极治疗，做好隔离工作。

1.一般护理

（1）注意清洁消毒并采取必要的隔离措施，凡患者接触过的衣物、毛巾和脸盆等均应消毒，消毒方法有烫洗、曝晒及煮沸等。

（2）患者的衣着不宜过厚、过暖，不宜穿毛制品，应穿棉布衣裤，禁用塑料尿布或床单。

（3）化脓性皮肤病的伤口要用无菌敷料包扎，换下的敷料应装入纸袋焚烧处理。

（4）保持皮肤的清洁干燥，防止细菌繁殖。

2.皮肤护理

（1）皮损部位避免摩擦及搔抓等，以控制感染的播散。

（2）水疱及脓疱可用注射器抽吸出疱液或用无菌剪刀穿破，用棉球吸出疱液，然后用1：5000高锰酸钾溶液清洗创面。处理皮损时防止疱液外溢在正常皮肤上引起自身感染。

（3）如果痂皮较厚，不要用力揭除，可涂油膏包扎12～24小时，用消毒花生油擦去痂皮及药膏，然后局部涂擦0.5%～1%新霉素膏。

3.养成良好的卫生，勤洗澡、换衣、剪指（趾）甲，保持皮肤清洁，及时治疗各种瘙痒性皮肤病，避免搔抓皮肤。

4.加强营养，体弱、皮损广泛的患者，宜多食高蛋白质、多维生素、容易消化的食物，以增强机体抵抗力。

二、带状疱疹

带状疱疹是由水痘——带状疱疹病毒引起，沿周围神经分布的群集丘疱疹。主要诱因为感冒、过度劳累、各种感染及免疫力低下等，使神经节内病毒被激发导致带状疱疹发病。

临床表现：初起患部皮肤刺痛并有烧灼感，过后患部出现红斑，继而出现簇集性大小丘疹，迅速发展为水疱，一般单侧分布，以神经痛为主要特征。

治疗以抗病毒为主，如口服阿昔洛韦。局部可涂擦炉甘石洗剂，以收敛、止瘙痒。如皮损已感染，局部可用1∶5000高锰酸钾液消毒，外用2%龙胆紫或消炎药膏；有全身症状时可用抗生素，疼痛时可用镇痛药物。

带状疱疹患者的护理：

1.神经痛为本病的特征之一，往往在发疹前或伴随皮损的出现而发生，近半数的中老年患者在皮疹消退后遗留顽固的神经痛，常持续数月或更长时间。剧烈的疼痛令患者辗转不安。患者需卧床休息，给予镇静剂。可配合针灸及理疗，以减轻痛苦。

2.注意保护局部，应穿柔软、干净的衣裤，避免因摩擦而引起的疼痛。

3.局部每日用炉甘石洗剂涂擦数次，已破溃的水疱可涂2%龙胆紫液，防止细菌感染。未破的水疱经治疗数日后会逐渐吸收、干涸、结痂愈合。如疱疹发生于三叉神经区，应注意眼部的护理（皮肤及黏膜护理参见大疱疮中眼睛黏膜护理）。

三、接触性皮炎

本病的临床特点为在接触部位发病，边界较清楚，局部皮损的形态和接触物相符合，严重程度与机体反应性、接触时间的长短、接触方式及接触物的浓度紧密相关。轻者局部出现红斑、丘疹及水肿；重者肿胀明显，局部有水疱、大疱、糜烂，甚至坏死。自觉症状为局部剧烈瘙痒、肿胀和疼痛。如皮疹泛发全身，可伴有发热、畏寒、恶心及头痛等全身症状。因变态反应引起的接触性皮炎，可发生多价过敏，导致病情加重。

治疗原则为脱敏、镇静、止瘙痒、去除致敏物质，避免再接触致敏原。不应使用可能产生刺激的药物，对红肿、有渗液的皮损，局部采用冷湿敷，可应用3%～4%硼酸水或1∶20醋酸铝溶液。丘疹、水疱和轻度红肿的皮损可应用收敛止瘙痒剂，如炉甘石洗剂、白色洗剂等。对皮损广泛、症状严重者，可口服或静脉滴注肾上腺糖皮质激素，有继发感染者加用抗生素。

接触性皮炎患者的护理：

1.首先去除致敏原，发生接触性皮炎后，应立即用冷水或生理盐水将致敏物冲掉，冲洗过程中勿使致敏物流到正常皮肤上，防止扩散。

2.如皮损为红斑、丘疹和轻度水肿，可应用炉甘石洗剂等收敛止瘙痒药，每日外涂数次，药液应摇匀后使用。有明显水肿、大疱者应用3%～4%硼酸溶液、生理盐水或1：20醋酸铝溶液局部湿敷（湿敷方法见皮肤病一般护理中冷湿敷法）。皮损处避免用刺激性药物。

3.皮损处瘙痒明显者可口服抗组胺类药物，以以达到镇静、止瘙痒作用，切勿用力搔抓或用肥皂水、热水烫洗，以免皮损严重。

4.接触皮损的敷料、衣裤、床单等应每日清洗更换，保持清洁及干燥。

5.有接触性皮炎病史者，避免再次接触原来的致敏物质，防止再发。

四、手足癣

手足癣为浅部的皮肤真菌感染，足癣发病率高。原因是跖部皮肤角质层厚、无皮脂、汗腺丰富出汗多，利于真菌生长；手癣大多由于用手搓足癣引起。

临床表现为趾间、足缘、足底出现米粒大小的水疱，疱壁厚，疱破露出鲜红的基底，易引起继发感染。此外，趾间、足底、足跟、足背可有片状鳞屑，反复脱皮，瘙痒明显。手癣损害与足癣相同。

治疗原则主要以外药物使用治疗，有感染等并发症时，应先治疗并发症，待感染控制再治疗手足癣，选用的药物为抗真菌类的药。

手足癣患者的护理：

1.加强卫生宣教对预防浅部真菌病有积极作用。足癣很常见，在我国成人中感染率在60%以上，不但会自身传染，还会传染给他人。因此，患者要有良好的卫生，到公共浴室、游泳池要自带拖鞋及浴巾；不与他人合用脸盆、脚盆及被褥等，防止交叉传染。

2.患者不宜盆浴，应淋浴，常洗脚，勤换袜子，要穿通气性好的鞋袜；用过的衣服、毛巾、鞋袜及脸盆应煮沸消毒；被褥在日光下晾晒，保持清洁及干燥。

3.手足癣患者要积极治疗，按时涂药，药物使用前需清除鳞屑，角化增厚者要先涂软膏，用塑料纸包扎，每晚1次，待角质剥脱后再应用治癣药物。

4.皮损有感染者，应先治疗炎症，用1：5000高锰酸钾液泡手足，每日2次，外用抗生素药膏，炎症控制后，再治疗手足癣。

5.患病的手足不宜用热水烫洗，避免用碱性强的肥皂，局部不要用力搓擦。

6.为防止复发，在皮损痊愈后，宜继续药物使用2周。

五、药物性皮炎

由于药物种类繁多，个人体质不同，发生的药疹也多种多样，同一种药物在不同人身上产生不同形态的药疹，不同的药物又可产生相同的药疹。药疹损害大多全身分布，皮损广泛。一般伴有畏寒、发热及乏力等全身症状。

皮疹形态主要有以下几种类型：

1.固定型药疹　为药疹中较常见的一种，多发生在口唇、口周、龟头及肛门等皮肤黏膜交界处，为紫红色斑疹，可有糜烂。

2.荨麻疹及血管性水肿型　皮损形态为风团，伴有刺痛、触痛。

3.猩红热样或麻疹样型　皮损形态为鲜红色斑或米粒大小红色斑丘疹，分布广、密集、对称，是药疹中最常见的一种。

4.剥脱性皮炎或红皮症型　皮肤红肿、渗液，干燥后结痂，并有大片鳞屑剥脱。

5.大疱性表皮松解萎缩坏死型药疹　起病急，全身皮损很快融合成片，斑上出现松弛的大疱及表皮松解，用手推拉极易剥脱，如同熟透的水蜜桃皮，黏膜也有坏死，全身中毒症状严重，病死率高，是药疹中最严重的一型。

药物性皮炎患者的护理：

随着临床新药的不断增加，药物反应也会不断出现，医务人员必需有所认识，尽量减少药疹的发生。及早识别，及早治疗。

1.药物使用前一定询问患者有无药物过敏史，避免使用已知过敏或化学结构相同的药物。

2.一旦确定为药疹，立即停止一切可疑药物，避免二次致敏。

3.凡确诊药物过敏者，应在诊断牌、床头牌、治疗卡等醒目的地方注明致敏药物，病历上除用红笔大字写明致敏药物外，还要详细记录并嘱患者牢记致敏药物，每次看病时务必告知医生避免使用该药。

4.应用青霉素、血清制品及造影剂等要先做皮试并备好急救药物，以应急需。

5.药物使用过程中，如出现皮肤红、瘙痒、发热等反应，应立即停药，以便确诊或排除药疹的可能性。

6.对皮损广泛、发热、病情严重者，要加强支持治疗，维持水、电解质平衡，仔细观察病情，准确记录出入量。

7.鼓励患者多饮水，保持尿便通畅，必要时给予缓泻剂，促进致敏物质的排泄。

8.过敏性休克是药物过敏的一种严重反应，以青霉素等抗生素类最常见。速发型常在注射针头未拔出或皮试时发生。一旦发生应立即抢救，皮下或肌肉注射0.1%肾上腺素0.5~1mL，亦可在静脉注射50%葡萄糖溶液80~100mL中加地塞米松2mg、肾上腺素0.5mL，严重者应静脉滴注氢化可的松。及时给予吸氧，有喉头水肿和呼吸困难者应协助医生立即做气管切开。

六、梅毒

梅毒是由梅毒螺旋体引起的一种性传播疾病，可侵犯皮肤、黏膜及任何组织器官。早期梅毒损害处可有大量螺旋体，传染性很强，晚期梅毒患者体内、皮肤黏膜等损害中螺旋体极少，三期梅毒基本无传染性。

梅毒可使多脏器、多系统受损，临床表现多种多样。早期梅毒主要侵犯皮肤及黏膜，晚期梅毒可侵犯心脏、血管系统及中枢神经系统，临床上分为3期。

一期梅毒主要表现为侵入部位发生初疮，叫硬下疳，无痛，质硬。硬下疳消退后3~4周可出二期梅毒疹。

二期梅毒主要表现为皮肤、黏膜受损，皮肤出现斑疹、丘疹及脓疱疹。肝、脾、骨骼及神经系统受侵害出现各种症状。

三期梅毒病程缓慢，一般发生于感染4年以上的患者，内脏、骨骼、中枢神经系统受累，三期梅毒皮损较少。

治疗原则为早期诊断，早期治疗，治疗越早效果越好。梅毒治疗的首选药物是苄星青霉素，如对青霉素过敏，可选用四环素或红霉素。晚期梅毒除用青霉素外，根据侵犯的部位及程度对症处理。

梅毒患者的护理：

1.做好卫生宣传教育工作。梅毒的病因及传播途径十分清楚，应向患者及群众宣传卫生知识，使其认识发病原因及其危害，做好预防工作。

2.梅毒患者是主要传染源，发现患者后要及早隔离，并积极给予治疗。

3.梅毒是通过性关系直接接触传染的，患者要保持健康的夫妻性生活。夫妻间如有一方已感染上梅毒，双方都要到医院进行检查，并积极治疗。如果已确诊是梅毒，应停止性生活，到完全治愈为止。

4.参加健康的文体活动，加强自身修养，洁身自爱。

5.注意个人卫生，保护下一代，要做好婚前及产前检查。患者未治愈前，不允许结婚或怀孕。

七、淋病

淋病是由淋球菌引起的性传播疾病，导致泌尿及生殖系统黏膜产生炎症性损害。

淋球菌进入体内潜伏期为3～5日，首先出现尿急、尿频、尿痛，并有黏稠脓性分泌物，尿道口充血、水肿，有烧灼痛，有时出现血尿。如急性期炎症未得到控制，将继续蔓延。男性常出现前列腺炎、精囊炎、尿道球腺炎，严重者可致尿道狭窄；女性可发生急性输卵管炎、盆腔炎，如月经期后突然发病。严重者可因血行播散出现淋菌性败血症、脑膜炎、心内膜炎等严重疾患。

治疗原则为药物治疗，大观霉素和头孢曲松是治疗淋病的首选药物。无并发症的淋病性的尿道炎（宫颈炎），可应用大观霉素、头孢曲松、诺氟沙星、氧氟沙星等治疗。

淋病患者的护理：

1.做好卫生宣传教育工作。淋病可通过性关系直接传染或通过污染的器械、衣物、用具等间接感染。应把防病治疗的有关知识告知患者及广大群众，使其了解传播方式及危害，积极预防。

2.对已感染的患者，应及时给予积极治疗，直到彻底治愈为止。并对其进行健康指导，避免直接或间接传染他人。

3.淋球菌对一般消毒液很敏感，污染过的器械、衣物、用具等，均可通过高温或浸泡消毒的方法以达到消毒目的。

4.注意家庭隔离，避免传染给幼女。

5.公共浴室的板凳和公共厕所的马桶座圈应定期消毒，保持公共卫生，防止疾病传播。

6.注意个人卫生，不与他人合用用具。

7.保持健康的性生活，避免不洁性关系。

8.做好婚前检查，淋病未治愈前不要登记结婚，以免传染他人或影响后代。

八、银屑病

银屑病俗称牛皮癣，是一种常见的、易复发的慢性皮肤病。病因尚不清楚，多与遗传、感染、代谢异常、神经、精神因素、免疫功能紊乱及季节有关。

初起皮疹为红色丘疹，逐渐增多，皮损扩大并融合成红斑，表面有银白色鳞屑，剥掉鳞屑下面有出血点，这是该病的一大特点。皮损可发生在全身任何部位，外生殖器亦可起红斑。根据症状不同，临床上分为寻常型、脓疱型、关节炎型、红皮症型4型银屑病。

尚无特效治疗方法，一旦患牛皮癣，只能以达到近期疗效，难防止止复发。对全身泛发、外药物使用疗效不满意者，可应用免疫抑制剂。对红皮症型、关节炎型可用肾上腺糖皮质激素治疗。局部根据皮损的形态，可以选用外药物使用，如硼酸软膏、牛皮癣软膏、水杨酸氧化氨基汞软膏等，还可用中草药治疗。

牛皮癣患者的护理：

1.银屑病是一种慢性易复发的皮肤病，在护理上应指导患者清除各种诱发因素，避免外伤及精神创伤，保持患者情绪稳定。

2.注意劳逸结合，生活要有规律，保持良好睡眠。居室内避免潮湿，保持清洁干燥。

3.急性点状银屑病的发病可能与上呼吸道感染及扁桃体炎有关，故应预防感冒，必要时切除扁桃体。

4.根据不同类型及分期，指导患者药物使用，切勿滥药物使用物。

5.进行期禁用刺激性药物，防止红皮症发生。

6.使用外药物使用应从低浓度、小面积开始，逐渐增加，随时注意患者药物使用的反应。有刺激性的药物要向患者交代清楚。

7.涂药必需彻底，方法要正确，可指导患者自擦，护理人员协助擦头部及背部等。

涂药方法：除红皮症外可使用血管钳夹纱球沾药在皮损处揉擦，药不必多，但要涂进去。在涂药时勿使药物涂到正常皮肤上。头部药物使用时注意药物不要流入眼内。

8.勤沐浴，有条件者每日涂药前先洗澡，休息10～20分钟后涂药，以促进药物吸收，提高疗效。急性、进行期时不用热水及肥皂洗浴，以免刺激皮损。

9.全身使用免疫抑制剂时，需注意其毒不良反应。

九、大疱性皮肤病

本病是以大疱为主要损害的严重皮肤病。除大疱性表皮松解型药疹是由药物引起外，其余大疱病原因尚不十分明确，多数人认为是一种自身免疫病，病毒及细菌感染为可疑诱因。

本病的临床特点为全身皮肤表面发生大小不等的水疱及大疱，大者可以达到鸡蛋大小，遍布全身，疱壁薄而松弛，容易剥脱，好似水蜜桃样脱皮。除皮肤外，眼、鼻腔、口腔或外阴等处的黏膜也有糜烂。由于渗液多，患者常出现脱水。创面范围大，易感染导致败血症或其他严重并发症。

肾上腺糖皮质激素是治疗大疱病最有效的药物，常用的有泼尼松、泼尼松、地塞米松、氢化可的松等。免疫抑制剂与肾上腺糖皮质激素合用，可减少激素剂量及其不良反应。同时，加强支持治疗，保证营养，维持水、电解质的平衡，有效抗感染亦十分重要。

大疱型皮肤病患者的护理：

1.对药物引起的大疱性表皮松解症，应立即停止一切可疑药物，在病历、床头卡、诊断牌及治疗卡上注明禁药物使用物。在进行每项治疗前，必需严格校对后方可执行。

2.皮肤护理

（1）按烧伤处理，充分暴露皮损部。

（2）按大面积烧伤处理，控制感染是治愈的关键，由于创面大、渗出多，易发生感染。处理创面时，要严格执行无菌操作技术。床单、衣物、敷料要经高压灭菌后使用。

（3）保持皮损部位清洁、干燥，皮损处每日用1∶5000高锰酸钾溶液或生理盐水清洁，清洁后用烤灯促进其干燥，减少感染机会。

（4）为了减少摩擦，使皮肤干燥，无渗液皮损及床单可撒上消毒滑石粉。未破的水疱可用注射器抽尽疱液，保护完整的疱型，减少糜烂面。

（5）如皮损发生感染，水疱变为脓疱，则必需将疱壁剪破去除，用1∶5000高锰酸钾溶液清洁创面，干燥后涂1%龙胆紫液。发现脓疱应立即送细菌培养，并做药物敏感试验，以便及早使用抗生素。

（6）换药前洗净双手，必要时戴无菌手套操作。先处理干净创面，再处理感染创面。发现感染皮损要及时处理，否则炎症扩散，极易导致败血症。

（7）对较深创面，可涂氧化锌油，如出现溃疡，可用溃疡膏油纱外敷。

（8）做好卫生宣传教育工作，保持皮肤清洁，不要搔抓或用手撕皮屑，防止损伤皮肤而造成感染。

3.黏膜护理

（1）眼睛因黏膜损害常常有分泌物，应轻轻地将眼睑分开，用3%硼酸水冲洗后，滴入0.25%氯霉素眼药水或0.5%可的松眼药水，晚睡前可用金霉素或红霉素眼膏。

（2）有口腔黏膜损害者，用生理盐水或4%碳酸氢钠溶液漱口，每日数次，外用锡类散、青黛散等。口唇可用凡士林油纱或溃疡油纱敷贴。因患者长期应用大剂量激素，易发生口腔白念珠菌感染，如发现口腔黏膜有白膜，应及时涂片培养，真菌检查阳性者，应用抗真菌药物，防止下行感染。

（3）鼻黏膜受损常出现结痂，可涂消毒的花生油或液体石蜡，结痂清除后涂红霉素或新霉素眼膏。

（4）阴囊及外阴部皮损可用1∶5000高锰酸钾液清洗或坐浴，外涂新霉素药膏，预防尿路感染。

4.维持水、电解质平衡。大疱型皮肤病因创面大，渗出多，体液丢失多，支持治疗十分重要。应及时补液，进食高蛋白质、多维生素、低脂饮食；准确记录出入量，做好护理记录；定期查血钾、钠、氯化物等；严密观察病情。

5.局部换药时要注意保暖，防止受凉，勤翻身，避免皮损受压过久而加重或出现压疮。

6.注意药物不良反应观察，如激素等药物；大面积创面药物使用，要防止吸收中毒。

7.护理人员要有高度的同情心，关心体贴患者，为其提供高质量的护理服务，使患者生理和心理处于良好状态，促进康复。

（邵珠红　袁素荣　李永娜　赵静静）

第十章　老年患者护理

衰老是一个逐渐演变的过程，很难在成长和衰老之间划出截然的界限。中华医学会老年医学学会建议将60岁以上称为老年期，90岁以上为长寿期，100岁以上为百岁老人。

第一节　老年人生理特点

衰老是一个复杂的过程，也是生命过程中的一种必然现象和客观规律。但是衰老有很大的个体差异性。在外观皮肤、牙齿缺失、头发脱落或变白、老视、白内障、听力、体力、记忆力、各脏器萎缩、组织学改变、动脉硬化及实质细胞的改变等方面，不同个体有不同程度的差别。这些可能受遗传、环境等各种因素的影响。但衰老有共同的特点，即发生老年性退行性改变，并由于这种改变导致老年人生理功能上的变化。老年人生理变化的特点主要表现在以下几个方面：

1.脏器储备功能降低　正常体内脏器都有相当大的储备能力，一般情况下，各个脏器只需有一部分，甚至一小部分投入工作就能满足身体需要。例如，肺和肾在一侧切除后，肝、胃部分切除后，剩余脏器仍可满足机体正常需要；心脏可以担负相当程度的体力劳动和剧烈运动。这都说明人体有很强的储备能力。进入老年期，人的脏器功能减退首先表现在储备功能的降低。在平稳、安静的状态下，这种储备功能减退的情况可能表现不明显，但在体力劳动量增大或在手术、感染、中毒等情况下，储备功能减退的状况则会突显出来。

2.对外环境改变的适应及反应能力减退　老年人对外环境改变的适应能力较差，如在气压、气温、湿度等气象环境明显改变时，易出现无力、胸闷、气短、呼吸困难、失眠、抑郁等症状。初到一个陌生的环境，生活也不易习惯。老年人对外环境的改变作出反应时，花费时间长，常常在实施相应措施时为时已晚，如当老年人自己感到寒冷时，体内实际上已经受寒了，所以严寒和酷热的季节，老年人患病者较多。

3.对内环境各种刺激的反应调节能力缓慢并减退　这种反应缓慢叫做"延迟反应"。例如，血糖除受饮食影响外，在体内主要受胰岛素和肾上腺素的制约。当血糖超过正常高限，胰岛素即分泌，使血糖下降；当血糖低于正常低限时，肾上腺素即分泌使其升高。老年人可能出现血糖调整的延迟反应。即当血糖超过正常上限较多以后才开始有胰岛素分泌增多，而当血糖恢复正常时胰岛素分泌也不适时停止，所以会出现反应性低血糖。

4.对感染的防御能力减退　皮肤是人体对外界的第一道防御屏障。表皮的角质、皮脂和皮下脂肪，能减弱外来的冲击、压迫和摩擦等。皮脂分解后产生的脂肪酸具有杀菌作用。真皮中柔韧的结缔组织可以抵抗撕裂性损伤。由于皮肤的老年性改变，皮肤对外防御功能随之降低，对外界刺激反应的敏感性相应减弱，细菌也就容易入侵。加上产生抗体的免疫组织发生萎缩，对外源性抗原产生抗体的能力降低，白细胞增高和活化反应过程不敏捷，即体内第二道防御屏障免疫系统功能降低，对抗感染的反应能力亦较差。因此，老年人在许多慢性病基础上易并发感染，机体修复能力差，疾病恢复期延长。

与脏器的退行性改变同时存在的有，中枢神经系统退行性改变造成的精神老化。老年人会出现一些行为、情绪或性格方面的改变，这种变化为衰老性人格改变，特别是丧偶等严重感情创伤能加速精神老化。

第二节　老年人心理特点

人的心理状态是内外界因素综合影响的结果。老年人有长期的生活经验，容易形成一些固定不变的思维模式和行为习惯。同时，老年期也有其共同的心理变化特色。

1.自尊及自卑　老年人由于长期丰富的生活经验和工作技能，在家庭和社会中，特别是在自己的工作岗位上曾多受到人们的尊重。离开工作岗位后，地位的变迁，容易感到自己成为可有可无的角色；家庭中，由支撑家庭的角色转变为被照顾对象，因而发生心理上的落差，即失落感，从自尊滑向自卑的心态。

2.孤独感　由于退休，与社会的联系减少，获得各种信息的机会减少，会感到无聊；同龄亲友的相继死亡，特别是丧偶等精神刺激，更增加了孤独和伤感情绪。心理老化对衰老的影响在某种程度上比生理老化更重要，心理老化往往会导致生理衰老现象加快。

感觉功能的老年性改变，视力、听力的明显减退，使老年人对语言和其他信息的理解力下降，特别对较复杂、快速的语言和图像的理解力衰退更为明显，这加重了老年人与周围环境接触的障碍，易引起抑郁、淡漠和孤独等复杂的心理反应。

3.对疾病和死亡的忧虑　随着年龄增长、体力下降、疾病的加重，老年人容易产生一种"垂暮感"。一方面表现为缺乏信心，不肯与医护人员配合积极治疗，一方面又向往着健康长寿，对衰老死亡存在忧虑和恐惧感。这种内心矛盾情绪很容易受客观环境的影响，如果引导得力，会有效地增强生活的信心；如果受到冷遇，情绪就会消沉。医护人员的一言一行，都会对老年患者的情绪发生很大的影响。

第三节　老年患者基本护理要点

一、安全护理

1.避免意外事件发生

（1）老年患者的床铺不宜太软，软床不易翻身和移动体位。应避免老年人移动身体时失去重心而坠床，必要时应加床档。如果没有专用设备可在床两侧备置有靠背的木椅，使老年人便于手扶靠背移动体位，同时起到床档的作用。

（2）老年人血管运动中枢功能减低，腿脚欠灵活，因此，在活动时，由卧位——座位——站位——行走等体位改变时，嘱咐老年人动作要缓慢，每一动作后可暂停片刻，防止眩晕和不稳定；在睡醒后不宜立即起床，应先在床上活动一下手足，使血压稍升高些。特别是在夜间睡前服安眠剂者，醒后应短时睁眼静卧，对周围环境或灯光有一适应的过程，然后再改变体位。

（3）老年人肾脏浓缩功能减退，男性老年人亦常因前列腺肥大造成膀胱残留尿量增多，使夜尿次数增加，有时夜间排尿间隔和白天几乎一样，同时从出现尿意到排尿时间也缩短。因此，有条件者可把便器置于床边伸手可及之处。如仍需去厕所，则应保证过道通畅，减少障碍物，避免碰撞摔倒。

2.老年人药物使用剂量要准确　老年人肾血流量减低，药物清除缓慢，而药物剂量通常是以青年、中年人为对象测试出常规剂量，因此老年人药物使用剂量及间隔时间应根据具体情况做相应的调整。一般情况下，60~80岁老人药物使用剂量可为成人的3/5~4/5，80岁以上老人药物使用剂量为成人量的1/2。护士应仔细观察老年患者药物使用反应，以保持最佳疗效以避免毒不良反应。例如，洋地黄类药物在出现可疑中毒征象时应向医生报告，必要时测定血药浓度。阿替洛尔等药物只需服用半片或1/4片，在分装时应保证剂量准确。

二、饮食护理

老年人的饮食应保证足够的营养，强调定时定量，照顾到老年人的生活习惯和消化能力。饮食上应注意粗细粮搭配、干稀搭配、生熟搭配，多吃蔬菜和水果。新鲜的蔬菜、水果中不但富含各种维生素，而且含有丰富的无机盐及纤维素。对于老年人，获得足够的维生素C尤为重要，它能调节脂肪代谢，减少血液中的脂类物质，促进胆固醇转化并通过胆汁排出体外，降低血中胆固醇含量，有助于防止动脉硬化。20世纪70年代以来，科学家们发现，维生素C能抑制亚硝胺的生成，破坏癌细胞增生时所需的某些酶的活性，抑制癌细胞增殖；纤维素可以增加粪便的固体成分，促进肠蠕动，增加消化液的分泌，缩短内容物在肠道内停留的时间，使水分不容易被完全吸收，粪便易排出。

绝大多数的蔬菜、瓜果、豆类属于碱性食品，大部分的肉、蛋、米、面食品属于酸性食品。一般情况下，食入酸性食品易超过机体所需数量，致血液偏酸。为维持酸碱平衡，机体需要较多钙质。因此，老年人必需多吃新鲜蔬菜和水果，注意酸性食物和碱性食物的搭配，保持生理上的酸碱平衡。

有消化不良或咀嚼功能差的老年人，应进食软烂、碎糊状食物。1日三餐的量可酌情减少，在三餐之间增加2次辅餐点心。病情较重者或不思进食时，可给予流质饮食，少量多餐，每2~3小时1次，每次量为200~300mL，选择营养价值高的食物。但流质食物供给的热能及营养成分相对不足，只宜作为过渡应用。

应重视老年患者水的摄取。正常情况下，肾脏血流量约为心排出量的1/5，新陈代谢产生的非挥发性废物主要靠肾脏排出。若以30岁时的肾血流量为100%，则60岁时肾血流量将减至70%，100岁时将减至40%左右。老年患者由于动脉硬化造成肾动脉管腔狭窄可致肾血流量减少。肾血流量减少后，首先表现的是肾脏的浓缩功能减退，以致重新回吸收率降低，尿量增加，这实际上消耗了体内的水分。因此，老年患者要预防发生缺水状态。由于老年患者感觉较迟钝，对体内缺水自我感觉不灵敏，体内缺水时不易感到口渴，即使感到口干也往往认为是"津液不足"，而想方设法采取药物治疗。有些行动不便的老年患者为避免麻烦而有意减少饮水量，尤其是夜间更因怕影响睡眠而不敢喝水。由于耗水量大而饮水不足，易导致血液浓缩，使血黏度升高、循环阻力增加，这也是引发心脑血管并发症的诱因。因此，要特别注意调节老年患者适时、适量饮水，每天饮水总量2000 mL左右，以饮用白开水或茶水为主，亦可适量饮一些其他饮料，分多次饮用，每次不超过300 mL。清晨及午睡后饮1杯温开水十分有益，可清理已排空的胃肠道，利于当天食物的消化和吸收，亦有利于排便、排尿。高龄老年患者、行动不便或记忆不佳者，可制订"饮水计划"，以醒目的图表形式标明在什么时间应饮水多少，贴在室内，随时引起注意。

夜间不宜禁水。饮水量可根据老年患者生活习惯、就寝时间及实际夜尿情况考虑。有的老年患者习惯于临睡前喝杯牛奶以消除夜间饥饿感，有利睡眠，故不应取消。考虑到夜间饮水过多影响休息，可在临睡前准备1杯水，用保温杯更好，夜间起床排尿后适量饮水100～150 mL，一般不会增加夜尿次数。

三、皮肤护理

老年人皮肤组织萎缩，弹性较差，皮脂腺及汗腺分泌少，皮肤干燥、多皱褶，同时也变薄，对冷、热、痛、触压等的感觉功能降低，皮肤损伤后修复能力差，血液循环不良易发生压迫损伤。若因病不能随意移动体位，同一部位长时间受压很易引起皮肤受损。肌肉和脂肪组织耐受循环障碍的能力比皮肤弱，因此往往局部受压过久在皮肤出现变化之前，肌肉及脂肪组织已陷于坏死状态，发生融解并向皮肤表面破溃。临床上常能遇到受压部位皮肤破损后很快就出现溃疡。因此，对长期卧床的老年患者应注意以下几点：

1.保持皮肤清洁，增进皮肤血液循环。每日用热水擦背2次，每周擦澡1～2次。夏天出汗多，随时用热水擦洗。尽量少用粉剂，在潮湿情况下粉剂常会结成块，增加皮肤的摩擦。

2.定时协助更换体位，防止局部皮肤受压过久。每隔2～3小时更换卧位1次，同时用50%乙醇按摩受压部位，手法为固定旋转按摩3～5分钟。

3.对大便失禁或腹泻的老年患者，每次排便后均要用软纸擦净并用温水清洗会阴及肛门处。如肛门周围皮肤有红肿破溃，可用紫草油外涂，效果较好。紫草油配制方法：紫草100 g切碎放入玻璃器皿中，加植物油（香油或花生油）200 g，浸泡72小时后即可使用。使用次数根据肛门周围红肿轻重、范围大小而定。一般红肿范围在（4～7cm）×（2～3cm）无破损及渗出液者，可2～3小时涂1次。红肿面积较大，虽无破溃但已有渗出液者，每1～2小时涂1次。以上处理均需按时进行，夜间亦不可中断。

四、排尿排便护理

保持尿便通畅，特别是保持排便通畅，是老年人日常生活中的一个重要事项。常有老年人由于当天没有排出粪便，而直接影响到一天的生活安排和情绪。

老年人容易发生排便困难的原因：

1.食物过于精细　牙齿缺失、牙周病或义齿等原因使咀嚼能力减弱，不愿意多食富含粗纤维的食物，食物过于精细，食物残渣减少，使结肠、直肠壁承受的膨胀压力降低，致便意刺激不明显。

2.自身感觉减退　每天在一定的时间内，通常是清晨或饭后，结肠发生几次大蠕动，这种蠕动的信号往往未被察觉。

3.腹肌肌力减弱　大多数老年人腹部肌群收缩力较弱，且常伴有慢性支气管炎、肺气肿等症，因气短排便时屏气能力较差。

4.饮水量不足　饮水量少可致食物残渣内水分含量少，粪便干燥，结肠黏液分泌也有所减少，使粪便润滑性低，不易排出。由于排便困难，食物残渣在大肠内停留过久，使之更加干燥形成硬块，更不易排出。解决排便困难的方法：多食含粗纤维的食物及适当增多饮水量，养成定时排便习惯，注意把握结肠大蠕动的时机。即使感觉不到这种大蠕动的出现，晨起或早饭后定时如厕效果也较好。同时，可应用腹部自我按摩方法，于清晨及睡前排尿后取仰卧位以手掌沿升结肠、横结肠、降结肠走向，自右下腹向上至右上腹，再横行至左上腹再向下至左下腹，沿耻骨上转至右下腹按摩腹部。每转1圈为1次，同时做肛门收缩动作。活动量可根据体质及具体情况酌定。可由10次开始，移动速度及轻重以自觉舒适为宜。还可采取服用缓泻药或甘油栓塞肛等辅助措施通便。如上述方法仍不能解决排便问题，可选用以下措施：

（1）开塞露通便：自觉粪便堆积于肛门口难以排出时，可用开塞露剪开后挤出少量液体以润滑管口，然后塞入肛门用力挤压，将液体全部挤入肛门直肠内，保留片刻。如自觉腹胀，且便秘已有数日，可将开塞露3枚打开后用灌肠器连接肛管按保留灌肠的方法缓慢灌入直肠，然后俯卧10分钟。

（2）变换卧位清水灌肠：方法同灌肠法，不同之处在于采用边灌边更换卧位的方法，可减轻灌肠时的腹痛，避免结肠突然扩张引起虚脱，且能将溶液全部灌入。具体操作法：采取左侧卧位灌入100mL液体后，取平卧位继续灌入100mL，右侧卧位灌入200mL，最后又左侧卧位灌入100mL，保留数分钟后再排便。

（3）尿便失禁：有些老年患者存在排便失禁的情况，且往往排尿时自己没感觉，有时一有便意即马上要排便，不能控制。除针对病因治疗外，每次便后应用软纸擦洗干净。两侧臀部可用软纸隔开，使流出的粪水立即被纸吸入，减少污染皮肤的机会。应注意有些大便失禁时流出稀便，往往是由于干结的粪块堵塞上段结肠所致，是肠壁受到刺激引起的假性腹泻，可应用小剂量灌肠法排出硬粪块，流便现象则可能停止。

对意识清楚的老年患者，应按其排尿习惯在晨起、饭前、睡前嘱其排尿，耐心训练其按时自然排尿，并从精神上给予鼓励和体贴。在应用利尿剂、脱水剂或进食含水量多的饮食后，应及时提醒患者排尿。睡眠中亦可以按时唤醒患者排尿。虽然不一定每次均能排尿，但只要持之以恒，形成条件反射，就能促进膀胱功能恢复，使控制排尿的神经功能障碍得到改善。

对尿失禁的老年男性患者，可制作各类简易储尿袋使用。

五、口腔护理

老年人的口腔组织随着年龄的增长发生解剖结构和生理功能的变化。最明显的是牙齿和牙齿周围支持组织的退行性改变。由于长期咀嚼、磨损，牙齿颌面和牙颈部露出牙本质。外露的牙本质产生过敏，冷、热、甜、酸等的刺激可引起酸痛，磨损严重时可以达到牙髓，牙髓暴露即可引起疼痛，口腔内的细菌亦可进入牙髓组织，发生感染而引起牙髓炎。

由于老年人牙周膜稍薄，牙龈和牙槽萎缩，常使牙根暴露。牙间隙也因龈乳头萎缩而增大，造成食物残渣的嵌塞积聚。又由于口腔黏膜上皮的角化加重，唾液分泌量减少，冲刷自洁作用减弱，唾液黏稠。尤其是习惯张口呼吸者口腔更易干燥，为细菌生长提供有利条件。

常见的老年口腔疾病：牙周脓肿、牙槽脓肿及化脓性腮腺炎。当身体劳累、紧张或其他原因造成抵抗力下降时容易发生口腔疾病，也是各种疾病的并发症之一。因此，要强调口腔清洁，坚持早晚刷牙、饭后漱口，使食物残渣冲洗出来，每月更换牙刷。有义齿者，刷牙、漱口时应取下清洗，以免挂带食物。牙齿稍有不适，晚睡前刷牙、漱口后可用适合的漱口液，如0.15%氯己定溶液稀释10倍后含漱，至少3次，或根据口腔pH值有针对性地选择漱口液。不能自行刷牙、漱口者要坚持定时做口腔清洁，每日多次。

第四节　老年常见疾病护理

一、内科常见疾病护理

（一）肺炎

呼吸系统疾病是老年人的健康严重的威胁因素。老年人不仅易患多种原发性呼吸道疾病，而且呼吸道疾病也是老年人其他疾病的常见并发症，其中肺炎的患病率最高。

1.老年人多有不同程度的老年性肺气肿，肺泡周围的弹力纤维由于退行性改变使肺泡回缩功能下降，含气量增加，影响呼吸功能。

2.上呼吸道黏膜萎缩干燥，不利于净化尘埃，吸附细菌。有张口呼吸习惯的老年人，在湿度不够的环境中，更易使上呼吸道黏膜干燥。

3.咽喉的神经反射功能减退，使人在吸入刺激性气体时的保护性反射减弱；使人在进食吞咽过程中易误吸入气管而发生呛咳；平时特别在深睡中也易将口腔或鼻腔分泌物吸入气管。如果老年人原有牙周病、咽喉炎、腭扁桃体炎或鼻窦炎等，这些病灶内的致病菌误吸后更易成为肺部感染的诱因。

4.肋软骨钙化、脊椎关节增生、骨质疏松症、呼吸肌收缩力减弱、驼背及其他原因所致胸廓畸形等疾病，均可造成呼吸过程中胸廓活动幅度受限、咳嗽无力、排痰困难。同时，反复的慢性支气管感染致呼吸道黏膜损伤，纤毛运动不良，使有害分泌物离开肺泡进入小支气管后，也难以借助纤毛运动排向大气管而咳出。

老年人肺炎的护理：

1.应用抗生素药物之前，按医嘱留取痰标本进行细菌培养及药物敏感试验，这对指导治疗和预后均有意义。

2.教会患者咳出气管深部的痰液，即咳前先做深呼吸4～5次，然后上身稍向前弯，双手按腹部，张口咳嗽至少2次。第1次咳嗽使贴在气管壁的痰液松动；第2次咳嗽即易咳出痰液，痰吐出后休息片刻再进行第2轮咳痰。

3.协助排出痰液。卧床时间较长的体弱老年患者，肺底部及后背部血液循环较差，分泌物容易淤积，故应经常协助变换体位。每次变换体位后用两手手掌交替叩击患者背部，以机械性震动改善局部血液循环，使黏附于气管壁的痰液移动而易咳出。叩击时肩、肘、腕放松，手背隆起，手掌心与患者背部之间保留空隙以增强压力向深部传导。叩击要有节奏，按支气管解剖位置自边缘向中间，自下向上，边叩击边鼓励患者咳嗽。注意不宜叩击脊柱及肾区。

顺位引流也是一种排痰的方法。这种方法对体位的要求较高，有时需头低脚高位，有时需俯卧位或腰部垫高等。且历时较久，使一些老年患者难以耐受。某些体位易致颅内血管充血或使呼吸活动受限，甚至诱发心肌缺血、心律失常。因此，在具体操作上应从老年患者全身情况出发慎重考虑。

实施顺位引流时，首先要熟悉肺叶的解剖形态，根据正侧位胸片明确炎症所在部位，确定引流体位。可应用叩背、雾化吸入等方法使痰液松动、黏稠度减低，借重力作用流向大气管，易咳出。体位引流排痰应空腹进行，如午睡后或晚上睡觉前。进食后体位引流易发生恶心、呕吐或胃饱满不适。

对不能自行咳出痰液的老年患者，要随时观察，注意咽喉部有无痰鸣，有痰液时应及时吸出。

4.注意观察痰液颜色、黏稠度及痰量，以指导治疗，估计预后。

5.严密观察有无发绀、鼻翼扇动及三凹征（吸气时出现胸骨上窝、锁骨上窝及肋间隙下陷，是吸气性呼吸困难的常见体征），注意呼吸的频率、深浅、规律性，有无双吸气、呼吸暂停等现象，并作详细记录。老年重症患者病情变化快，常常出现呼吸情况的突变而失去抢救机会。

6.保证足够且适量的液体摄入。能自行吞咽的老年患者可随时给予少量多次饮水；吞咽不利者适时采用鼻饲管进食，避免食物误入气管导致吸入性肺炎，加重病情。

7.注意保暖。寒冷的刺激不利于康复，可使周围血管收缩、心排血阻力增大、心肌耗氧量增加，导致心血管系统负荷增大。

（二）老年人高血压

老年人高血压绝大多数为原发性，其基本原因是动脉硬化。大动脉硬化导致血管弹性减弱，心脏收缩期大量血液涌入大动脉时，动脉不能随之膨大。小动脉硬化导致动脉总内径减小，血流的阻力增加，使全身各器官得到的血液减少。为了克服增高的血流阻力，改善器官的供血情况，只有提高血压。提高血压又必然会增加心肌的工作量导致心肌肥厚，肥厚心肌的供血也增多。而老年人冠状动脉所能提供的血液是有限的，致使心肌缺血，心收缩力降低。老年人高血压大体有4种类型：

1.单纯收缩压升高　　主要是由于大中型动脉弹性降低，心脏收缩时大量血液涌入动脉而动脉不能相应膨胀所致。

2.收缩压、舒张压均升高　　不单是大中型动脉弹性降低，小动脉也有痉挛、狭窄、硬化等病变，加重了心脏排血的阻力，引起心肌肥厚、劳损等。

3.收缩压高，舒张压低　　一方面有动脉硬化，另一方面又有老年性主动脉瓣退行性改变，主动脉瓣关闭不全，以致已进入动脉的血液一部分又反流回心脏。

4.收缩压不高，舒张压高　　这是因周围血管阻力过高使心脏负担过重，长期如此致心脏功能减退。

老年人高血压的护理：

1.保持血压稳定，防止血压过度波动。尽可能保持心情舒畅，保证睡眠。注意生活要规律，适当活动，避免焦虑、紧张和兴奋等。

2.宜进行清淡饮食，避免进食过咸和过于油腻的食物，肥胖和血脂过高的老年人更应注意。

3.服用降压药注意事项

（1）服药初要勤测血压，避免血压过分降低。

（2）防止直立性低血压。在改变体位时由于血管调节能力较差，不能很灵敏地适应较快速的体位改变，以致发生血液分布不均，引起一过性脑缺血，出现头昏、眼前发黑，严重者会摔倒。观察中应注意，测量不同体位的血压（如平卧及站立）时，如立位血压明显降低（收缩压下降超过2.6kPa），应警惕直立性低血压。

（3）观察降压药疗效，询问患者的自我感觉，有无头晕、头痛、胸闷、憋气，观察精神状态，以评估最佳血压值。

（三）老年人心肌梗死

心肌梗死病死率随患者年龄的增大而增高。其原因之一是基础状况较差，同时患者存在不同程度的脑、肾、肺等病变，机体储备量有限。老年人在心肌梗死后容易出现心衰、休克及各种严重心律失常等并发症，使病情复杂化。

老年人心肌梗死的护理：

1.老年人心肌梗死更应注意身体状况的观察，包括精神情绪状况，语言表达是否正确，发音是否清楚，有无气短、面色苍白、发绀、不同于平常的乏力，能否安静平卧等。

2.注意心脏监测指标。在停止监测或无监测条件时，应密切观察脉搏及心律是否规则，必要时进行心肺听诊，注意有无肺部啰音，观察有无颈静脉怒张、四肢末端温度及肤色有无异常。

3.老年人心肌梗死的恢复过程可能较慢，由于卧床时间长，各种并发症较多。尤其要警惕下肢静脉血栓的形成，以及因血栓脱落而引起的肺动脉栓塞或肺梗死；少数患者在重度动脉粥样硬化或心房颤动的基础上，可能发生心房内或大动脉内血栓，并可因血栓脱落造成脑、肾或其他周围动脉栓塞；因肺部瘀血、排痰困难致肺部感染，并发症也常发生。此外，长期卧床亦可导致食欲不振、消化不良、排便困难及情绪低落。因此，护理工作应严格执行医嘱，密切观察病情，在巡视时特别注意患者下肢深静脉部位有无原因不明的肿胀及压痛点，注意尽可能不用下肢静脉穿刺输液；在病情允许范围内，按时给予更换体位、叩击背部、肢体按摩及被动活动，以改善血液循环。

4.懂得代谢当量（一个代谢当量相当于每千克体重每分钟耗氧3.5mL，约等于空腹静卧"基础状态"时的耗氧量）的意义和各种程度活动与代谢当量的换算关系，以便适当掌握活动量，避免因安排不当引起病情反复和发生意外。

（四）老年人糖尿病

糖尿病是老年人的常见病之一。老年糖尿病多为2型，旧称非胰岛素依赖型糖尿病。此时亦常出现各种并发症，特别是它作为心脑血管病的一种危险因素，对老年患者可造成致命的威胁。

老年糖尿病的护理：

1.饮食调控　这是治疗护理糖尿病的基本措施，对老年非胰岛素依赖型患者意义更为重要。患者饮食总热能、各种营养成分的含量及分配由医生制订，护士应耐心向患者解释饮食调控对纠正糖代谢障碍、防止病情发展、减少并发症和改善预后的积极意义，鼓励患者自觉遵守饮食制度。同时，注意观察患者在服用降糖药物过程中是否有低血糖反应或其他不耐受现象。为使患者逐渐适应饮食计划，可采用逐步到位的方法，或适当选用高容量、低热能的粗纤维食物，以减轻患者的饥饿感。并注意补充优质蛋白质、维生素、必需的微量元素及钙质，以增强免疫功能，防止营养不良、骨质疏松及贫血，做到全面兼顾。除此之外，还应鼓励患者坚持适当的体力活动，特别对肥胖患者，通过适当的饮食控制和体力活动恢复理想的体重，对控制糖尿病，纠正高血压、高血脂和减轻心、脑并发症都具有重要作用。

2.皮肤、黏膜护理　糖尿病患者的黏膜和皮肤护理应受到特别重视。高血糖本身对细菌是一种良好的生长繁殖环境，皮肤和黏膜稍有受压、破损，极易发生感染。一旦被感染，治疗难度大。因此，应注意保持口腔及皮肤清洁，发生牙周炎、皮肤瘙痒或外阴瘙痒，均应及时向医生报告，以采取积极的治疗措施。

由于老年患者末梢循环状况较差，特别是下肢处于身体低部位，常因静脉回流不畅而瘀血，因淋巴回流障碍而水肿。此外，老年人常有鸡眼、脚垫、皮肤角化等，这在一般情况下并不严重，而糖尿病患者却很容易因鞋袜稍紧挤压足趾引起压伤或自己修趾甲和角化的皮肤而造成皮肤破损、糜烂、感染等难治的严重情况。因此，护士应向患者讲清保护双足的意义，对生活能自理的患者，安排每晚睡前以温水泡足，肥皂清洗，认真按摩擦拭，及时修剪趾甲，去除角化层，发现肢体异常情况要及时告知医护人员。

对于生活不能自理的患者，护理人员应将双足的护理纳入工作计划中。定期用温水洗泡、按摩，并检查皮肤有无起泡、破损、瘀血、肿胀，注意皮肤温度及颜色，及早发现各种可疑迹象。

3.胰岛素药物　注射的护理平时口服降糖药的老年患者，在某些急性应激状况下，如急性感染、手术、重症心脑并发症及糖尿病酮症等情况，都需应用胰岛素。应用胰岛素应注意以下几点：

（1）胰岛素应置于2～15℃下保存，需防冻结。使用前注意检查有效期并应在室温下放置10～20分钟，胰岛素温度过低注入体内会影响吸收，且对皮下组织也有刺激。

（2）药物使用剂量要准确。抽取药液前需查明每毫升含胰岛素单位数，按医嘱检查有无误。抽药时防止产生泡沫，以免药物使用剂量不准确。如要求2种胰岛素混合注射，应先抽吸短效胰岛素。

（3）注射时间宜在饭前20～30分钟，注射后应观察患者进餐情况，如进食减少，应警惕低血糖发生。

（4）可在上臂外侧、腹部、大腿内外侧注射，各注射点相隔2cm以上。对每日需数次注射者应划一表格，有计划地依次使用注射部位，避免短时间内重复于同一部位而引起胰岛素吸收不良。

（5）在急性应激情况下暂时加用胰岛素者，随着病情稳定，患者糖代谢可逐渐恢复平日状态，故应仔细观察有无胰岛素所致低血糖反应，并向医生报告。

（五）脑血管疾病

脑血管疾病分为出血性及缺血性两大类。两类在急性期间治疗措施各有不同，护理上也各有特点，但急性期的观察护理，后遗症及恢复期的功能锻炼则基本相同。

老年人脑血管病的护理：

1. 急性期护理

（1）安静卧床休息，减少脑耗氧量。保持环境安静，适当避光以减少刺激。有高热者，室温不宜过高。

（2）氧气吸入。脑血管病患者一般都有不同程度的脑缺氧，其缺氧程度虽没有表现皮肤发绀，但足以使脑组织受损。氧流量以2～4L／分钟为宜，开始可持续给氧，以后视病情间断给氧。

（3）发病当天需禁食。通过静脉输液维持营养，以后视病情而定。部分患者可能发生应激性胃黏膜损伤、急性溃疡或出血。

（4）观察病情。急性期病情变化较大，特别是发病的最初3日，可能发生急剧的变化。开始时需每小时、半小时或更短时间观察1次。如经过连续观察有较多征象证明病情稳定，可遵医嘱酌情延长观察的间隔时间。

病情观察包括以下内容：①意识：意识的改变往往能提示病情的轻重。定时呼唤患者，注意能否回答简单的问题，有无自发的动作，是否由清醒转入嗜睡或由嗜睡转为清醒。观察昏迷是由深转浅还是由浅入深。注意昏迷时间的长短及其有无清醒期。②眼球位置和瞳孔：眼球的位置是否居中，有无凝视、偏视、眼球分离等异常情况。一侧眼球向外或向内偏视均提示该侧为病变侧；双侧眼球均向外斜视说明病变在脑干；一侧眼球向上，另一侧向下常见于颅后窝病变，称为垂直性凝视麻痹；两眼同向一侧偏视，向左偏视称为向右凝视麻痹，向右偏视称为向左凝视麻痹。瞳孔是否等大等圆，对光反应是否存在、敏感或迟钝。瞳孔一大一小提示有颅内压增高、脑疝的可能；两侧瞳孔缩小呈针尖样，为脑桥出血的特征。③体温：体温高有可能为中枢性高热或为感染性高热。中枢性高热的特点为无感染的证据，不伴有寒战，躯干温度虽高但四肢则可不高，缺乏汗液分泌。体温低四肢冰冷，有发生休克的可能。④脉搏：注意脉搏的速率、节律、强弱及紧张度。脉强，提示血压可能升高；脉细弱提示可能有循环衰竭现象；脉缓提示可能有颅内压增高的趋势。⑤呼吸：观察呼吸的速率、是否规则和深浅程度。并注意有无鼾音、叹息样呼吸及潮式呼吸等。呼吸变快，可能为感染，常见的是肺炎；其次在脑桥、中脑受损时，常出现中枢性过度呼吸，呼吸可快至70～80次/分。呼吸变慢，可能为颅内压升高征象，颅内压升高可导致脑疝，发生突然呼吸停止。呼吸不规则提示病情严重。⑥血压：血压可以反映颅内情况及血管运动中枢的情况。急性颅内压增高常引起血压增高，其特点是收缩压明显增高，而舒张压不增高或增高不明显。血压增高的机制可能是由于延脑受压缺血引起血管舒缩中枢的缩血管调节使血压增高，以改善延脑的缺血及缺氧。因此，及时观察血压的变化使之维持在适当水平。⑦抽搐：观察抽搐情况对分析病因和定位均有重要意义。观察要点为：抽搐的状态，抽搐从哪一部位开始，持续多久，有无反复，其间间隔多久，有无大小便失禁及唇舌咬破现象。⑧肢体瘫痪情况：观察何部位何时出现瘫痪，是反复发作还是进行性发作。反复发作是指瘫痪短期内能自行缓解，继而又再次出现瘫痪；进行性发作瘫痪程度及范围呈逐渐加重的趋势。

（5）及早预防可能发生的并发症。包括：①预防口腔疾病：注意口腔卫生，如能自行刷牙漱口者，坚持早晚刷牙、饭后漱口，测定口腔中pH，以便选择适宜的漱口液，注意口腔内瘫痪侧颊黏膜的清洁。不能自行刷牙漱口者按时清洁口腔，1日4次以上。②防止肢体畸形：合适的体位可以预防挛缩、足下垂等因瘫痪而引起的畸形。瘫痪肢体应保持在功能位置，上肢略屈肘，用一枕使其保持外展，同时抬高手腕部以预防手部水肿，有强握反射者应于患侧手掌中置一柔软毛巾，使其手指分开；下肢用L形脚架或固定脚板使足保持背屈位和身体成直角，以预防跟腱缩短和足下垂强直。平卧时，可用支被架抬高足部被子，消除被子对足背的压力，减少造成足下垂的因素。侧卧时，将下面的腿伸直，上面的腿屈曲防止下肢挛缩，足底用硬物扶托。③预防压疮：病情稳定后要经常变换体位，左右侧卧及平卧，以分散体重对局部的压迫，使抵抗力低的皮肤承受的压力减少到最低程度。一般每2小时翻动1次，夜间需适当延长时间。血压低时，可减少翻动次数，且动作轻柔，翻动时切忌推或拉拽，要先抬起，后挪动患者身体，以免因摩擦而损伤皮肤。翻动前用50%乙醇在压疮好发部位作顺时针方向环形按摩3～5分钟，并叩击背部。吸净或擦净口腔内分泌物，防止体位改变后痰液倒流。翻动后仔细观察受压部位有无压疮迹象，并再次用50%乙醇按摩、叩击背部，注意体位的舒适，抻平衣裤。床单被褥应保持干燥、平整，没有碎屑及皱褶，有接缝的床单应使接缝处避开易受压点。

加强皮肤护理，出汗和皮肤不洁会增加皮肤的摩擦性。夏季每天及时用热水清洗，并擦干。局部皮肤若有污染应随时清洗以减少刺激。发现受压处皮肤发红，应去除压力，增加乙醇按摩的次数并缩短再次受压的时间。经过处理后如肤色恢复正常，也不应认为损害已不存在，应警惕再次出现皮肤发红。对去除压力后红色不消退，甚至可摸到硬块者，应以酒精按摩，用60W普通白炽灯距皮肤约30～45cm处照射，手试有温热感，照射15～20分钟，每日2次。同时，应相应缩短或避免该处皮肤的受压时间。

发现皮肤有水疱形成，应用注射器按无菌操作要求抽出水疱中的液体，并以棉签驱尽疱中液体。以照明灯照射使其干燥，再以新鲜生鸡蛋内膜覆盖后照射15～20分钟，每日2次。鸡蛋内膜如脱落需更换。水疱部位应避免再受压。

（6）准确记录病情变化，观察结果，液体出入量，药物名称、剂量、给药途径及时间等。

（7）特殊护理。对出血性脑血管疾病患者，发病后24～48小时内尽量不搬动，以免发生再度出血。抬高床头10°～15°采取头高脚低卧位，利于头部静脉回流，有助于降低颅内压。在改变体位时要注意保护头部，转头时要轻、稳、慢，避免猛烈急剧的动作，更不可使头部受到震动。

对于缺血性脑血管疾病患者，根据病情及当时血压情况，可分别采取头低位、去枕或用一薄枕。防止血压过低或睡眠过深。在觉醒时如发现患者意识迟钝、说话不清、手足不灵，都提示病情有变化。

2.恢复期护理

（1）饮食营养：病情稳定后，有吞咽困难者，可采用鼻饲饮食维持营养。一般食用混合奶，如混合奶达不到要求的热能，或不能被接受时，可用粉碎机将调配好的食物粉碎，制成稀糊状，通过鼻饲管缓慢灌入。每次灌食前要抽吸胃液以观察胃内残留量及其性质，了解消化情况及胃内有无出血等。如抽出较多上次灌入的食物，则灌入量应酌情减少，以免胃扩张而引起呕吐；如抽出物有出血情况，所灌的食物温度应稍低，量也要适当减少。

食物灌入的温度应接近正常体温的温度，利于消化酶的作用发挥得最好。灌入的流速应接近于患者自己进食的速度，应用蠕动泵进食能控制速度。蠕动泵是较好的鼻饲器械。

灌食时最好采取右侧卧位或平卧位，因左侧卧位不利于胃蠕动及促使食物下行。灌食后1小时内尽量不搬动患者，防止呕吐，其他各项护理工作均宜在灌食前进行。

应用鼻饲管的患者更应注意口腔清洁。由于没有咀嚼动作，唾液分泌将减少，唾液黏稠，往往在咳嗽时口腔内残留一部分痰液，导致细菌繁殖而发生口腔疾病，故每日应清洁口腔至少5次。

（2）功能锻炼：功能锻炼是一项重要治疗护理工作，应在急性期过后尽早开始，包括肢体运动、吞咽、语言等方面的功能锻炼。

肢体运动方面的锻炼：首先进行卧床时被动肢体活动。教会患者自己用健侧协助患侧进行功能锻炼。如将健侧腿置于患侧腘窝下，然后沿着患侧小腿往下滑至踝关节处，用健腿带动患腿作上下抬腿及屈膝等活动。以健侧手拉着患侧作抬臂及屈肘活动。逐渐增加活动的幅度及次数。床尾系上带子，以健侧上肢拉住带子协助抬起上身。此外，瘫痪侧要定时进行被动活动，包括大小关节屈伸、旋转、内收、外展及肌肉按摩等活动。其次是锻炼坐起及站立。首先抬高床头杆30°开始，每次15~30分钟，渐延长抬高的时间和增大角度。如无不适，可在他人协助下试坐于床边，两腿下垂，足下垫一小凳，主要是锻炼脊椎和髋关节的肌肉及韧带功能。坐于床边如无不适可试行站立，由几秒逐渐延长至数分钟。并教会患者先将身体重量置于健侧，然后试图将体重逐渐地部分地向患侧转移。协助者应站在患者患侧进行扶持和保护。锻炼站立是锻炼下肢的肌张力及肌肉的协调作用。再次是锻炼行走，这是一个非常费力的过程，患者要努力在步行的各个阶段使体重平均分配在各种位置上，以保持体位平衡。大脑要高度集中地指挥瘫痪侧肢体的挪动。起初应两人搀扶，边走边向患者下达行走、抬左右腿的指令，走几步坐下休息一会儿。行走时提醒患者抬起头向前看，注意行走姿势、速度及安全。脚后跟要抬起，瘫痪的手臂用三角巾悬挂于胸前，以免造成患侧肩关节下垂及手指肿胀。

吞咽功能的锻炼：每次更换胃管前可用少量易吞咽的滑润糊状物试吞。观察患者吞咽动作有无进步，必要时带着胃管亦可试吞。

语言功能的训练：首先分析失语的类型，类型不同，训练的侧重点也有所不同。如命名性失语，主要为遗忘症。在对患者进行护理时有意识地反复说出有关事物的名称，并在用具上贴出相应的字条以强化记忆。给患者看图片，令其说出名称。运动性失语主要是构音困难，训练用喉部发"啊"音或模仿用嘴吹火柴诱导发音。训练时应着重讲解口形，分析发音要领，多做示范。语言训练中，要发挥成年人的有利条件。根据患者不同职业、文化程度，选择原来最熟悉的事物作为语言训练的开始用语。这些词汇在他们的脑中印象最深，经过训练恢复的机会多。语言训练是需要持之以恒、长期坚持的艰苦工作。应不厌其烦地从单方面示范性地与患者说话，逐渐进展到能有简单的对话。鼓励患者与家人、邻居、朋友进行正常交谈，要接触社会，促使患者多听、多说，促进思维能力和发音能力更快恢复。训练中要了解患者原有的方言，不能勉强其发标准音。

功能锻炼中，大关节活动的恢复往往比小关节容易些，下肢活动的恢复比上肢容易。手指活动和语言的恢复更困难些。这些人类特有的功能，是相关肌群高度协调和大脑思维活动发展到最高层次的产物，此种功能受到损害后恢复过程很缓慢，且不易完全恢复。

在功能恢复过程中，往往开始锻炼进步幅度大，以后会逐渐减小。要鼓励患者坚持不懈。因为每种功能锻炼的效果都可能对其他功能的恢复起积极作用。每次训练时，要时刻考虑不影响患者的自尊心。不允许用任何语言，甚至细微的表情使患者感到被嘲笑，或者使患者感到护理人员对他们失去信心、耐心。

二、老年患者手术前后护理

以往对适于手术治疗的疾病，常因患者年老而尽可能采取保守疗法。对心、肺、肾等生理功能已有所减退的老年人，手术本身是一种打击，术后的并发症又可增加病死率。近年来，由于医学科学的发展，医疗技术设备的改善，对老年疾病进行手术治疗的手段随之增多，手术类型也由中等以下手术上升为大型手术。尽管如此，对老年患者的手术治疗仍应十分慎重。术前要进行全面的检查，制定手术方案，研究麻醉的选用、手术中采用的各种监测技术设备、意外情况的处理及缩短手术时间等事项。同时，加强术前、术后护理，预防并发症的发生，对老年患者的手术成功具有关键性意义。

1.术前准备

（1）为消除老年患者对手术的顾虑，首先向患者解释手术的必要性，术后的效果；其次让患者了解并配合做好各项术前准备工作，每项操作都要向患者讲明必要性，让其了解各项术前措施都是为了保证手术顺利进行，并争取最佳的疗效。

（2）做好心、肾、肺功能检查，以对老年患者主要器官的状况及储备功能有充分的了解。

（3）积极治疗伴发病和尽可能改善器官功能，以期能较好地耐受手术。

（4）重视营养和水、电解质的平衡，补充蛋白质。

（5）有吸烟习惯者，术前2周应禁止吸烟，每日应做深呼吸运动锻炼。鼓励练习术后咳嗽、排痰方法，必要时用雾化吸入使呼吸道引流通畅。

2.术后护理 除注意观察生命体征、排便、手术切口、加强营养及早期离床活动外，老年患者术后护理应强调以下几点：

（1）加强口腔清洁。对术后禁食者，应随时用清水协助漱口，早晚用漱口液漱口。

（2）术后第1日即可进行热水擦背，其后每日2次。让患者作深呼吸长吹气，变换体位，叩击背部，每2～3小时1次。必要时辅以超声雾化吸入，每日1～2次。雾化吸入过程中，鼓励患者咳嗽（护士双手按压手术切口，减轻因咳嗽震动切口引起的疼痛）、排痰，预防肺炎、肺不张的发生。

（3）预防术后血栓栓塞。术后机体往往出现反应性高凝状态，这对避免出血、促进伤口愈合有积极作用。但高凝本身对心脑血管疾病是一种危险因素，甚至可诱发术后心肌梗死、脑血栓形成及血栓脱落造成栓塞等。特别对糖尿病、高血脂等已有高凝基础的患者，术后高凝血反应及卧床休息可致循环缓慢，更增加了血栓栓塞的危险。

静脉血栓形成多见于下肢，特别是左侧。从解剖上看，左髂静脉上段，前有右髂动脉，后有坚硬的脊柱，平卧伸腿时此段静脉前后均受压，使血流受阻而淤滞，这是引起左股静脉血栓的最主要原因。手术因素也增加了血栓形成的倾向。因此，应指导患者及早在床上进行屈腿活动及屈膝侧卧，使右髂动脉抬高，减轻对左髂静脉前面的压力，避免此段血流淤滞，预防静脉血栓形成。

（4）静脉补液的护理。注意水、电解质平衡和营养物质的补充，对促进术后恢复和防止并发症有重要意义。静脉输液要适当控制速度和总量，既要避免因静脉输液过速、过多而引起心功能不全或肺水肿，又要避免因严重脱水引起血流灌注不足。尿量和脉率是了解输液速度的基本指标。手术当日要了解术中输液量及尿量的情况，在心、肾功能正常的情况下若每小时尿量少于50mL，则可能存在输液量不足；如果每小时尿量超过100mL，则提示输液量偏多。脉率增快，一般提示输液过快，有引起心衰、肺水肿的可能。但个别患者亦可因输液量不足，致心排出量减低而引起心率增快。应根据输液量及滴速，结合患者全身情况具体分析。

在完全靠静脉输液作为摄入营养的手段时，一方面要注意各类液体的搭配，另一方面要注意全日的液体量，应在晚10时左右全部输入，以保证患者的睡眠和休息。例如，第1瓶可选择葡萄糖含量较高的液体输入，以提高血糖，减轻患者饥饿感。对血管有刺激的溶液（如氯化钾），不宜放在最后输入。为保护静脉及避免引起刺激性疼痛，最后输入的液体宜为不含刺激性药物的等渗溶液。

三、老年妇女阴道常见病护理

女性阴道上皮层由于雌激素的影响而增厚，阴道上皮细胞内富含糖原，经寄生在阴道内的乳酸杆菌分解产生乳酸而使阴道内保持一定的酸度，以抑制致病菌的生长和繁殖。老年妇女绝经后卵巢功能衰退，雌激素降低，致使阴道上皮层变薄，上皮细胞的糖原减少，不能供乳酸杆菌产生更多的乳酸，使阴道内偏向碱性，失去了自净作用。局部抵抗力降低易引起炎症。常见的为老年性阴道炎和外阴瘙痒症。

（一）老年性阴道炎

临床表现：阴道分泌物增多，呈黄水状。严重时分泌物呈脓性，有时伴有臭味。患者有时感外阴灼热和隐痛，小腹下坠及盆腔不适。如炎症累及外阴和尿道口周围，可有尿频、尿痛等症状。

老年性阴道炎患者的护理：

首先要注意外阴卫生，并应积极治疗。治疗原则为增加阴道抵抗力及抑制细菌的生长。可用乳酸或硼酸稀释液每日洗外阴。有条件者可用1%乳酸溶液冲洗阴道，以改变阴道酸碱性，增加阴道黏膜抵抗力。冲洗后阴道内需适当使用抗生素，同时在医生指导下应用雌激素。

（二）外阴瘙痒症

引起外阴瘙痒的原因很多，局部的原因有滴虫、真菌感染、外阴炎、外阴局部皮肤营养障碍、湿疹、局部不良刺激、外阴白斑及外阴溃疡等。全身的原因有糖尿病、白血病、梗阻性黄疸、内分泌失调和药物过敏等。瘙痒的部位主要在外阴部，严重时可波及肛门及双大腿内侧，多在夜间加重。

外阴瘙瘙痒患者的护理：

1.从预防入手

（1）保持外阴清洁干燥，每晚用温水清洗外阴部，不宜用肥皂，并用专用毛巾擦干，毛巾要保持清洁。

（2）勤换内裤，选用宽松、柔软的棉布内裤，内裤洗净后最好在阳光下晒干。

（3）便后用干净的卫生纸擦净外阴，以免污物刺激外阴皮肤。

2.积极治疗原发病，重视外阴瘙瘙痒症状，若通过一般措施外阴瘙瘙痒仍不好转，应及时找妇科医生查明原因。

（褚　艳　李永娜　姜姗姗　袁素荣　赵　宏）

（完）

参考文献

[1]陈红，刘艳，王静等．护理沟通技巧在提高患者满意度中的作用[J]．护士进修杂志，2023，34（3）：280—283．

[2]唐婷婷，周珈瑀，孙琪媛，等．2型糖尿病患者基于感恩拓延-建构理论的延续护理[J]．护理学杂志，2021，36（5）：96—99．

[3]尤黎明，吴瑛．内科护理学[M]．北京人民卫生出版社，2017：10—12．

[4]刘翔宇，谌永毅，周钰娟，等．住院患者护理服务满意度评价指标体系的构建[J]．中华护理杂志，2015，50（1）：18—21．

[5]李小寒，尚少梅．基础护理学[M]．5版．北京人民卫生出版社，2014：306．

[6]杨利，李青，蔡维体等．快速康复护理在老年胆囊结石合并慢性胆囊炎中的应用价值研究[J]．实用临床护理学电子杂志，2020，51（9）：110．

[7]徐巧莲．快速康复在胆囊结石伴慢性胆囊炎患者治疗中的临床分析[J]．临床医药文献电子杂志，2019：60（1）：27—28．

[8]王骏，万晓燕，许燕玲．内科护理学[M]．大连理工大学出版社，2019：326．

[9]李小寒，尚少梅．基础护理学[M]M．第4版．人民卫生出版社，2019：344．

[10]张华，李明，王丽等．护理安全管理在降低医院感染中的作用[J]．中华护理杂志，2022，57（3）：234—237．

[11]赵敏，孙红，周兰等．护理干预对提高老年患者生活质量的影响[J]．护理学杂志，2023，38（2）：45—48．

[12]陈强，刘洋，张伟等．护理信息化在提高护理质量中的应用[J]．护理研究，2021，35（10）：890—893．

[13]李娜，王芳，赵静等．护理人文关怀在肿瘤患者中的应用[J]．解放军护理杂志，2020，37（6）：56—59．

[14]周杰，吴艳，郑洁等．护理干预对降低术后并发症的影响[J]．中国护理管理，

2022，22（4）：34—37.

[15]刘波，张涛，李强等. 护理教育在提高护理人员素质中的作用[J]. 护理学报，
2023，30（8）：765—768.

[16]王磊，赵刚，孙伟等. 护理创新在提高护理效率中的应用[J]. 中国实用护理杂
志，2021，37（11）：1020—1023.

[17]张丽，李华，赵敏等. 护理伦理在护理实践中的重要性[J]. 现代临床护理，2022，
17（9）：87—90.